精神疾患診断のための
脳形態・機能検査法

編著／三國雅彦・福田正人・功刀 浩

株式会社 新興医学出版社

はしがき

　精神医学・医療の歴史は百数十年と浅く，しかも，数十年単位で大きく変化し，一時期，有効であった働きかけも現在は無効あるいは有害という場合もあり，今，目の前の患者に役立たないならば，その技法には固執せず，改良することになる。時代ごとに理想と努力目標を掲げて進みながらも，その後には目標が変わることを繰り返しながら発展してきたということができ，過去の精神医学研究の継承をしながら，新たなチャレンジに向かっていくことになる。しかし，1970年代に，それまでの臨床研究が患者の人権への配慮を欠き，インフォームド・コンセントを得ることを怠っていた反省を学会全体で行った結果，研究活動が見直され，縮小する中で，精神医学研究のノウハウの継承が不能に陥って，大学精神科を中心に行われてきた，研究マインドに富んだ臨床医を育てる機能が著しく減弱してしまった。10～20年かかってようやく復活してきたが，新医師研修制度が始まった2000年代後半から再び途絶えようとしている。このような困難な時期においても研究のノウハウをきちんと継承するためには，大学間の壁を越えた多施設の共同研究の実施に伴う人材育成と多施設の経験を盛り込んだハウツウものの出版が必須である。

　厚生省神経疾患研究委託費による精神疾患の生物学的研究班が設置され，精神疾患研究を多施設で始めることができたのが1978年であり，当時，精神疾患に割り当てられたこの研究費の総額が年間2000万円であったが，1986年の国立精神・神経センター設立後，この研究費が厚生省精神・神経疾患研究委託費となり，以後25年にわたって年間数億円ずつが投入されて精神医学研究の継承と新たなチャレンジを可能にしてきた。この仕組みを提言し，予算を獲得して下さった先達の先生方，この共同研究に参画して，若手研究者を育成してこられた先生方に，どのような感謝の言葉で表現したらよいのかわからないほどである。この間，精神疾患の非侵襲的な脳画像解析法が著しく進歩し，脳の形態・機能の評価が可能となり，末梢の臨床指標の解析法と併せて，精神疾患の状態像をみる有力な武器となり，精神疾患の病態解明に迫る方法論の一つともなってきている。しかし，現実には統合失調症やうつ病の病名で保険診療が認められている脳画像検査や内分泌検査は一つもないので，普及のしようもなく，研修制度が変わって研究志向の臨床医が減少してしまって，臨床研究の停滞と知の継承困難とに陥りつつある。

　本書は2005.4.～2011.3.の6年間，統合失調症，感情障害，発達障害などの精神疾患の脳画像解析と末梢の生物学的指標を用いた補助的精神科診断法の確立に向けた厚生労働省精神・神経疾患研究委託費研究班で活躍頂いた，第一線の研究者が中心となって，それぞれ得意の分野を分担執筆したものである。明日から始めてみようとする若手の研究志向をもった臨床医の先生方が座右の書として頂けるようにハウツウをわかりやすく，しかも研究の最前線をも見通せるように編集に当たったつもりである。また，老練な精神科医の先生方にも精神科の生涯研修の一環として，脳画像検査の勘所を知り，臨床に生かして頂けるように本書が活用されればと願っている。

「脳と精神の医学（現，日本生物学的精神医学会誌）」の出版では1991年以来の長きにわたり，本当にお世話になった新興医学出版社前社長の服部秀夫氏と服部治夫氏のご配慮とご好意のお蔭で本書の出版に漕ぎ着けることができた．ここにこころからの感謝の意を述べさせて頂きたいと思う．

2012年1月10日

群馬大学精神科教授　三國　雅彦

■執筆者一覧

□編集

三國　雅彦	群馬大学大学院医学系研究科神経精神医学分野・教授
福田　正人	群馬大学大学院医学系研究科神経精神医学分野・准教授
功刀　浩	独立行政法人　国立精神・神経医療研究センター神経研究所疾病研究第三部・部長

□執筆者（執筆順）

三國　雅彦	群馬大学大学院医学系研究科神経精神医学分野・教授
鈴木　道雄	富山大学大学院医学薬学研究部神経精神医学・教授
川﨑　康弘	金沢医科大学精神神経科学・教授
高橋　努	富山大学大学院医学薬学研究部神経精神医学・助教
高柳陽一郎	Postdoctoral Fellow Department of Mental Health Johns Hopkins Bloomberg School of Public Health
中村　主計	富山大学附属病院神経精神科
高橋　啓介	群馬大学大学院医学系研究科神経精神医学分野・助教
福田　正人	群馬大学大学院医学系研究科神経精神医学分野・准教授
伊藤　公輝	独立行政法人　国立精神・神経医療研究センター放射線科
佐藤　典子	独立行政法人　国立精神・神経医療研究センター放射線科・部長
松田　博史	埼玉医科大学国際医療センター核医学科・教授
高橋　栄	日本大学医学部精神医学系精神医学分野・准教授
鈴木　正泰	日本大学医学部精神医学系精神医学分野・助教
内山　真	日本大学医学部精神医学系精神医学分野・教授
小島　卓也	医療法人社団輔仁会　大宮厚生病院・副院長
永井　達哉	東京大学大学院医学系研究科精神医学分野・助教
多田真理子	東京大学大学院医学系研究科精神医学分野・院生
切原　賢治	カリフォルニア大学サンディエゴ校精神科・研究員
荒木　剛	東京大学大学院医学系研究科精神医学分野・講師
笠井　清登	東京大学大学院医学系研究科精神医学分野・教授
功刀　浩	独立行政法人　国立精神・神経医療研究センター神経研究所疾病研究第三部・部長
兼田　康宏	医療法人岩城クリニック・院長
馬場　元	順天堂大学医学部附属順天堂越谷病院メンタルクリニック・准教授
堀　弘明	独立行政法人　国立精神・神経医療研究センター神経研究所疾病研究第三部・研究員
太田　深秀	独立行政法人　国立精神・神経医療研究センター神経研究所疾病研究第三部・室長
川田　良作	京都医療少年院・法務技官
村井　俊哉	京都大学大学院医学研究科脳病態生理学講座精神医学教室・教授
岡田　剛	広島大学大学院医歯薬学総合研究科精神神経医科学・特任助教
根本　清貴	筑波大学人間総合研究科精神病態医学分野・講師
橋本龍一郎	昭和大学医学部精神医学教室
八幡　憲明	東京大学大学院医学系研究科精神医学分野・特任助教
山下　典生	バイオテクノロジー開発技術研究組合・研究員
藤原　広臨	独立行政法人　放射線医学総合研究所分子イメージングセンター 分子神経イメージング研究プログラム脳病態チーム・研究員
須原　哲也	独立行政法人　放射線医学総合研究所分子イメージングセンター 分子神経イメージング研究プログラム脳病態チーム・プログラムリーダー
武井　雄一	群馬大学大学院医学系研究科神経精神医学分野・助教
栗田　澄江	群馬大学大学院医学系研究科神経精神医学分野・助教
管　心	東京大学大学院医学系研究科精神医学分野・助教

執筆者一覧

鬼塚　俊明	九州大学病院精神科神経科・講師
兼子　幸一	鳥取大学医学部脳神経医科学講座精神行動医学分野・教授
大朏　孝治	山口大学大学院医学系研究科高次脳機能病態学分野・助教
内田　周作	山口大学大学院医学系研究科高次脳機能病態学分野・助教
渡邉　義文	山口大学大学院医学系研究科高次脳機能病態学分野・教授
篠山　大明	独立行政法人　国立精神・神経医療研究センター神経研究所疾病研究第三部
服部功太郎	独立行政法人　国立精神・神経医療研究センター神経研究所疾病研究第三部・室長
西口　直希	兵庫教育大学大学院学校教育研究科/保健管理センター・教授 近畿大学医学部精神神経科学教室
菱本　明豊	神戸大学大学院医学研究科精神医学分野・講師
白川　治	近畿大学医学部精神神経科学教室・教授

目　次

第1部　日常診療用，その結果得られる成果

1. 精神疾患における補助的診断バイオマーカー研究：
   精神科医療の技術革新を目指して……………………………（三國　雅彦）　1

   A. 脳形態・機能評価や末梢の臨床マーカーを用いた客観的，
      補助的な精神疾患診断法の確立……………………………………………………2
   B. 精神疾患の補助的な客観的指標の妥当性を検証するための多施設，
      多数症例の共同研究を推進するうえでの診断と対象の選択の問題……………4
   C. マルチモダリティーの脳形態・機能検査や末梢サンプルで絞り込んだ対象から
      抽出された臨床バイオマーカーの探索……………………………………………5

2. 構造MRI画像を用いた統合失調症の診断法
   …………………（鈴木　道雄，川﨑　康弘，高橋　努，高柳陽一郎，中村　主計）　7

   A. 統合失調症と構造MRI……………………………………………………………7
   B. 構造MRIの評価・解析法…………………………………………………………7
   C. 統合失調症の構造MRI所見とその臨床的意義…………………………………10
   D. 診断への応用の試み………………………………………………………………12
   E. 実用化に向けて……………………………………………………………………16

3. 頭部MRI画像における形態異常の簡便な評価法…………（川﨑　康弘，鈴木　道雄）　18

   A. 視覚評価法の開発…………………………………………………………………19
   B. 評価尺度の要点……………………………………………………………………19
   C. 評価尺度の作成……………………………………………………………………20
   D. 評価基準画像………………………………………………………………………21

E．評価の信頼性について······································23
　　F．評価の妥当性について······································23

4．T2強調MRI画像での白質高信号の評価と精神疾患·········（高橋　啓介，三國　雅彦）26

　　A．MRIの原理・特徴··26
　　B．撮像上の注意点··27
　　C．代表的な撮像法··27
　　D．T2強調画像における白質高信号·····························28
　　E．T2強調画像と精神疾患······································29

5．光トポグラフィー検査によるうつ状態の鑑別·················（福田　正人，三國　雅彦）34

　　A．NIRSの原理と得られるデータ································34
　　B．脳機能測定における意義····································35
　　C．目的と適応··36
　　D．標準化検査法の例··37
　　E．データ解析と判定··40
　　F．NIRS検査が診断に有用であった症例·······················44

6．SPECTの標準的施行法と精神疾患の診断
　　　···（伊藤　公輝，佐藤　典子，松田　博史）46

　　A．検査の概念··46
　　B．検査の概要··46
　　C．検査に影響する因子··49
　　D．精神疾患におけるデータ····································51
　　E．SPECTによる分子イメージング······························53

7. 探索眼球運動による統合失調症の診断
　　　　　　　　　　　　　　　　(高橋　栄, 鈴木　正泰, 内山　真, 小島　卓也) 55

A．検査の概念 55
B．プロトコール 56
C．具体的な測定例 59
D．統合失調症におけるデータ 60
E．臨床的意義 62

8. ミスマッチネガティビティの施行法と精神疾患診断
　　　　　　　　　　(永井　達哉, 多田真理子, 切原　賢治, 荒木　剛, 笠井　清登) 64

A．ミスマッチネガティビティとは 64
B．プロトコール 64
C．測定例 66
D．統合失調症の臨床病期とMMN 67
E．展　望 69

9. プレパルスインヒビションの施行法と精神疾患の診断 (功刀　浩) 70

A．検査の概念 70
B．プロトコール 71
C．精神疾患におけるデータと臨床的意義 74

10. 統合失調症の認知機能検査（BACSなど） (兼田　康宏) 77

A．検査の概念 77
B．プロトコール 78
C．具体的な測定例 80
D．精神疾患におけるデータ 81

11. 気分障害の認知機能検査 ……………………………………（馬場　元）84

A．検査の概念 …………………………………………………………………84
B．病態と検査の関連性 ………………………………………………………85
C．具体的検査方法 ……………………………………………………………86
D．精神疾患におけるデータ …………………………………………………89

12. 視床下部―下垂体―副腎系機能検査法と精神疾患 …………（堀　弘明, 功刀　浩）91

A．HPA 系の構造 ……………………………………………………………91
B．HPA 系を調べる検査法 …………………………………………………93

第2部　研究用，その結果得られる成果

1. 拡散テンソル画像と精神疾患 ……………………………………（太田　深秀）101

A．総　　論 ……………………………………………………………………101
B．各論　拡散テンソル画像と精神疾患 ……………………………………104

2. 統合失調症の fMRI 研究での留意点 ……………………（川田　良作, 村井　俊哉）109

A．検査の概念と解析の流れ …………………………………………………109
B．検査の準備や実施上のコツ・留意点 ……………………………………110
C．統合失調症で生じうる問題 ………………………………………………111

3. 気分障害の MRI 画像研究（fMRI 研究を含む） ………………（岡田　剛）117

A．MRI による気分障害の形態画像所見 …………………………………117
B．MRI による気分障害の機能画像所見 …………………………………120

C．補助診断や治療反応予測を目指したMRI研究 …………………………………… 122
　　D．先行研究のまとめ ………………………………………………………………… 123
　　E．今後の研究の方向性 ……………………………………………………………… 123

4．MRIを用いた多施設共同研究へ向けた技術開発
………………………〈笠井　清登，川﨑　康弘，鈴木　道雄，根本　清貴，
　　　　　　　　　　　橋本龍一郎，八幡　憲明，山下　典生〉 126

　　A．多施設共同による脳画像研究の意義 …………………………………………… 126
　　B．海外における多施設共同型・画像研究の動向 ………………………………… 127
　　C．わが国における多施設共同研究へ向けた技術開発の試み …………………… 128
　　D．装置間差を考慮しない形態計測の試み ………………………………………… 133
　　E．多施設共同によるfunctional MRI研究の可能性 ……………………………… 134

5．PETの精神疾患への応用 ……………………………〈藤原　広臨，須原　哲也〉 137

　　A．はじめに―検査の原理・概念 …………………………………………………… 137
　　B．PET検査の実際 …………………………………………………………………… 137
　　C．精神疾患における応用例 ………………………………………………………… 141

6．脳画像解析ソフトの利用法 ……………………………………〈根本　清貴〉 150

　　A．画像解析ソフトの入手方法 ……………………………………………………… 150
　　B．画像解析に必要なコンピュータのスペック …………………………………… 151
　　C．画像解析の一連の流れ …………………………………………………………… 151
　　D．SPMのインストール ……………………………………………………………… 153
　　E．SPMを用いた画像処理―前処理にかけるための準備 ………………………… 157

7. 脳磁図（MEG）の精神疾患診断への応用
　　　　………（武井　雄一，管　　　心，栗田　澄江，笠井　清登，福田　正人，三國　雅彦）161

- A. 概　論…………………………………………………………………………161
- B. 統合失調症の MEG 研究……………………………………………………162
- C. 気分障害の MEG 研究………………………………………………………164
- D. 他の精神疾患の MEG 研究…………………………………………………166
- E. 群馬大学，東京大学で行った MEG 研究…………………………………168

8. ガンマ・オシレーションと精神疾患………………………（鬼塚　俊明）175

- A. 概　念…………………………………………………………………………175
- B. プロトコール…………………………………………………………………177
- C. 測定例…………………………………………………………………………181
- D. 精神疾患におけるデータ……………………………………………………181

9. 事象関連電位と精神疾患（MMN 以外，p300，p50 など）………（兼子　幸一）187

- A. ERP の基礎……………………………………………………………………187
- B. 精神疾患と ERP………………………………………………………………195

10. 末梢白血球に発現している遺伝子と気分障害
　　　　………………………………………（大貫　孝治，内田　周作，渡邉　義文）202

- A. 検査の概念……………………………………………………………………202
- B. 末梢試料を用いた研究について……………………………………………202
- C. 検査の流れ……………………………………………………………………203
- D. 具体的な遺伝子発現量測定…………………………………………………204
- E. データ解析……………………………………………………………………205
- F. 気分障害患者における実際の測定結果……………………………………206
- G. 測定結果の応用………………………………………………………………207
- H. 今後の課題……………………………………………………………………208

11. 精神疾患における血中タンパク質やアミノ酸濃度
……………………………………（篠山　大明，服部功太郎，功刀　浩）210

 A．血中 BDNF 濃度 …………………………………………………………… 211
 B．血中サイトカイン ………………………………………………………… 213
 C．その他のタンパク質 ……………………………………………………… 215

12. 自殺のバイオマーカー ………………（西口　直希，菱本　明豊，白川　治）218

 A．対象としての自殺をどのように定義するか …………………………… 218
 B．自殺に至る脆弱性に関連した表現型 …………………………………… 219
 C．神経画像学的所見 ………………………………………………………… 219
 D．神経伝達物質をマーカーとした変化 …………………………………… 220
 E．神経内分泌，神経栄養因子をマーカーとした変化 …………………… 221
 F．候補遺伝子の探求 ………………………………………………………… 222

索　引 ………………………………………………………………………………… 225

第1部 日常診療用，その結果得られる成果

1．精神疾患における補助的診断バイオマーカー研究：精神科医療の技術革新を目指して

はじめに

わが国には昭和50年代初めになってようやくCTが導入され，現在の脳画像解析の発展に繋がった。しかし，CTやMRIが導入される前までの精神科，神経内科や脳外科の検査として脳画像をどう撮像していたかをご存知ない方々が大多数となってきているので，振り返ってみると，実は，総頸動脈や椎骨動脈に造影剤を注入して頭部単純写撮影を施行し，脳血管走行の変位や血管性状の異常の有無を解析する脳血管写（cerebral angiography：CAG）と，腰椎穿刺にて，一部の髄液を空気（酸素）と置換して，頭部単純写撮影を施行し，脳室の形状や脳表の性状を解析する気脳写（pneumoencephalography：PEG）が用いられていた。このPEGにより慢性統合失調症に脳室の拡大があることを証明した最初の報告は1927年，JacobとWinklerによってなされたが，疾病の経過の結果に基づく2次的な変化ではないかとの批判があり，ファーストエピソードが起こった直後の変化の検討の必要性が当時指摘されていた。発症から数ヵ月の30症例を含む50症例の統合失調症における脳室の形態異常についての知見が北大精神病学教室の内村祐之と大山恭次郎によって1934（昭和9）年の神経学雑誌（現在の日本精神神経学雑誌）37巻4号に報告された。しかし，当時もその後も，何かの検査上のテクニカルなエラーのために生じた所見との批判があり，あまり取り上げられることはなかったし，そのような画期的な報告が昭和初期の日本から発せられていたことを知っておられる先生方も少なくなっている。

　この知見の今日でも注目すべき点として，統合失調症における脳室の形態の異常出現率が推定発症時期からPEG撮影までの期間が数ヵ月単位で延びれば延びるほど高率となること，同一症例の約3年の経時的変化の有無をみると，その脳室の形態異常が進行的変化を示す群と不変の群とに分かれることを記載している。その後もPEGを用いた統合失調症研究として，Mooreらの研究（1935年）ならびにHuberの内因性精神病のPEG解析のモノグラフ（1957年）が発表されているが，この北大の知見は，現在トピックとなっている，推定発症時期から治療開始までの未治療期間（DUP）が長いほど治療反応性が低下するという臨床的事実の脳形態学的根拠となる可能性のある現象をすでに昭和初期に明らかにしていたことになり，また，統合失調症が脳の形態的な変化を伴う疾患であり，その経時的変化の多様さから統合失調症群ともいうべきヘテロな集団であることを明らかにしていることになる。このことは，まさに日本発の今日的な意義を有する研究報告であったという

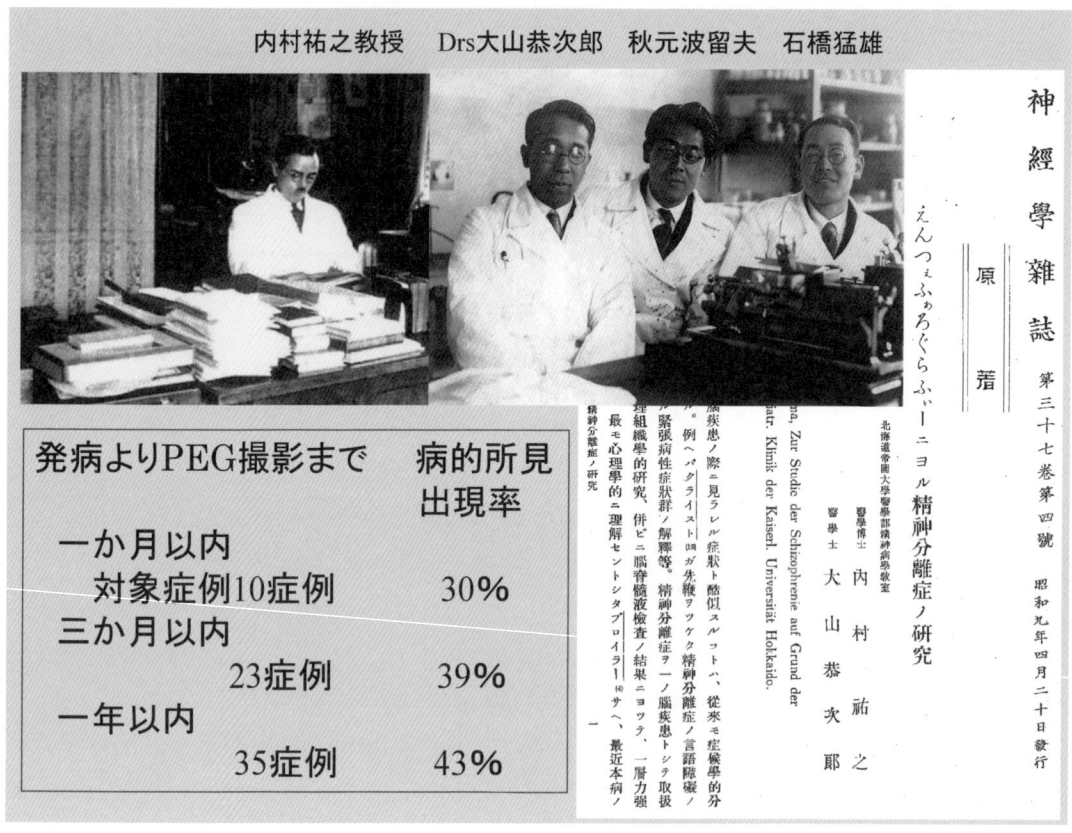

図1

ことができ，後に続くわれわれも是非，うつ病や統合失調症の補助的診断マーカーを明らかにし，治療反応性の予測因子を明らかにして精神科医療の真のイノベーションに関与していきたいものと願わずにはいられない。そこで，本稿ではうつ病医療のイノベーションに向けた取り組みを中心に略述したい。

A．脳形態・機能評価や末梢の臨床マーカーを用いた客観的，補助的な精神疾患診断法の確立

　診断がその疾患の病態とともに当事者本人を理解し，経過を見通し，治療法を選択していく羅針盤の役割を果たしていることはどの医療現場でも共通している。精神疾患の診断は国際的な操作的診断基準に依拠しつつ，臨床精神病理学的になされているが，残念ながらその診断の信頼度を補完

する客観的な脳機能検査，臨床マーカー検査は保険収載されていない。このため，当事者自身や家族がその病態を理解し，治療の必要性を認識して積極的に治療に参加するという当たり前のことが実現しにくくなっている。

　これらの実現に向けて，われわれはメランコリー型の特徴を有する若年発症と中高年初発うつ病，および適応障害の抑うつ状態について，疑似糖のフルオロデオキシグルコース（FDG）を用いた陽電子放射断層法（FDG-PET）を用いた脳画像学的解析やデキサメタゾン/コルチコトロピン遊離促進ホルモン（Dex/CRH）負荷による神経内分泌学的解析を行い，これらのうつ病亜型や適応障害との類似点と相違点を明らかにしてきた（Aihara et al, 2007）。一方，近赤外線スペクトロスコピー（Near Infrared Spectroscopy（NIRS）：光トポグラフィー）を用いた解析により，言語流暢性課題負荷時の前頭葉における酸素化ヘモグロビンの反応パターンが単極性うつ病，双極性障害，統合失調症，健常対照でそれぞれ異なっていることを明確にするとともに（Suto et al, 2004, Kameyama et al, 2006），8施設の共同研究が進められて，同じ装置と負荷課題で数100例のデータを得て，これまでの成果を確認することもできている。この他，富山大学精神科では3次元MRIでの脳形態解析により統合失調症や双極性障害と健常者との鑑別法の確立に向けた研究が長年続けられて，その成果が注目されており，また末梢指標としては，山口大学精神科では白血球の各種遺伝子発現の解析により，双極性と単極性の相違点と類似点ならびに精神症状依存的か，非依存的かを明らかにする研究が成果を収めている。

　幸い2009年に，光トポグラフィーがICD-10でのF2（統合失調症圏），F3（うつ病圏）のうつ症状の鑑別のための補助的検査法として先進医療に認められた。現状での診断補助としてのパワーは必ずしも高くなく，このNIRSが唯一の客観的補助診断法であると考えているわけでもないが，わが国は英米独仏の4ヵ国ないしカナダ，オーストラリアを加えた6ヵ国で認められていない医療行為については，容易に認めてはくれないという状況にある。そこで，わが国で開発，発展してきた脳機能測定法としてのNIRS，精神疾患や性格に関する臨床マーカーの研究で諸外国を圧倒しているNIRSに絞って保険収載の要望や先進医療の申請をこれまで行ってきたという背景がある。

　精神疾患に適応をもつNIRSの先進医療の承認の反響は大きく，2011年1月13日号のNatureはNews Featureにおいて，「有用な臨床マーカーが無く，主観的な診察結果に基づいて診断しているのが現状である精神科臨床の中で，日本の病院が先進医療「光トポグラフィーを用いたうつ状態の鑑別診断補助」を始めていることは，こころの健康に問題を持つ人々に，より良いケアを提供しようとする尊い志しに基づく真摯なものである」として取り上げ，しかしながら「さまざまな施設での再現性の確認がなされておらず，こころの健康に対し如何に応用していくかのコンセンサスはまだ得られていない」と批判も加えている。それでも，精神疾患に適応をもつ先進医療の承認は日本発で精神科診療のイノベーションを進めるきっかけになったといえる。このチャンスを生かし，これらの批判に対して多施設，多数症例での再現性を証明するとともに，客観的な補助的診断法を確立し，精神科医療を変革していく必要がある。

B. 精神疾患の補助的な客観的指標の妥当性を検証するための多施設，多数症例の共同研究を推進するうえでの診断と対象の選択の問題

　精神科医の臨床診断をゴールデンスタンダードとして，精神疾患の補助的な客観的指標の妥当性を検証することになるので，その妥当性の検証での成果を挙げることができる第一の条件は各精神疾患群の診断の一致度である。

　Andreasen の指摘（2007）を待つまでもなく，精神病理学を放棄し臨床的表現型のみに依拠した操作的診断が個々の症例に対する見立てに基づく治療という精神医学の本来の体系をゆがめてしまったことは重大問題である。また，個々の症状項目数だけからうつ病が診断できるとしてしまうことは，客観的なしゃべるスピード，語彙数，表情や立ち居振る舞い，性格傾向など全体をみて診断すべきであるのに，「木を見て森を見ない」の愚を犯していることになり，裁判でも診療記録にある症状項目がみたされれば，裁判官でも診断できると誤解してしまい，判決に結びついてしまうことにもなりかねない。

　一方，操作的診断システムが研究対象の均一化に大きな役割を果たしているという期待があり，発症関連遺伝子の解析やバイオマーカーの検索に際しても診断基準としてしばしば用いられているが，実は大変な事態が進行していないかと危惧している。その一例として，うつ病における視床下部—下垂体—副腎皮質系のフィードバック機能を評価する DEX/CRH での非抑制という異常の陽性率はミュンヘンのマックス・プランク精神医学研究所で開発された当時，80％と報告されていたが（Holsboer et al, 1987），最近のミュンヘン大学精神科の報告では非抑制が20～30％と著しく低下してしまっている（Schule et al, 2009）。いずれも入院症例での検討であり，その低下の原因が種々考察されているが，20年前に比べてDSMにのみ依拠する精神医療がドイツで進行しているということではないのかと危惧する。幸い，カルテにDSM診断とICD診断を記載するとともに，臨床精神病理学に基づく伝統的診断を記載する習慣がわが国の大学病院などではまだ残っている。このためわが国の臨床バイオマーカー研究は，DSMでの診断範疇に属するのは当然として，従来の臨床精神病理学に基づく診断がなされた精神疾患についてのみ実施されている可能性が高い。実際，2007年のわれわれの報告ではうつ病の非抑制が75％に認められている（Aihara et al, 2007）。

　しかし，精神病理学に基づく伝統的診断の適応については各学派の独特の診断基準のために，一致度が低下する可能性があるとの批判は当然あるであろうが，そもそもICDでもDSMでもうつ病エピソードと診断した場合には，ICDであれば身体症候群，DSMではメランコリー型の特徴を有するか否かを特定することになっており，自責感が不適切に強くないか，朝方抑うつの強い日内変動がないか，年来の願望が叶ってもうつ状態が改善しないといった情動反応が欠如していないかに注目して特定できると，常識的な臨床病理学に基づく診断としての内因性の概念にほぼ相当するう

つ病を診断していることになる。したがって、精神疾患の補助的な客観的指標の妥当性を検証するための多施設、多数症例の共同研究を推進するうえでの対象の選択にはこのメランコリー型のうつ病を特定して採用することがその一致度を高めるために必須となる。

C. マルチモダリティーの脳形態・機能検査や末梢サンプルで絞り込んだ対象から抽出された臨床バイオマーカーの探索

　心理社会的にも生物学的精神医学的にも病因・病態の異なる抑うつ症候についての類似点と相違点に関する脳科学的なエビデンスを蓄積することが精神科医療を進めるうえで求められている。

　そこで、操作的診断とともに臨床精神病理学的に診断を絞り込んだうつ病亜型について脳形態・脳機能の所見ならびに末梢のDEX/CRHや白血球の遺伝子発現所見の一致している症例のみについて、遺伝子発現調節に関与する20塩基程度のRNA（マイクロRNA）の血清中や血球中の濃度を網羅的に測定し、また、血管性変化が神経機能に影響することから、血管系にも神経系にも作用を有するアンギオニューリン（angioneurin）の血中濃度を測定するなどして、亜型間で共通、亜型に特徴的な臨床バイオマーカーを明らかにするアプローチが可能になると考えられる。このような臨床バイオマーカーを手に入れることによって、臨床像、経過、治療反応性の臨床研究に応用するとともに、それぞれのバイオマーカー陽性うつ病ごとに皮膚細胞からiPS細胞を合成し、神経に分化させて分子病態の解明に応用することが可能となり、また、これらのバイオマーカーの遺伝子改変動物を用いたうつ病態動物モデルの解析もうつ病亜型の分子病態の解明に寄与できるものと期待される。

おわりに

　精神疾患の補助的診断法としての有用性が示されている脳形態・脳機能解析法、末梢の臨床マーカーを用いた解析法が一段と進歩を遂げ、簡素化されて一般精神科臨床において汎用され、それらの特徴と関連する臨床像、経過、治療反応性の特徴が広く検証されることが精神科医療のイノベーションを支える基盤であり、その実現の意義は大きい。

文　献

1) Aihara M, Ida I, Yuuki N, et al.：HPA axis dysfunction in unmedicated major depressive disorder and its normalization by pharmacotherapy correlates with alteration of neural activity in prefrontal cortex and limbic/paralimbic regions. Psychiatry Res：Neuroimaging 155：245-256, 2007
2) Andreasen NC：DSM and the death of phenomenology in America：an example of unintended consequences. Schizophrenia Bull 33：108-112, 2007

3) Cyranoski D : Thought Experiment. Nature 469 : 148-149, 2011
4) Holsboer F, von Bardeleben U, Wiedemann K, et al. : Serial assessment of corticotropin-releasing hormone response after dexamethasone in depression. Implications for pathophysiology of DST non-suppression. Biol Psychiatry 22 : 228-234, 1987
5) Huber G : Pneumoencephalographische und psychopathologische bilder bei endogen psychosen, Berlin, Germany, 1957
6) Jacobi W & Winkler H : Pneumoencephalographische studien an chronisch schizophrenen. Arch Psychiatr Nervenkr 81 : 299-332, 1927
7) Kameyama M, Fukud M, Yamagishi Y, et al. : Frontal lobe function in bipolar disorder : A multichannel near-infrared spectroscopy study. Neuroimage 29 : 172-184, 2006
8) Moore MT, et al. : Pneumoencephalographic studies in mental disease. Am J Psychiatry 92 : 43-67, 1935
9) Schüle C, Baghai TC, Eser D, et al. : The combined dexamethasone/CRH Test（DEX/CRH test）and prediction of acute treatment response in major depression. PLoS One 4 : e4324, 2009
10) Suto T, Fukuda M, Ito M, et al. : Multichannel near-infrared spectroscopy in depression and schizophrenia : Cognitive brain activation study. Biol Psychiatry 55 : 501-511, 2004
11) 内村祐之, 大山恭次郎：えんつぇふぁろぐらふぃー二ヨル精神分離症ノ研究. 神経学雑誌 37：253-295, 1934

〔三國雅彦〕

2. 構造MRI画像を用いた統合失調症の診断法

A. 統合失調症と構造MRI

　生体における脳構造の評価は，1970年代からのX線CTの普及によって可能となったが，CTでは脳室系や脳溝など脳脊髄液腔の評価が中心であった。1990年代になり磁気共鳴画像 magnetic resonance imaging（MRI）が普及し，脳実質を解剖学的領域に細分化し，灰白質と白質を分割して評価・計測することが可能になった。MRIは侵襲性が低く，安静を保つだけで被験者に特段の努力を要求せず，比較的短時間で施行が可能であり，再現性の高い豊富な客観的情報を得られることが利点である。

　MRIによる研究は，統合失調症の病態理解の手がかりとなる多くの重要な所見を提供してきた。それは統合失調症患者の脳に軽度ながら形態学的異常が存在するという共通認識をもたらし，現在では，前頭—側頭辺縁—傍辺縁系領域を中心に，軽度だが有意な灰白質減少などの構造変化が認められることは確立した所見と言える。

　統合失調症の臨床においては，これまで，MRIは粗大な器質病変がないことを確認するために，すなわち除外診断のために用いられ，積極的に活用されることはなかった。しかし，近年，MRIを統合失調症の補助診断法として応用しようとする試みがなされつつあり，本章ではそのような研究の現況について，筆者らのグループによるものを中心に概説する。

B. 構造MRIの評価・解析法

1. 撮　像

　構造MRIには種々の撮像法があるが，統合失調症において通常行われる灰白質の定量的評価のためには，灰白質と白質のコントラストが良好なT1強調画像が適している。また全脳の構造的情報を評価するために，三次元撮像（いわゆる3D-MRI）による全脳データが必要である。最適なパ

ラメータは機種によって異なるが，基本的には各メーカーから提供されるものである。

2．評価・解析法

a．視　察

　統合失調症患者のMRI画像の定性的所見として，側脳室や第三脳室の拡大，前大脳縦裂，シルビウス裂や脳溝の開大などの脳脊髄液腔の拡大は比較的判定しやすいが，上側頭回，前頭葉皮質などの体積減少を視察によって見て取ることは容易ではない．上側頭回の灰白質体積を計測した結果，健常者の平均からさまざまな程度に減少が認められた統合失調症患者のMRI冠状段画像を図1Aに示すが，限られたスライスの視察からその減少の程度をうかがうことはほとんどできない．

　筆者らの施設における統合失調症患者58名（男31，女27），平均年齢25.3歳（18-36歳）のMRIを，放射線科医が読影した定性的所見では，約7割は異常なしと判定されていた．約3割の症例でレポートに記載された所見は，シルビウス裂など脳溝の開大，白質に散在する軽度のT2高信号，側脳室の軽度拡大，側脳室下角の拡大や左右差，側脳室前角の左右差，透明中隔腔，第四脳室の軽度拡大，脈絡嚢胞疑い，ラトケ嚢胞疑い，などいずれも非特異的なものであった．

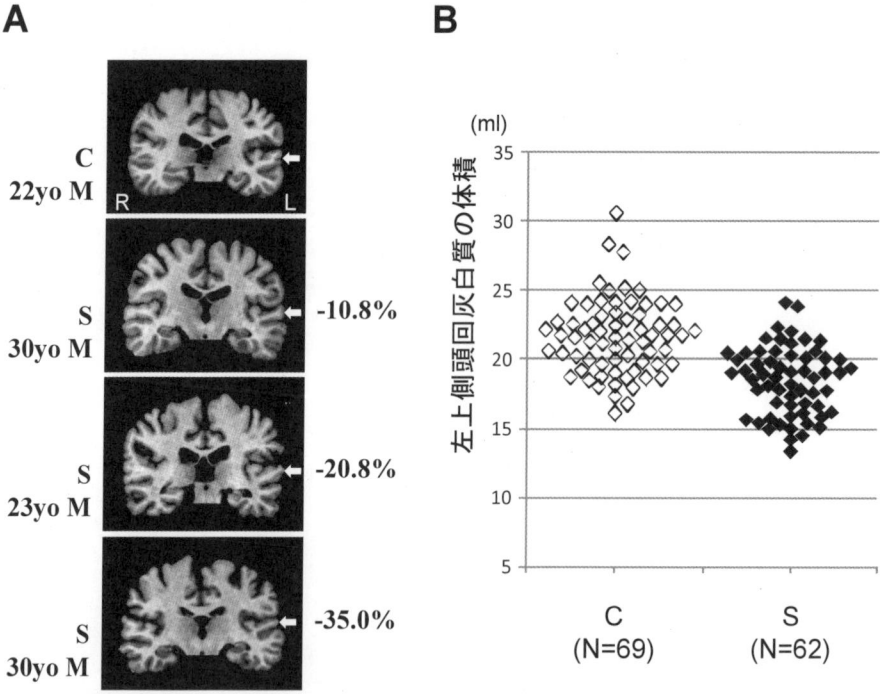

図1　上側頭回をよぎる冠状断画像（A）と左上側頭回灰白質体積の散布図（B）
　　　C，健常対照者；S，統合失調症患者

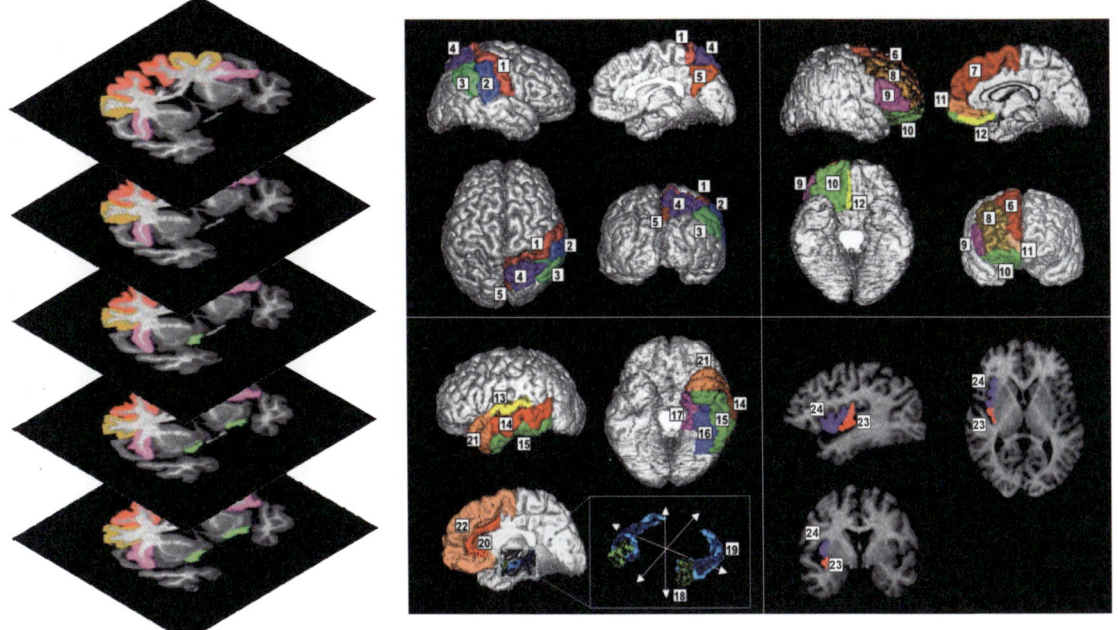

図2 関心領域法による脳形態計測

b．関心領域（region of interest, ROI）法

　画像解析ソフトウェアを用いて，ある特定の脳領域の体積を1例ずつ，MRIのスライス1枚ずつから用手的に計測する伝統的方法であり，いまだに脳画像研究における形態計測のgold standardとされる（図2）。脳構造の個人差も考慮した評価が可能である。しかし，神経解剖学的な専門知識と測定技術が要求され，計測に多大な時間と労力を要することが難点である。統合失調症において灰白質体積減少がもっとも顕著な脳部位のひとつである上側頭回の測定値をプロットすると，図1Bのように大半は健常者の値と重なる。MRIで認められる統合失調症患者と健常者の差異は，統計学的比較の結果として検出される軽微なものなので，ROI法による測定値をそのまま診断に用いることはできない。

c．Voxel-based morphometry（VBM）

　個々の画像データを共通のtemplateに合わせて変換し，標準脳座標系において全脳をボクセル単位で比較するものである（図3）。その比較的な簡便さと用途の広さにより，近年めざましく普及し，脳構造MRI画像の標準的解析法となった。特定の仮説を持たずに全脳の情報を一度に解析することができ，ROI法では測定しにくい部位の評価も可能である。結果として，予想外の部位に所見が見出されることもある。測定者に依存しないことも利点といえる。しかし，個々の脳をtemplateに合わせる解剖学的標準化，脳組織の抽出や灰白質・白質への分割化など，さまざまな過程において誤差が生じる可能性があり，結果の解釈には注意が必要なことがある。VBMに用いるソフトウェ

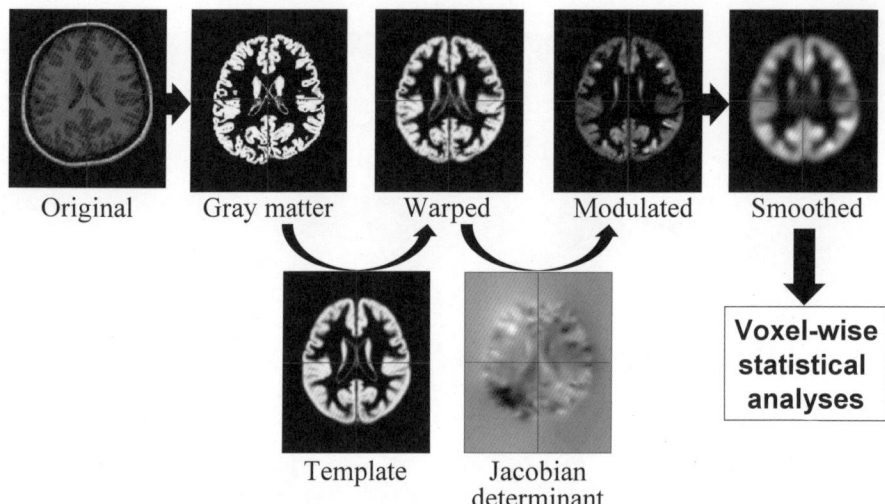

図3 Voxel-based morphometry（VBM）による画像処理の流れ

アとしては statistical parametric mapping（SPM）が代表的であるが，アルゴリズムの改良により，頻繁にバージョンアップが行われている．

C．統合失調症の構造 MRI 所見とその臨床的意義

　これまでの構造 MRI による病態研究から明らかになってきた所見とその臨床的意義について簡単に記す．ただし，以下に示す所見も，あくまで多数例の統計学的検討によって示されているものであり，個別の症例においてはバリエーションが大きい．また統合失調症における脳構造変化は，多数の要因によって生じたものが混在していると考えられるため，所見の解釈は単純ではない．

1．早期神経発達の障害を示唆する所見

　統合失調症患者（の一部）で報告されている脳構造変化の中には，病前からの存在が推定され，早期の神経発達障害に由来すると考えられるものがある．それには，側頭平面体積の左半球優位性の減退あるいは逆転，透明中隔腔の拡大，視床間橋の短縮・欠損，大脳脳回の褶曲パターンの偏り（すなわち gyrification index 増大や傍帯状溝の左半球優位性喪失）などがあり，大脳半球間あるいは半球内の機能的結合の変化が生じていることを示唆している．これらの所見の存在と，統合失調症患者に病前から認められることのある行動や認知の特徴との関連が示唆されるものの，そのよう

な検討は乏しい。

2. 灰白質体積減少と臨床症状，認知機能

　統合失調症における特定の脳部位の構造変化と臨床症状との横断的関連については，これまで側頭葉の体積減少と陽性症状との相関を見出した研究が多い。すなわち，上側頭回（特に左側）の灰白質体積減少と幻聴や陽性の思考形式障害，扁桃体・海馬の体積減少と陽性症状全般などの相関が報告されている。陰性症状については，前頭葉の体積減少との関連も見出されているが，報告は比較的少ない。構造変化が，治療や経過によって変動する陽性症状と関連することがよく報告されているのは意外な感もあるが，持続しやすい症状の発現に関与しているのであろう。また，統合失調症の症状形成には，単一の脳部位の異常だけでなく，前頭前野と側頭葉など複数の脳部位の異常や，それらの部位間の機能的結合の異常が関与していると推察される。前頭前野による側頭葉への抑制的調節の減退により，陽性症状が発症するのかもしれない。認知機能障害に関しては，前頭前野体積と実行機能，海馬など内側側頭葉の体積と言語性記憶との関連などが報告されている。

3. 進行性変化と予後

　近年の初発統合失調症や at risk mental state（ARMS），すなわち前駆期が疑われる状態を対象にした研究から，顕在発症が切迫した時期から初回エピソードにかけての病初期に，前頭葉，側頭葉，島回などに進行性の灰白質体積減少が生じていることが明らかになってきた。このような変化が強い患者は，臨床症状の改善や数年後の社会機能などが不良となることが報告されている。慢性患者における進行性変化は顕著ではないようである。これらの所見は，統合失調症の発症から2～5年間は，臨床症状や社会機能の悪化が生じやすい脆弱な時期であり，長期予後の改善のためには，早期の重点的な治療を行うべき治療臨界期であるという仮説を支持しているものと言える。

4. 脳構造変化と治療

　定型抗精神病薬の投与により大脳基底核（尾状核，被殻）の体積が増大し，非定型抗精神病薬では不変ないし減少することが報告されている。また非定型抗精神病薬により大脳皮質体積の減少が阻止される，あるいは増加するという報告があり，これらの薬剤が持つ神経保護作用との関連が注目されている。最近では，灰白質体積減少に対する認知訓練による抑制効果を示唆する報告もある。脳構造変化への治療の影響と，臨床症状や認知機能の変化，予後との関連を明らかにすることは今後の重要な課題である。

D. 診断への応用の試み

　前述のように，統合失調症における個々の脳部位の体積測定値は，大半が健常者とオーバーラップするので，単一の脳部位によって患者と健常者を区別することはできない．しかし，統合失調症における脳形態変化は，ある程度特徴的な分布を示すので，複数の脳部位の計測値の組み合わせ，あるいは脳全体における形態変化のパターンにより，統合失調症患者を健常者と判別することが可能かもしれない．このような発想に基づき，筆者らはMRIによる統合失調症患者と健常対照者との判別研究を行っている．

1．簡便なROI法による判別

　ひとつのROIの計測でも多大な時間を要するという難点を回避するために，統合失調症において重要と考えられる複数の脳部位を計測可能なスライスを選んで検討した．

a．乳頭体をよぎる冠状断スライスによる検討

　Nakamuraら（2004）は，男性統合失調症患者30名（平均年齢26.2±5.6歳）と男性健常対照者25名（25.1±5.5歳），女性統合失調症患者27名（29.3±7.6歳）と女性健常対照者22名（26.3±7.1歳）を対象に，乳頭体をよぎる1mm厚の冠状断T1強調画像3枚から，画像解析ソフトウェアDr. Viewを用いて，大脳縦裂，側脳室体部，側脳室下角，第三脳室，シルビウス裂，上側頭回灰白質および白質，側頭葉全体を関心領域として面積を計測した．それらの計測値による判別分析の結果，男性健常者の80％，男性患者の80％，女性健常者の86.4％，女性患者の77.8％が正しく判別された（交差妥当化なし）．

b．乳頭体および脳梁膝前端をよぎる冠状断スライスによる検討

　Takayanagiら（2009）は，初回エピソードの男性統合失調症患者17名（平均年齢29.3±6.6歳）と男性健常対照者24名（30.8±5.4歳），女性統合失調症患者17名（28.8±6.1歳）と女性健常対照者24名（29.8±5.8歳）を対象に，Nakamuraら（2004）の乳頭体をよぎる冠状断画像だけでなく，脳梁膝前端をよぎる冠状段画像からの関心領域として，上・中・下前頭回，眼窩前頭回，前部帯状回，大脳縦裂を加えて，同様の検討を行った（図4）．交差妥当化後に男性健常者の83％，男性患者の65％，女性健常者の83％，女性患者の82％が正しく判別され，慢性期患者に比較して脳構造変化が軽い初回エピソード患者においても遜色ない結果が得られた．

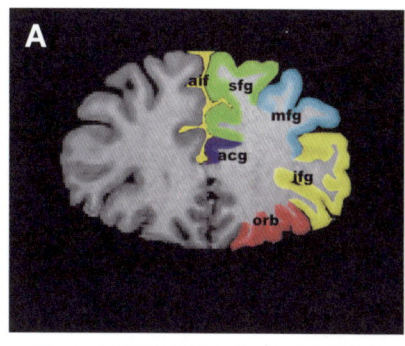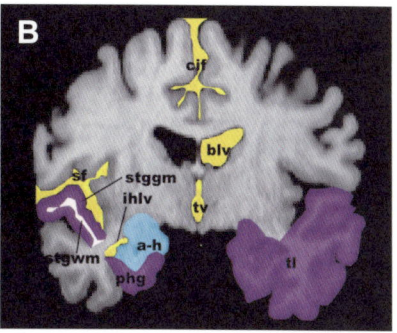

図 4 脳梁膝前端をよぎる冠状断画像（A）と乳頭体をよぎる冠状段画像（B）における関心領域（文献[2]より転載）
acg, 前部帯状回；a-h, 扁桃体—海馬複合体；aif, 前方部大脳縦裂；blv, 側脳室体部；cif, 中心部；ifg, 下前頭回；ihlv, 側脳室下角；mfg, 中前頭回；orb, 眼窩前頭回；phg, 海馬傍回；sf, シルビウス裂；sfg, 上前頭回；stggm, 上側頭回灰白質；stgwm, 上側頭回白質；tl, 側頭葉全体；tv, 第三脳室

2．VBM による判別

一般的な VBM による群間比較は，それぞれのボクセルを別々に比較検討する「単変量解析の集合」であるが，以下に紹介する方法では，単に全脳のボクセル情報を利用するだけではなく，ボクセル（脳部位）間の関連性，すなわち脳形態変化のパターンを，多変量解析により抽出する。この方法によれば，個々の部位における変化の程度は軽くても，ボクセル間の変動がある一定のパターンを持っていれば，群としての分離が良好になることが期待される。

a．男性における検討

Kawasaki ら（2007）の研究では，第 1 群として，男性の健常対照者 30 名（平均年齢 25.4±4.4 歳）と統合失調症患者 30 名（24.7±4.4 歳）を対象とした。まず SPM99 を用いて，患者と健常者の間で AnCova model による通常の群間比較を行った後，拡張プログラムである MM toolbox を用いて，線形多変量解析により，患者と健常者の違いをもっともよく表す灰白質分布パターン（eigenimage）を抽出した（図 5）。交差妥当化の結果，健常者の 77％，患者の 77％が正しく判別された。

次に第 2 群として，新たな男性健常対照者 16 名（24.0±5.1 歳）と統合失調症患者 16 名（28.6±5.2 歳）を対象とした。第 2 群を，第 1 群から得られた eigenimage（図 6）に当てはめて妥当性を検証した結果，健常者の 81％，統合失調症患者の 87％が正しく判別された。

b．男女別の検討

第 1 群として，男性の健常対照者 20 名（平均年齢 25.4±4.4 歳）と統合失調症患者 20 名（25.5±4.2 歳），女性の健常対照者 20 名（23.5±6.2 歳）と統合失調症患者 20 名（26.4±4.5 歳）を対象

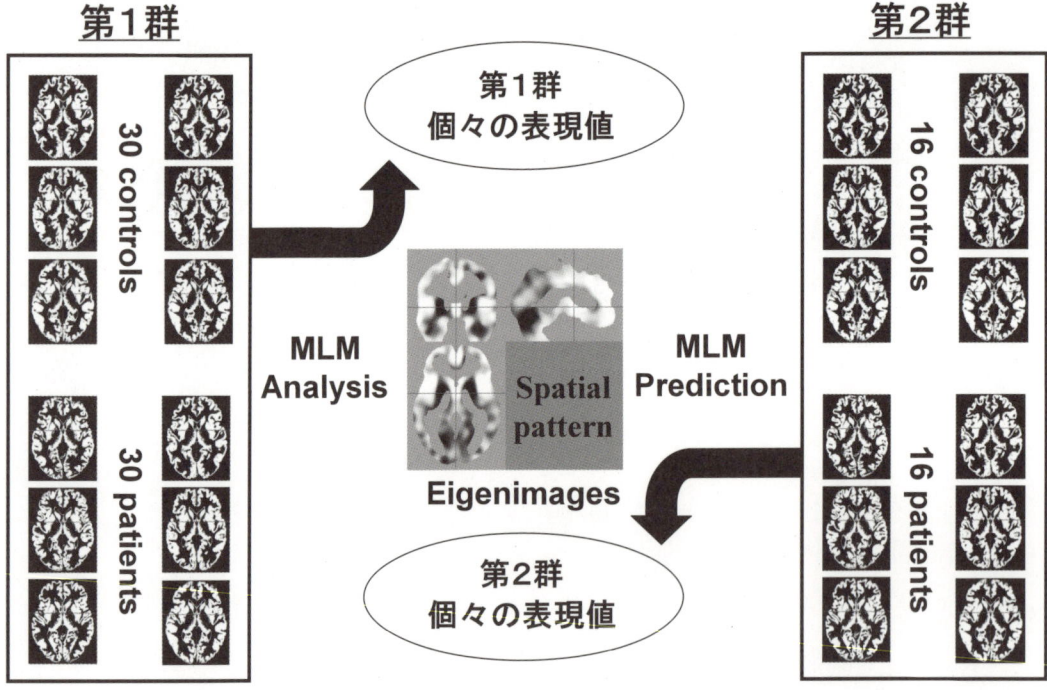

図5　VBM法と多変量解析による統合失調症患者と健常者の間の判別

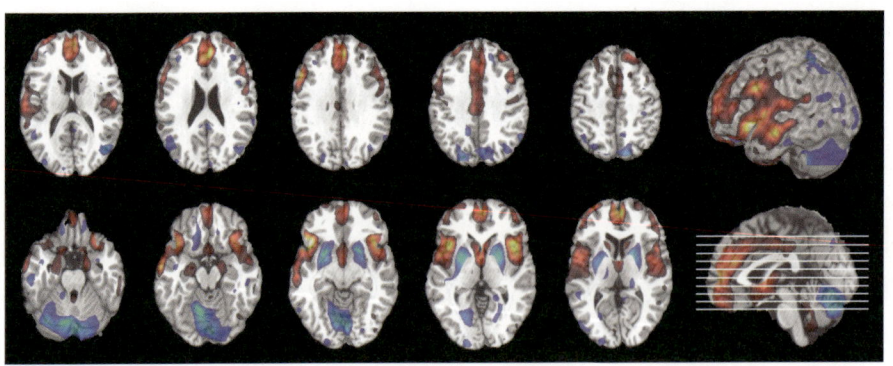

図6　男性統合失調症患者と男性健常者の間の判別におけるeigenimage（文献[3]より転載）

とした．上記と同様に，SPM99を用いて4群間でAnCova modelによる比較を行った後，MM toolboxによる線形多変量解析を行い，4群の違いをもっともよく表す灰白質分布パターンを抽出した．Eigenimage 1（**図7A**上）は健常者と患者，eigenimage 2（**図7A**下）は男性と女性を，それぞれ判別するものと考えられた．

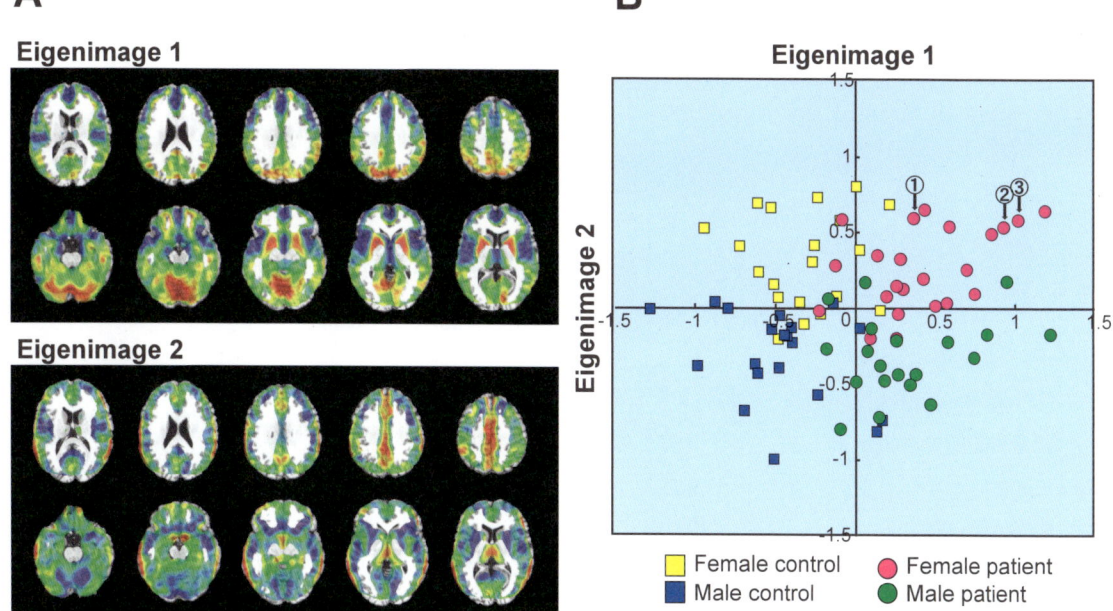

図7 VBM法と多変量解析による男女別の統合失調症患者と健常者の間の判別におけるeigenimages（A）と第2群における散布図（B）（説明は本文参照）

次に第2群として，新たな男性の健常対照者20名（平均年齢24.0±5.1歳）と統合失調症患者20名（25.1±5.8歳），女性の健常対照者20名（24.1±4.8歳）と統合失調症患者20名（27.1±6.3歳）を対象とした．第2群を，第1群から得られたeigenimagesに当てはめて妥当性を検証した結果，男性健常者の75％，男性統合失調症患者の75％，女性健常者の70％，女性統合失調症患者の70％が正しく判別された（図7B）．

さらに，16歳時に自己臭体験にて受診し，19歳時に幻覚妄想状態を発症し，統合失調症と診断された症例のMRIを上記のeigenimagesに当てはめた．顕在発症の約3年前（図7B中の①）と比較して，発症2ヵ月後（図7B中の②）および2年後（図7B中の③）では，eigenimage 1の表現値が増大しており，発症の前後で統合失調症的な脳構造変化が進行したことが示唆された．このように，この方法は個別症例の診断だけでなく経過観察にも応用できる可能性がある．

c．その他

筆者らの検討以外にも，同様の視点からmachine-learning methodsを用いた多変量解析による検討が行われている．Davatzikosら（2005）は，灰白質，白質，脳室のすべてのボクセルの非線形多変量解析による統合失調症患者と健常者の判別を行い，またSunら（2009）は，cortical pattern matchingによる灰白質密度を用いた多変量パターン解析を用いて初発精神病と健常者の判別を行い，いずれも良好な成績を報告している．さらに，Koutsoulerisら（2009）は，ARMS患者を対象

に support vector machines による非線形多変量解析による判別を検討しているが，早期 ARMS と後期 ARMS，精神病に移行した ARMS と移行していない ARMS が良好に判別されることを示し，将来の顕在発症の予測にも有用である可能性を報告している。

E．実用化に向けて

　MRI が統合失調症の実用的な補助診断法たりうるためには，①通常の臨床診断と同等かそれ以上の精度が必要であるとともに，②専門的な解析技術を要さない自動的な方法であり，③異なる施設のデータにも用いられる汎用性が望まれる。

　上記の研究報告のように，VBM などによる自動的解析法を用いることにより，②については実現可能性が示されている。しかし，たとえば筆者らの方法にしても，解析ソフトウェアのバージョンや判別法の至適化が不十分であり，また以下に記す未解決の課題のために，標準的なプロトコールとして提唱するには至っていない。

　今後の実用化に向けての重要な課題は，統合失調症以外の精神疾患を含めた疾患特異性の検討である。また，統合失調症の異種性や脳構造変化の縦断的進行を考慮して，臨床的下位分類や疾患ステージに基づく検討を行うことも必要である。これらの検討は，統合失調症の補助診断法としての MRI の臨床的有用性が，診断が困難な症例，初発の病像が未分化で特異的診断が困難な時期，あるいは ARMS の状態から近い将来の顕在発症予測などにおいて高いであろうことから，特に重要と考えられる。最後に，異なる施設のデータにおける汎用性に関しては，必要となる条件統制や画像補正について明らかにしていかねばならない（本書第2部を参照）。

文　献

1) Nakamura K, Kawasaki Y, Suzuki M, et al.：Multiple structural brain measures obtained by three-dimensional magnetic resonance imaging to distinguish between schizophrenia patients and normal subjects. Schizophr Bull 30：393-404, 2004
2) Takayanagi Y, Kawasaki Y, Nakamura K, et al.：Differentiation of first-episode schizophrenia patients from healthy controls using ROI-based multiple structural brain variables. Prog Neuro-psychopharmacol Biol Psychiatry 34：10-17, 2010
3) Kawasaki Y, Suzuki M, Kherif F, et al.：Multivariate voxel-based morphometry successfully differentiates schizophrenia patients from healthy controls. NeuroImage 34：235-242, 2007
4) Davatzikos C, Shen D, Gur RC, et al.：Whole-brain morphometric study of schizophrenia revealing a spatially complex set of focal abnormalities. Arch Gen Psychiatry 62：1218-1227, 2005
5) Sun D, van Erp TGM, Thompson PM, et al.：Elucidating magnetic resonance imaging-based neuroanatomic biomarker for psychosis：classification analysis using probabilistic brain atlas and machine learning algorithms. Biol Psychiatry 66：1055-1060, 2009

6) Koutsouleris N, Meisenzahl EM, Davatzikos C, et al.：Use of neuroanatomical pattern classification to identify subjects in at-risk mental states of psychosis and predict disease transition. Arch Gen Psychiatry 66：700-712, 2009

〔鈴木道雄，川﨑康弘，高橋　努，高柳陽一郎，中村主計〕

3. 頭部 MRI 画像における形態異常の簡便な評価法

はじめに

　医学診断は検査データなどの診断指標をもとに，客観性をもってなされるのが一般的であるが，精神医学においては患者の訴えを聞き取り，引き起こされる諸事象を観察し，得られた情報を分類・記述して診断にいたる。たとえば統合失調症では幻覚，妄想を自覚したり，周囲から行動異常を指摘されたりすることで医療機関を訪れ，問診により典型的な精神症状が確認されて診断に至るのが一般的である。コンピュータ断層撮影（CT）や磁気共鳴画像（MRI）などの形態脳画像は，質的な異常所見，たとえば腫瘍や脳血管障害などの可能性を除外する目的で用いられ，診断に直接かかわる指標とはなっていない。そして質的異常を除外した後には，程度が過剰であるという量的異常の判定が補足的な情報を提供するだろう。

　統合失調症患者の MRI による脳形態変化の所見として，側脳室や第三脳室の拡大，前大脳縦裂，シルビウス裂の開大，海馬，上側頭回，前頭葉皮質の体積減少などが知られている[1]。これらの脳形態変化は一目瞭然ではなく，患者を群として健常者群と比較したときに統計学的に検出される軽微なものである。さらに，所見には加齢変化や別の病態などとのオーバーラップがあり，これらの変化を凌駕するほどの異常を認めることは稀である。Davidson と Heinrichs によるメタ解析[2]では，オーバーラップがもっとも少ない両側海馬と左上側頭回領域であっても，患者と健常者の 61.8％にオーバーラップがみられると報告されている。このことは画像診断の感度と特異度の問題であり，高感度の測定技法を用いた研究で患者群と健常群に有意差を認めた所見であっても，臨床場面で個々の患者に診断をくだす根拠となるほど特異性をもった所見であるとは限らない。こういった限界を受け入れつつも，形態脳画像が病態に関連した客観的情報を提供することは期待できるだろう。その根拠として，以下のようなことがあげられる。①形態変化は画像情報として脳から直接に得ることができる。②認知機能や行動変化から脳病変を推定するような解釈過程を介さない。③検査―再検査の信頼性が高いので客観的評価法を構築しやすい。④画像所見が臨床徴候や認知機能と相関し，死後脳所見から脳組織の実態を反映することが，ある程度示されている。

A. 視覚評価法の開発

　軽微な形態変化を抽出するためには，測定者の主観を排除し厳密な手技を伴った測定方法が必須であり，多くの臨床研究が測定方法として関心領域法や統計画像解析を用いている。しかしながら，いずれの方法も手技に習熟するための時間，測定に要する労力など費用対効果が高いとはいえないため，日常診療に用いられる診断技術とはなりがたい。より簡便な方法としては評価基準をもとに，多くの評価者で安定した判定が行えるような視覚評価尺度を用いる方法が考えられる。一般に評価尺度を作成する際には，他の研究者にも受け入れられるように以下のような妥当性を示す必要がある。すなわち，内容的妥当性（content validity）とは，評価尺度が測定しようとしている病態をどの程度適切に表現できているかを示すことである。基準関連妥当性（criterion-related validity）とは，評価結果によって形態変化をどれだけ的確に予測できるかを示すことである。さらに構成概念妥当性（construct validity）は，いくつかの評価尺度による測定結果が，対象の診断とどの程度関係しているかを示すことである。また信頼性の検討には，複数の評価者に独立して評価させた評価者間の一致率（inter-rater reliability）が用いられ，同一評価者における評価―再評価の一致率（test-retest reliability）も検討される。さらに評価の一貫性に関する内的整合性（internal consistency）も評価すべきであろう。

B. 評価尺度の要点

　通常の手順では開発された評価尺度を新たな対象群に応用して妥当性を検証するが，今回の評価尺度の作成では，あらかじめ確からしさ（plausibility）が認められている統計画像解析による解析結果を手がかりにして，評価基準の設定やその妥当性の評価を試みた。
　具体的な手順として，あらかじめ全対象301例のMRI画像を用いてVoxel-Based Morphometry（VBM）[3]による健常者と患者の二群比較を行った。用いた画像はgray mater concentrationをあらわすmodulationを行わない灰白質画像である。灰白質体積の絶対値を代表するgray mater volumeを用いないのは，各対象の脳の大きさを考慮した評価を行うためには，与えられた切片画像から全脳体積を推定し，その推定値を他の脳領域の評価の際にも配慮し続ける必要があるが，肉眼的評価では不可能と考えたからである。modulationを行わない灰白質画像なら，評価対象の脳画像が他の例と比較して大きいのか小さいのかを考慮する必要のないVBMの結果が得られるため，

簡便な視察法の開発という目的にかなっている。

さらに，内容的妥当性を高めるために，統計画像解析にて有意所見が観察された脳部位に限定して評価領域を設定し，他の部位に変化がうかがえても評価根拠としないこととした。たとえば，ある脳回に萎縮が認められていても，統計画像解析で有意差が検出されなかった部位は評価すべきでない。

評価基準の脳画像と評価すべき画像の形が「似ている」あるいは「異なっている」という主観的な評価を行う際に，評価者は何を基準にしているのであろうか。脳回の萎縮と脳室の広がりは主な着目点であり，脳回や脳室の形状が異なっていることも考慮されるだろう。1枚の画像に切り取られた脳切片が全脳の大きさを代表するとは限らないが，脳全体と局所との比率を手がかりとする方法も有用である。

C．評価尺度の作成

視覚評価尺度作成のために用いた画像は，健常者男性66名（年齢27.9±8.9），健常者女性62名（年齢27.3±8.7），患者男性92名（年齢26.5±6.3），患者女性81名（年齢28.4±8.1）の文章による同意が得られた対象の画像を採用した。脳画像は1.5TのMRスキャナ（Magnetom Vision, Siemens社）により1mm^{3}のボクセルからなるT1強調の高解像度三次元MRIデータを撮像した。位置補正により前交連と後交連をよぎる軸に垂直な冠状断を得てneurological orientation（画像の右が対象の右）により表示した。

評価基準となるべき画像を選ぶ際に，統計画像解析の結果を利用するのが客観性を保つことができ，定量的な判断根拠を示すこともできるため，もっとも簡便かつ妥当であると考えられる。そこでVBMの最新版であるDiffeomorphic Anatomical Registration Through Exponentiated Lie algebra（DARTEL）プロトコール[4]を用いてgray matter concentrationの灰白質画像を作成し，今回の対象による健常群128名と患者群173名の2群比較（Basic modelのTwo-sample t-test）を行った。その結果は多くの研究の報告と一致するものであり，前頭葉領域，シルビウス領域，内側側頭領域，上側頭回領域の4領域で健常者と患者の間で明らかな群間差が認められた。

これらの脳部位が確認しやすく，VBMにより統計学的な所見が得られた領域を多く含む切片を連続の冠状断画像の内から4枚選択した。評価するべき画像に冠状断を用いたのは水平断を用いるよりも解剖部位の同定が容易であることが主な理由である。4領域をおもに含む評価断面を吻側からスライスⅠ，スライスⅡ，スライスⅢ，スライスⅣとした。それぞれのスライスの標準脳座標におけるY座標値は40, 20, -5, -15である。

画像の変化の程度の視覚評価には，健常者の特徴をもっとも有している1点から，もっとも患者

の特徴を示している7点までの7段階評価で行うこととした。評価基準となる画像の選択はそれぞれのスライスに含まれるボクセルの固有値（eigenvariate）を算出して行った。すなわち，IからIVの各スライスにおいて301例の対象ごとに計算された主要固有値（principal eigenvariate）が全体として正規分布を示していたことから，中央値付近に含まれる画像を評価点4点の評価基準画像として3例を抽出し，下側25％と上側25％付近に位置する画像をそれぞれ評価点6点と2点の評価基準画像として評価点ごとに3例を抽出した。1点，3点，5点，7点の評価は基準画像を示さず，2点，4点，6点の評価基準画像からの偏倚に応じてを行うこととした。

D．評価基準画像

図1に示すように，スライスIは脳梁膝部の吻側端をよぎる断面とした。VBMにて統計学的に有意に群間差が認められたボクセル（黄色く上塗りされた部分）は中下前頭回と内側前頭回であり，VBMの結果からは視覚評価の際に上前頭回を評価対象部位としないことが示されたことになる。

スライスIIは脳梁膝部の尾側端をよぎる断面とした（図2）。VBMにて統計学的に有意に群間差が認められたボクセルからはシルビウス裂の開大の程度と，周囲の脳組織すなわち島回，下前頭回が評価対象部位となる。

スライスIIIは乳頭体をよぎる断面とした（図3）。VBMにて統計学的に有意に群間差が認められたボクセルからはシルビウス裂や第三脳室，上側頭溝の開大の程度や，その周囲の脳組織や内側側

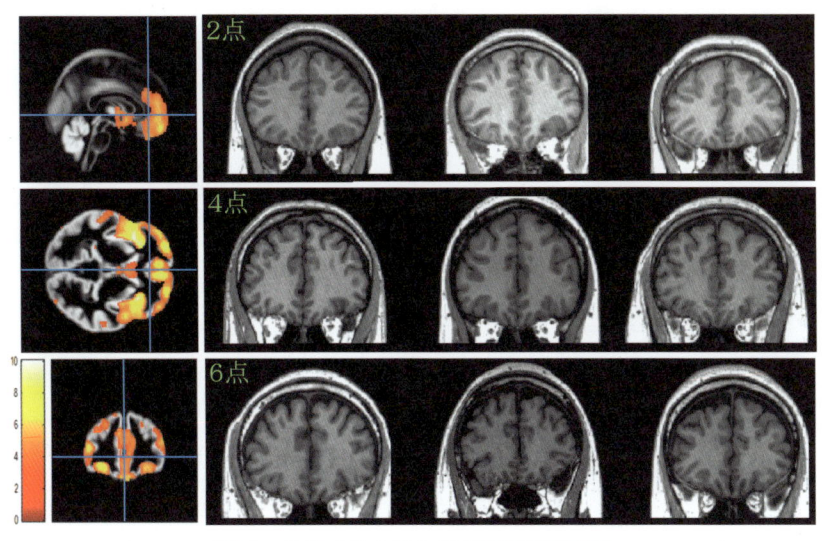

図1 スライスIにおける評価基準画像

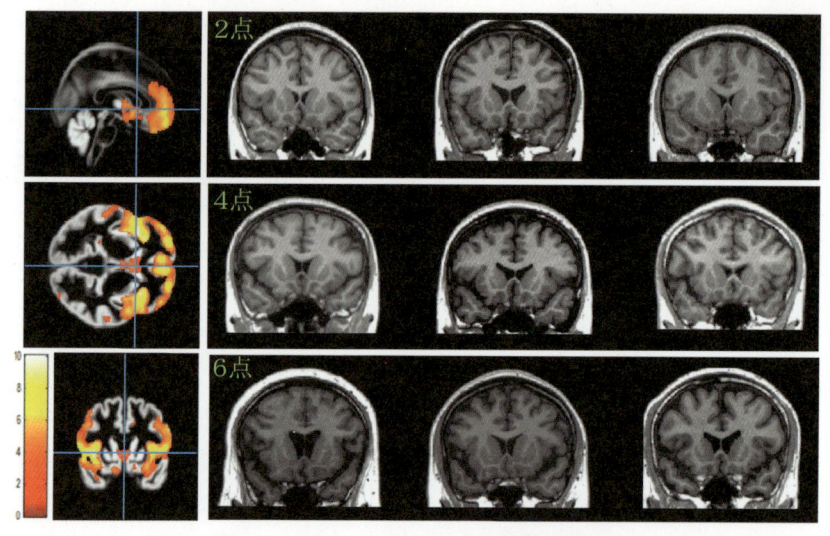

図2 スライスⅡにおける評価基準画像

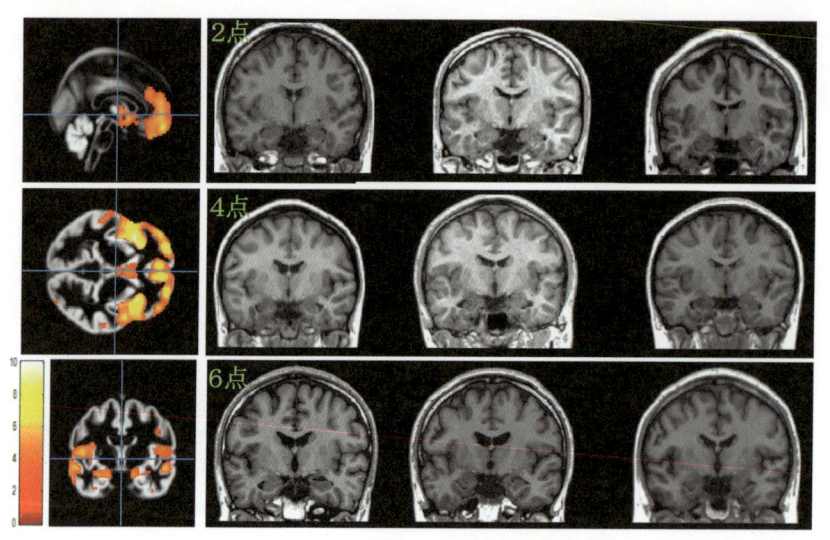

図3 スライスⅢにおける評価基準画像

頭葉領域が評価対象部位となる。

　スライスⅣは脚間槽をよぎる断面とした（図4）。VBMにて統計学的に有意に群間差が認められたボクセルからは左半球の所見が優位であり，シルビウス裂や上側頭溝の開大の程度や，その周囲の脳組織や内側側頭葉領域が評価対象部位となる。

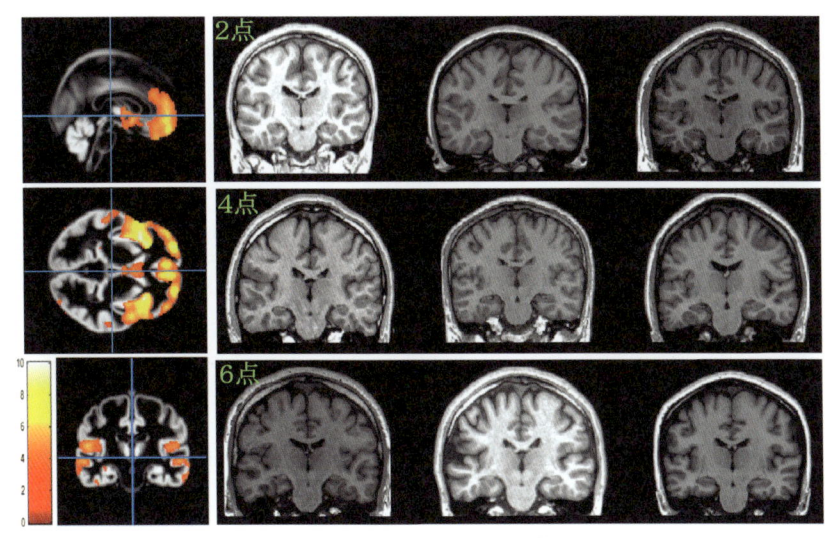

図4 スライスⅣにおける評価基準画像

E．評価の信頼性について

　診断を知らされていない医学部学生3人に，それぞれ評価させた評価点を用いて評価者間信頼性を検討したところ級内相関係数は0.75であった。1人の評価者が1ヵ月の間隔をおいて行った評価—再評価の信頼性は0.74であった。以下の検討には3人の評価者による平均値を用いた。内部一貫性を検証するクロンバックのα係数は0.79であり，ほぼ受け入れられる結果であった。

F．評価の妥当性について

　内容的妥当性の評価として，視覚評価尺度における評価点とVBMによる同一スライスにおける固有値とのスピアマン順位相関係数を算出した。その結果はスライスⅠで-0.56，スライスⅡで-0.60，スライスⅢで-0.69，スライスⅣで-0.50であり，すべてのスライスで有意（$p<0.001$）な関連が認められた。
　分散分析による検定では群間に有意性が認められた（$F=52.4$, $df=1,291$, $p<0.001$）。シェフェ法による多重比較ではすべてのスライスにおいて患者群が健常群よりも有意に評価点が高く，VBMにて認められた形態変化が視覚評価でも観察できることが示された（**表1**）。
　基準関連妥当性の評価のために，診断を従属変数，スライスごとの評価得点を説明変数とした判

表 1　各スライスにおける平均評価得点

	健常者	患者	t-statics
スライス I	3.5±0.9	4.2±0.9	−6.1**
スライス II	3.0±0.9	3.7±1.0	−6.1**
スライス III	3.8±0.8	4.4±0.9	−6.5**
スライス IV	3.9±0.9	4.3±0.9	−4.1*

*p＜0.001；**p＜0.0001

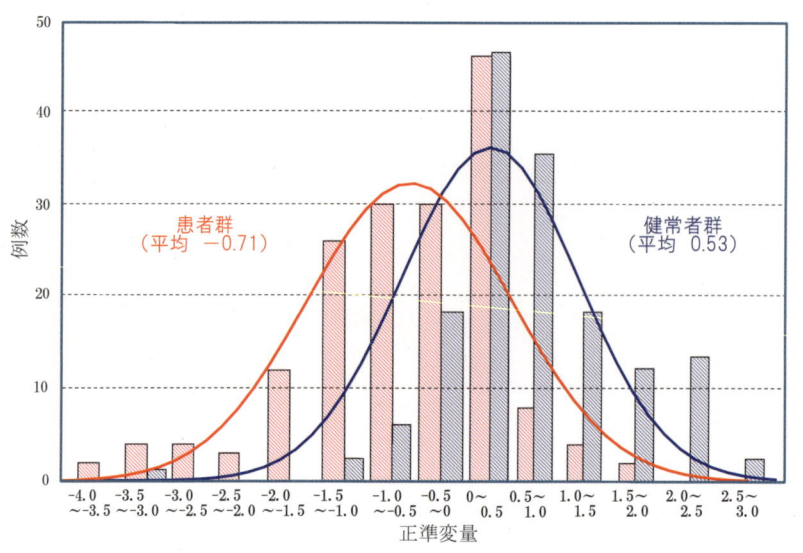

図 5　全対象における正準変量の度数分布

別分析を行った．4スライスすべてが等しく診断に関与するとは限らないことを考慮し，段階的前進法による従属変数の選択を行った．その結果，スライス IV は診断への寄与が高くないと判断され，残り3スライスによる判別関数が導かれた．判別関数の的中率は73.0％であり，健常者128例のうち91例（71％），患者173例のうち128例（74％）が正しく判定され，クロス集計におけるカイ二乗検定では $\chi^2=61.4$，df＝1，p＜0.001と判別の有効性が示された．スライス I から III の評価点をそれぞれ X_1，X_2，X_3 とすると，判別スコア（正準変量；canonical variate）Y を求める判別関数は $Y=-0.48X_1-0.62X_2-0.55X_3+5.46$ となり，正の値をとる画像が健常者，負の値をとる画像が患者に判別されていた．評価を行った301例の正準変量の度数分布を図5に示した．この関数を控え目に解釈するなら，スライス I から III のすべての評価が4以上である場合に統合失調症患者の脳画像である可能性が高いといえるだろう．

おわりに

画像を視知覚により観察したときの信号特性を評価するのが視覚評価であり，この主観的評価は

「観察・検出に関する過程」と「認識に関する過程」から構成されている。視知覚系の情報処理はきわめて複雑であり，視力（時，空間の周波数特性）や順応（明，暗，色の順応）などの初期過程から，認知，理解，錯視などの高次機能までさまざまな特性を有している。光学センサなどによる機械処理にくらべて，主観的評価では情報が十分に知覚されない場合もあれば，逆に強調されて知覚される場合もある。すなわち，人間の視知覚の感度には個人差（観察者間変動）があり，また同一観察者でも感度は常に変動する（観察者内変動）。さらに同じような画像でも1枚ごとにランダムノイズのパターンがことなるなど画質も変化する（資料間変動）。したがって1人の観察者が1枚の画像を1回だけ観察した結果では，主観的評価の信頼性は低く，複数の観察者で複数の画像を観察した方が信頼性の高い評価となりうるだろう。たとえばスライスIとして隣接する複数のスライスを用いて評価を行う，複数の評価者の平均値を用いるなどの工夫は，評価精度を向上させるだろう。

今回は評価基準として提示した画像以外に，補足説明を含め鑑別に用いるべき基準を提示していないが，少数例の画像のみで普遍的な注釈はできないと考えたからである。それでも，評価のコツのようなものが存在する可能性は十分にあるだろう。そのためには，この基準と作成に用いた画像や個有値を公開し，トレーニングキットとして利用した評価者の意見を集約することが望ましい。その過程で得られてくるものが，コンセンサスを得る可能性の高い統合失調症患者の脳形態特徴ということになる。今回のような灰白質所見以外にVBMにより白質や脳脊髄腔の評価もできることから，脳室拡大の様相なども有益な情報をもたらすであろう。こういった一連の作業の後に，臨床家であるわれわれは「神経病理学の墓場」と呼ばれた謎の多いこの疾患に，脳形態特徴という新たな手がかりを見出すことができるだろうか？

文　献

1) Honea R, Crow TJ, Passingham D, et al.：Regional deficits in brain volume in schizophrenia：a meta-analysis of voxel-based morphometry studies. Am J Psychiatry 162：2233-2245, 2005
2) Davidson LL, Heinrichs RW：Quantification of frontal and temporal lobe brain-imaging findings in schizophrenia：a meta-analysis. Psychiatry Res. 122：69-87, 2003
3) Ashburner J, Friston KJ：Voxel-based morphometry：the methods. Neuroimage 11：805-821, 2000
4) Ashburner J：A fast diffeomorphic image registration algorithm. Neuroimage 38：95-113, 2007

〈川﨑康弘，鈴木道雄〉

4．T2 強調 MRI 画像での白質高信号の評価と精神疾患

はじめに

　磁気共鳴画像（magnetic resonance imaging；MRI）は computed tomography（CT）に比べ空間解像度が高く，非侵襲的であることから，1980 年代後半より精神疾患の脳画像研究に導入され，さまざまな知見をもたらしている．同時に精神科の一般診療においても広く普及しつつあり，特に診断において，脳器質性疾患の鑑別には重要な役割を担うようになった．本項では MRI 施行にあたっての概要を述べつつ，主に MRI T2 強調画像における深部白質高信号と精神疾患の関連について述べる．

A．MRI の原理・特徴

　MRI とは，水素原子核（プロトン）が磁場の影響を受けたときにおこる核磁気共鳴（nuclear magnetic resonance；NMR）現象を画像化する方法である．強い静磁場中の人体に外部から特定の周波数のラジオ波（パルス）を照射すると，人体の中の水素原子が励起状態となり，照射を止めると定常状態に戻る（緩和現象；relaxation）．この定常状態に戻る過程で水素原子から放出されるエネルギー（NMR 信号）を画像化するものが MRI である．
　MRI の利点としては，X 線を用いる CT のような放射線被曝がない，空間分解能が高い，組織の種類による画像のコントラストが CT よりも高い，撮像部位にかかわらず任意の断面の撮像が可能，骨や脂肪組織の影響を受けにくい，造影剤なしで血管画像が撮影できる（MR アンジオグラフィー），撮像法を変えることで機能的 MRI として脳機能を画像化することも可能，などが挙げられる．

B．撮像上の注意点

　強力な磁場の中での撮像となるためペースメーカーや金属が体内にある患者は原則として検査禁忌である。ヘアピン，イヤリング，指輪，入れ歯，眼鏡などの金属製品は画像を乱し撮影に障害をきたすほか，カラーコンタクトレンズや入れ墨，化粧など磁性体を含むものは強い磁場中で熱を持ち熱傷を引き起こすことがある。酸素ボンベや車椅子，ストレッチャーなどの医療器具も，MRI検査室内に持ち込むためには専用のものが必要となる。キャッシュカードなどの磁気記録メディアは検査室内に持ち込むと読み取り不能になる危険性が高い。また磁場や電波が人体に与える影響は未だ不明確なこともあり，原則として妊婦（特に妊娠初期）には検査をしない。

　頭部の撮像時は，頭部が狭い装置の中に置かれることによる閉塞感，装置の発する騒音，安静を強いられることなどの影響から，不安発作が惹起されることもある。また精神症状などにて安静を保てない患者では，検査の施行が不可能な場合もある。

C．代表的な撮像法

1．T1強調画像

　静磁場中の水素原子核は静磁場方向を軸として歳差運動を行っているが，ラジオ波の照射により軸の向きが変化し，照射を止めるともとの状態にもどる。これを緩和現象と呼ぶが，この歳差運動の変化を磁気ベクトル方向（縦方向）と回転方向（横方向）に分けて考え，縦方向のベクトルがもとの状態に戻る過程を縦緩和またはT1緩和といい，横方向が戻る過程（横方向のベクトルの消失）を横緩和またはT2緩和という。

　撮像条件でパルスを与える間隔（repetition time；TR），検出するまでの時間（echo time；TE）をともに短く設定（TR＝300〜500 ms，TE＝10〜30 ms程度）すると各組織のT1（縦緩和時間）の差をコントラストに反映した画像が得られる。これをT1強調画像という。T1値が長いもの（水など）は低信号（黒く写る）となり，短いもの（脂肪など）は高信号（白く写る）となる。脳灰白質は白質に比べて低信号を呈する。

2. T2強調画像

TR, TE ともに長く設定する（TR＝2000〜3000 ms, TE＝80〜100 ms 程度）と各組織のT2（横緩和時間）の差をコントラストに反映した画像が得られる。これを T2 強調画像という。T2 値が長いもの（水など）は高信号（白く写る）となる。白質は灰白質よりも低信号（黒く写る）を呈する。

3. T2 star（T2*）強調画像

T2* は原子核位置での磁場の不均一性に依存する定数であるため，T2* 強調画像は局所の磁化率の差に鋭敏な撮像法である。そのため，出血病巣，石灰化，鉄沈着などの磁場の不均一性を有する部位は信号が抜けて無信号領域ないし低信号領域となる。

4. FLAIR 法

FLAIR（fluid attenuated inversion recovery）法は頭部の撮像ではよく用いられる。これは水の信号を抑制する撮像方法で，含水率の微妙な差を信号強度差として描出することができる。そのため，脳溝や脳室に接する病変において T2 強調画像では病変も脳脊髄液も高信号になり区別しずらいが，この撮像法では脳脊髄液が低信号になるので診断に有効である。

D. T2 強調画像における白質高信号

T2 強調画像においてみられる白質の高信号は white matter hyperintensity（WMH）と総称される。この所見は T1 強調画像では白質と等信号かやや低信号となる。WMH はその存在する部位により深部白質高信号 deep white matter hyperintensities（DWMH）と脳室周囲高信号 periventricular hyperintensities（PVH）に分けられる。

点状・小斑状の高信号領域においては血管周囲腔の拡大と小脳梗塞（lacunar infarction）の鑑別が臨床上重要となるが，形態的には，血管周囲腔は大きさが比較的小さく，均質な円形，楕円形または線状の境界明瞭な高信号領域を示すことが多い。一方，小梗塞巣は比較的大きく，不整形，不均質の境界不明瞭な高信号領域となることが多い。また血管周囲腔は髄液と等信号を呈することから FLAIR 法では低信号となるが，小脳梗塞は高信号領域となり鑑別に有用である。

DWMH および PVH の評価法として Fazekas らの評価法がある[1]。これは DWMH を glade 0＝

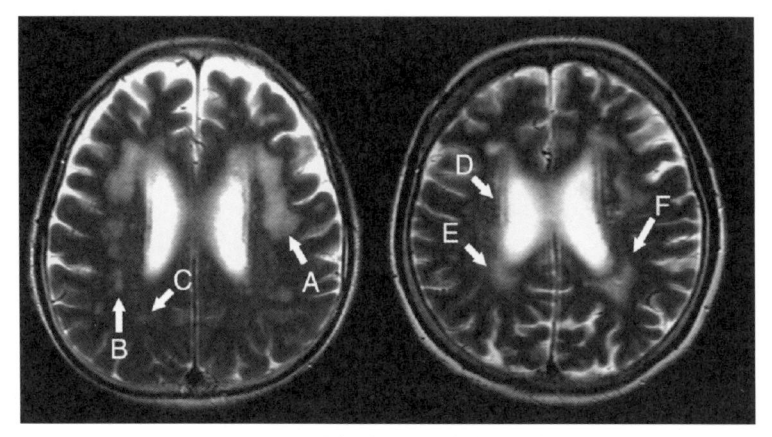

図1 Fazekas らの評価法による自験例 （文献2より）
DWMH grade：A = grade 3, B = grade 2, C = grade 1.
PVH grade：D = grade 1, E = grade 2, F = grade 3.

absence, 1 = punctate foci, 2 = beginning confluence of foci, 3 = large confluent areas の 4 段階に, PVH を glade 0 = absence, 1 = "caps" or pencil-thin lining, 2 = smooth "halo", 3 = irregular PVH extending into the deep white matter の 4 段階に分け半定量化するもので, 特殊な機器や処理は必要とせず簡便なため, 実際の臨床現場でも有用である（図1）。

E．T2 強調画像と精神疾患

1．脳器質性疾患

　精神科臨床において，まず念頭に置かなければならないのは器質性疾患の有無である。診断にあたっては問診，神経所見，血液検査など多角的な評価が重要であることは言うまでもないが，脳器質性疾患の鑑別には頭部 MRI 検査が有用であり，実際に多用されている。いくつかの撮像条件の組み合わせにて評価することが前提となるが，T2 強調画像での高信号が鑑別に重要となることも多い。例えば，多発性硬化症（脱髄病変が深部白質高信号として脳梁や脳質周囲に出現する），多系統萎縮症（被殻の萎縮と T2 低信号，被殻外側部での高信号，橋の水平断において十字型の高信号変化：hot cross burn sign），Wilson 病（銅の沈着による基底核の T2 低信号と被殻の組織障害による T2 高信号）などがあげられる。

2. 認知症

a. Alzheimer 型認知症

T2強調画像でのDWMH・PVHの意義は未だ確立されてはいないが, 頭頂・後頭領域や脳室周囲に目立つ傾向がある. その成因については白質がアミロイド血管症により低還流となることなどが指摘されている.

b. 脳血管性認知症

脳血管障害を原因とする認知症の総称である. 欧米では心原性脳塞栓症や主管動脈のアテローム硬化性病変を基盤とする多発性の皮質梗塞による認知症が多いが, 本邦では小血管性病変を主因とする多発ラクナ梗塞や白質病変による小血管性認知症が多い. 小血管性認知症のなかで, 特に白質病変が広範なタイプはBinswanger病と呼ばれている. T2強調画像ではその病変は高信号として描出される.

c. 正常圧水頭症

歩行障害・記銘力障害・尿失禁を3主徴とする. 治療に反応する点では認知症とは言えないが, いわゆる「治る認知症」として他の認知症との鑑別が重要である. 症状のみではBinswanger病も同様の3主徴を呈するなど鑑別は困難であり, 脳画像検査が有用である. 画像上脳萎縮とは無関係に脳室の拡大（丸い前頭角, 海馬回萎縮のない側頭角の拡大）を認め, MRI T2強調画像ではPVHを高頻度に認める.

3. 気分障害

1980年代後半からMRIがうつ病の脳画像研究に導入されると, 高齢者のうつ病群では非うつ病群より有意に無症候性脳梗塞を含む脳血管性障害の合併が多いことが報告されるようになった. 以前から脳卒中後にうつ病を呈する（脳卒中後うつ病：post-stroke depression）患者が多いと言われており, また認知症との関連でみると, アルツハイマー型認知症の10〜20％に軽度の抑うつ状態がみられるのに対して, 脳血管性認知症では40〜50％以上に高度の抑うつ状態がみられたという報告もある. こうした背景から高齢者うつ病の病態に脳血管性障害が深く関与していると考えられるようになり, 1997年にAlexopoulusら[3]やKrishnanら[4]により血管性うつ病（vascular depression）の概念が提唱された. その後も脳血管性病変と気分障害の関連については多くの報告がなされている.

われわれは, 年齢, 性別に差の無い中高年初発気分障害群（初発年齢平均59歳）, 若年初発気分障害群（初発年齢平均37歳）および健常対照群とのDWMH・PVHの部位別の比較を行った. 若年

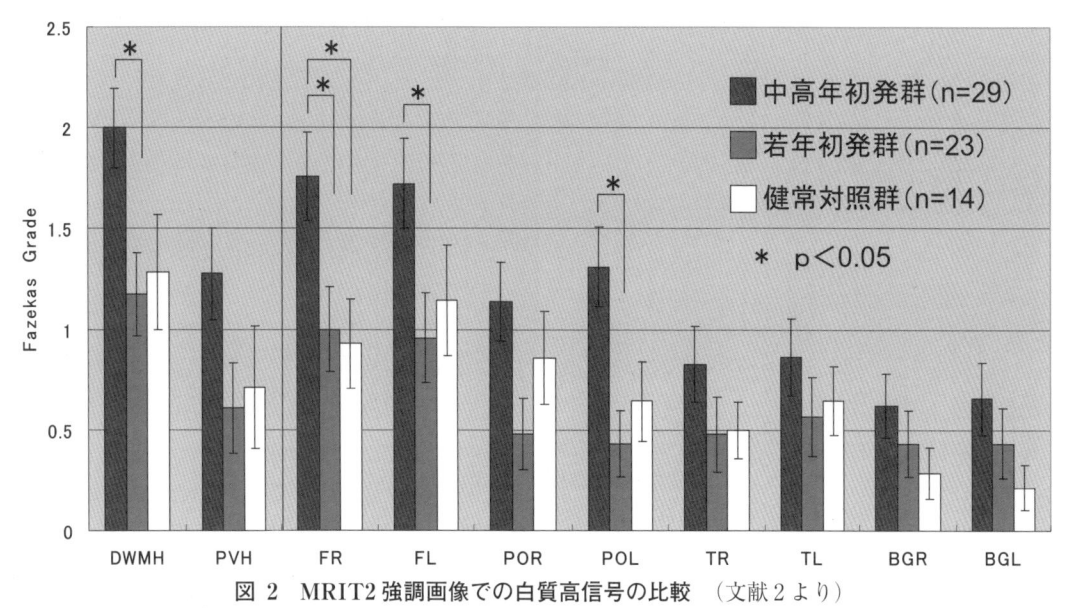

図2 MRIT2強調画像での白質高信号の比較 （文献2より）

　白質高信号のFazekas gradeを比較すると，健常対照群や若年初発群と比較して中高年初発群では深部白質高信号が有意に増加しており，その差は前頭葉白質で有意であった。DWMH：深部白質高信号，PVH：脳室周囲高信号，FR：右前頭葉，FL：左前頭葉，POR：右頭頂後頭葉，POL：左頭頂後頭葉，TR：右側頭葉，TL：左側頭葉，BGR：右大脳基底核，BGL：左大脳基底核

　発症群と中高年発症群においては，罹病期間以外の患者背景，使用薬物のイミプラミン換算の1日投与量，糖尿病などの合併症の割合などの因子では有意差のない2群であった。しかし，中高年初発群のほうが若年初発群や健常対照群よりもDWMHの程度は有意に増加しており，特に前頭葉白質で有意差が認められた[2]（図2）。

　したがって中高年初発群におけるDWMHの程度の有意な増加は気分障害の病相を経験したことによるものでなく，健常者にも程度は軽いものの認められる所見ではあるので，中高年の気分障害における発症脆弱性と関連している可能性が示唆される。

4．臨床的意義と治療への展開

　無症候性を含む脳血管性病変を有するうつ病患者では，抗うつ薬への反応性が乏しい，治療薬の副作用の出現が多い，遷延化または再発しやすい，電気けいれん療法（ECT）に対して反応性に乏しい，ECTにてせん妄を引き起こしやすいなどと報告されている。したがって，治療に難渋するケースが多く，脳血管性病変に着目した新たな治療法が求められている。

　血管拡張作用を有し，脳血流の改善効果も期待されている抗血小板薬にcilostazolがある。cilostazolはホスホジエステラーゼ（PDE）3活性を阻害する。主に慢性動脈閉塞症に用いられていたが，脳梗塞の再発予防に有効であることが示され，心源性を除く脳梗塞の再発予防にも広く用いられて

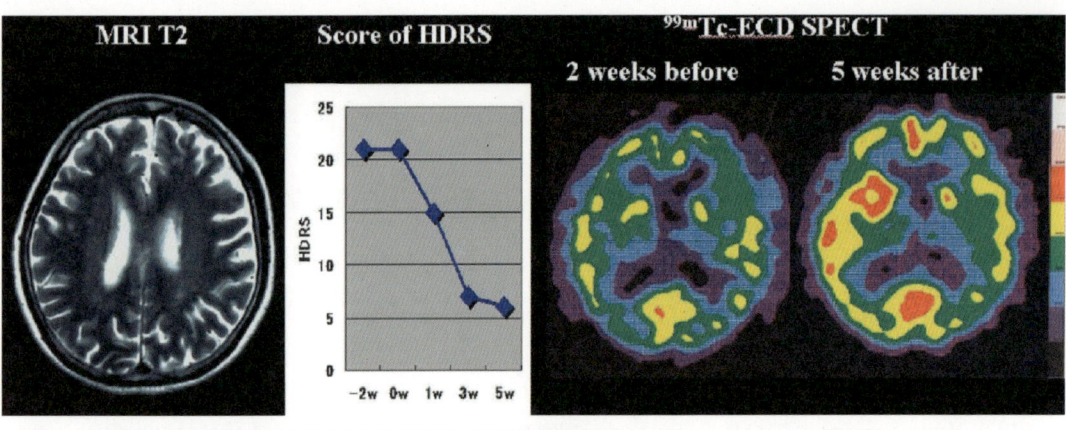

図3 本症例では多数のDWMHがMRI T2強調画像で認められた。cilostazol投与後, ハミルトンうつ病評価尺度 (HDRS：21項目版, 半構造化面接SIGH-Dを使用) は改善し^{99m}Tc-ECD SPECT, を用いた脳血流の評価においても改善がみられた。(文献5より)

いる。

そこでわれわれは無症候性脳血管障害を有する大うつ病性障害の患者に対し, cilostazolを通常の抗うつ療法と併用投与することによって, 効果のみられた症例を経験したため以下に示す[5]。

5. 症例 79歳, 女性, 大うつ病性障害, 単一エピソード

外来にて抑うつ気分, 不安, 焦燥, 心気的な訴え, 意欲低下, 希死念慮などに対し薬物療法施行するも, 副作用の出現が多く (後にCYP2D6遺伝子検査で, 欠損が判明), 治療に難渋し寛解に至らず軽快と増悪を繰り返していた。そのため入院にて加療することとなったが, その後も薬物療法奏効しないため, ECT施行。ECTにてうつ状態は軽減したものの, ECTの副作用によるせん妄の出現・増悪を認め寛解まで継続困難であった。せん妄改善後も心気症状, 不安焦燥, 活動性の低下を中心とした症状遷延していた。頭部MRIでは深部白質にT2強調画像にて高信号を示す病変が多発し, T2*強調画像においては微小出血などの所見はみられなかった。

cilostazol投与2週間前よりその時点で使用していた抗うつ薬などを固定し, シロスタゾール50 mg/dayを追加投与した。頭部MRI T2強調画像, HDRSの変化, シロスタゾール処方前後のSPECT所見の変化を図3に示す。シロスタゾール投与1週間後には活動性, 抑うつ気分などの改善がみられ, その後不安感なども改善していき, 退院につながった。シロスタゾール投与5週後のSPECTでは脳血流の改善が認められた。

おわりに

本稿ではMRI撮像に関する基本的な解説と, T2強調画像での深部白質高信号と気分障害を中心に代表的な精神疾患との関連について提示した。T2強調画像における深部白質高信号の評価は,

気分障害における治療反応性や副作用の出現など経過予測の一助となるばかりでなく，脳血管性要因を念頭においた新たな治療アプローチの可能性を示唆するものである．今後の脳血管性要因と気分障害や認知症との関連に着目した更なる研究の進展とともに，新たな治療法や予防法の確立が期待される．

文　献

1) Fazekas F, Chawluk JB, Alavi A, et al.：MR signal abnormalities at 1.5 T in Alzheimer's dementia and normal aging. AJR Am J Roentgenol 149：351-356, 1987
2) Takahashi K, Oshima A, Ida I, et al.：Relationship between age at onset and magnetic resonance image-defined hyperintensities in mood disorders. Journal of Psychiatric Research 42：443-450, 2008
3) Alexopoulos GS, Meyers BS, Young RC, et al.：Vascular depression hypothesis. Arch Gen Psychiatry 54：915-922, 1997
4) Krishnan KR, Hays JC, Blazer DG：MRI-defined vascular depression. Am J Psychiatry 154：497-501, 1997
5) Takahashi K, Oshima A, Inoue K, et al.：Novel Augmentation Therapy with Cilostazol for the Geriatric Major Depressive Disorder Patient with Deep White Matter Hyperintensities on T2-Weighted Brain MRI：A Case Report. Pharmacopsychiatry 41：37-39, 2008

〔高橋啓介，三國雅彦〕

5. 光トポグラフィー検査によるうつ状態の鑑別

A. NIRSの原理と得られるデータ

1. NIRSの原理

Near-infrared spectroscopy（NIRS）とは，近赤外光を用いて生体のヘモグロビン濃度を計測し，それにより局所の血液量を推定し，測定部位の機能を検討する方法論である。日本語では，「近赤外（線）スペクトロスコピィ」「近赤外分光法」などとされることが多い。

近赤外光は生体をある程度は通過する一方で，ヘモグロビンにより吸収されるという特徴がある。パルスオキシメータは指についてのその透過光を利用することで，動脈血の酸素飽和度を測定している。頭部について散乱光を利用すると，頭表から2～3 cmの範囲の血液量（近似的には血流量）が測定できるので，大脳皮質の活動を捉えられる。これがNIRSである。光トポグラフィー検査は，頭部用NIRSの保険収載検査名である。NIRSを含めて，光を利用して脳機能を測定する方法論を「光脳機能イメージング」と総称する。

2. NIRSの特徴

NIRSは，『自然な状態の被験者の大脳皮質の賦活反応性の時間経過を，非侵襲的で簡便に全体として捉えることができる検査』とまとめることができる。それぞれの句は次のことを意味している。「自然な状態」：座位など拘束の少ない自然な姿勢で発声や運動を行いながら検査が可能，「大脳皮質」：頭皮から2～3 cmの生体内を反映，「賦活反応性」ヘモグロビン濃度の変化量を測定する，「時間経過」：時間分解能が高く市販の装置でも0.1秒程度，「非侵襲的」：近赤外光を用いるため生体に有害作用がない，「簡便」：装置が小型・低廉でランニングコストが安価である，「全体として」：空間分解能が2～3 cmと脳回程度である。

このようにNIRSは，脳機能を簡便に全体として捉えることができる方法論であり，内科における超音波検査のような位置づけの検査と言える。

3．NIRSで得られるデータ

　NIRSで得られるデータは，近赤外光が生体内を通過した距離（光路長）と通過部位におけるヘモグロビン濃度の積である（光路長濃度積）。光路長をほぼ一定と仮定して簡便にヘモグロビン濃度と略称することが多く，酸素化ヘモグロビン濃度（[oxy-Hb]）と脱酸素化ヘモグロビン濃度（[deoxy-Hb]），および両者を合計した総ヘモグロビン濃度（[total-Hb]）が測定できる。

　これらのデータは，近赤外光の入射ファイバと検出ファイバの間隔を3cm程度とした場合には，両者を結ぶバナナ形状の領域の平均値を示す。頭皮や頭蓋骨の血液量が変化しない場合には，およそ大脳皮質におけるヘモグロビン濃度変化を反映するので，その部位の脳血液量 cerebral blood volume（CBV）変化の指標であり，血腫などがある場合を除けば脳血流量 cerebral blood flow（CBF）とおおむね一致する。fMRIのBOLD信号がおもに細静脈のdeoxy-Hbを反映するとされているのに対して，NIRSのデータはおもに毛細血管のヘモグロビンを反映するとされる。

　fMRIやPETとの相関研究や実際の測定経験から，「光で計測する時，酸素化Hbが最も敏感であり，また，信頼し得るパラメーターである。光で求められる全Hbは血流変動とほぼ対応するが，その変動幅が小さい時は信頼できない。脱酸素化Hbの挙動は非常に複雑」であるとされている。

B．脳機能測定における意義

1．精神現象とNIRS

　座位などの自然な姿勢で発声や運動を行いながら検査ができるというNIRSの特徴は，被験者の負担や苦痛が少ないというだけでなく，脳機能測定にとって本質的な意味がある。精神機能のうちとくに情意の機能や，精神疾患における抑うつ気分・不安・幻覚などの自覚症状（体験症状）は，検査の際の姿勢や動きによりおおきな影響を受けると予想できる。日常生活に近い自然な状況で検査を行うことのできるNIRSは，こうした情意の機能や自覚症状の脳機能を検討するために適している。

2．脳機能画像検査における位置づけ

　NIRSをfMRIやSPECTなど他の脳機能画像検査法と比較すると，空間分解能が低く，大脳皮質より深部の脳構造について測定できないことは劣る点である。一方，NIRSの利点として，①座位な

ど自然な状況で検査ができるので、日常生活に近い状態の脳機能を明らかにできる（real-world neuroimaging）、②発話や運動を行いながら検査ができるので、刺激処理（入力）だけでなく反応行動（出力）にともなう脳機能を検討しやすい（例えばtwo-person neuroscienceでの利用）、③時間分解能が高いので、脳機能の時間的な変化を捉えることができる、④光を用いて無侵襲であるので、検査を複数回繰返すことによる変化を検討しやすい、⑤他の脳機能画像検査ではアーチファクトの影響を受けやすい前頭極 frontal poleが検討しやすく、そのため前頭極がになう高次な精神機能の検討に適する、という点を挙げることができる。

C．目的と適応

1．臨床検査としての光トポグラフィー検査

　NIRS検査は2002年4月より保険収載されており（検査項目：D236-2光トポグラフィー670点）、「言語野関連病変（側頭葉腫瘍等）又は正中病変における脳外科手術に当たり言語優位半球を同定する必要がある場合」「難治性てんかんの外科的手術に当たりてんかん焦点計測を目的に行われた場合」が適用となっている。

　精神疾患については、2009年4月に「光トポグラフィー検査を用いたうつ症状の鑑別診断補助」として、精神医療分野で初めて厚生労働省から先進医療の承認を受けた。うつ状態の鑑別診断のための補助検査として有用性が認められたもので、大うつ病性障害・双極性障害・統合失調症の臨床的な診断について、確認したり、見逃しに気付いたり、患者への説明の際に、補助として利用することができる。

　NIRSは安全な検査である。NIRS測定に用いられているレーザあるいは発光ダイオードによる近赤外光は、レーザの安全性国際規格IEC68025をもとに制定されたJISの「レーザ製品の安全基準」（JIS C 6802）で「合理的に予見可能な運転条件下で安全」（つまり、光学器具で集光したものを視かない限りは安全；クラス1M）や「直接のビーム内観察は潜在的に危険」（つまり、光学器具で視かない限りは安全；クラス3R）に分類されている。

2．先進医療の要件

　【適応】先進医療の対象となるのは、①うつ症状を呈している、②ICD-10のF2（統合失調症圏）またはF3（気分障害圏）が強く疑われる、③脳器質的疾患に起因するものではない、の条件を満たす場合である。13,000円程度で実施している医療機関が多い。

【施設基準】先進医療を実施するためには，施設基準を満たしていることについて地方厚生局での承認が必要であり，その概要は以下のとおりである．

(1) 医師についての基準として，①精神科または心療内科について5年以上の経験がある，②精神保健指定医である，③光トポグラフィー検査について1年以上の経験がある，④光トポグラフィー検査について5症例以上の経験がある．

(2) 保険医療機関についての基準として，①精神科・心療内科・神経内科・脳神経外科のいずれかを標榜する，②神経内科または脳神経外科の常勤医がいる，③臨床検査技師がいる，④医療機器保守管理体制が整備されている，⑤倫理委員会があり光トポグラフィー検査について承認を得ている，⑥医療安全管理委員会が設置されている，⑦光トポグラフィー検査について5例以上の実績がある．

2010年度末現在で10施設が承認を得ている．

3．補助検査であることの意味

名称から明らかなように，先進医療としての承認は「鑑別診断補助」としてのものである．精神医療の専門家にとっては，精神疾患の診断が臨床症状と病歴の詳細な聴取と評価を基本とすべきことは基本的で自明な事柄であるが，検査を希望する当事者や家族には過大な期待が多いことについて十分な配慮が必要である．検査のみで診断がつく，臨床的な判断を覆すことができる，適応以外の場合でも有効であるなどの誤解をしばしば経験する．精神疾患の診断はどういう手続で行われるか，「補助」という言葉が何を意味するのかについて，繰返し説明が必要になることが多い．

D．標準化検査法の例

ここでは標準化検査法の例として，先進医療の申請に用いた検査法を紹介する．群馬大学での取組みをもとに，多施設共同プロジェクト「心の健康に光トポグラフィー検査を応用する会」で確立した検査法である．検査そのものは3分，準備の時間も含めて20分程度で実施することができる．習熟すれば1人でも実施できる．

1．検査装置とプローブ装着（図1, 2）

先進医療の実施には，医療器具として薬事承認された多チャンネルのNIRS装置をその医療機関が所有していることが必要である．2010年末の時点では，装置は日立メディコ社と島津製作所から

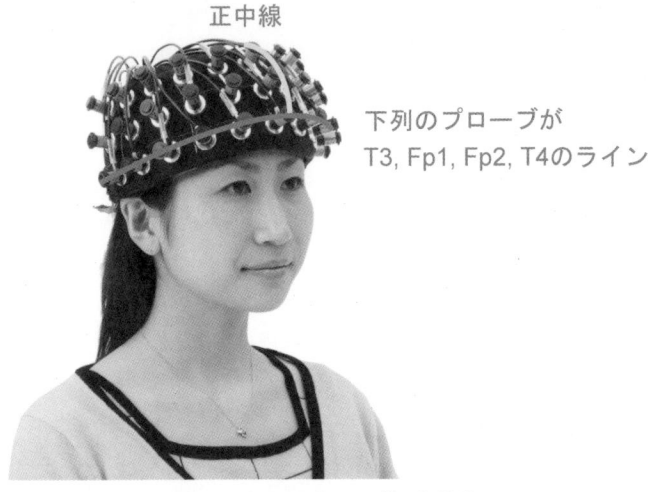

38　第1部　日常診療用，その結果得られる成果

図1　NIRSプローブの装着法

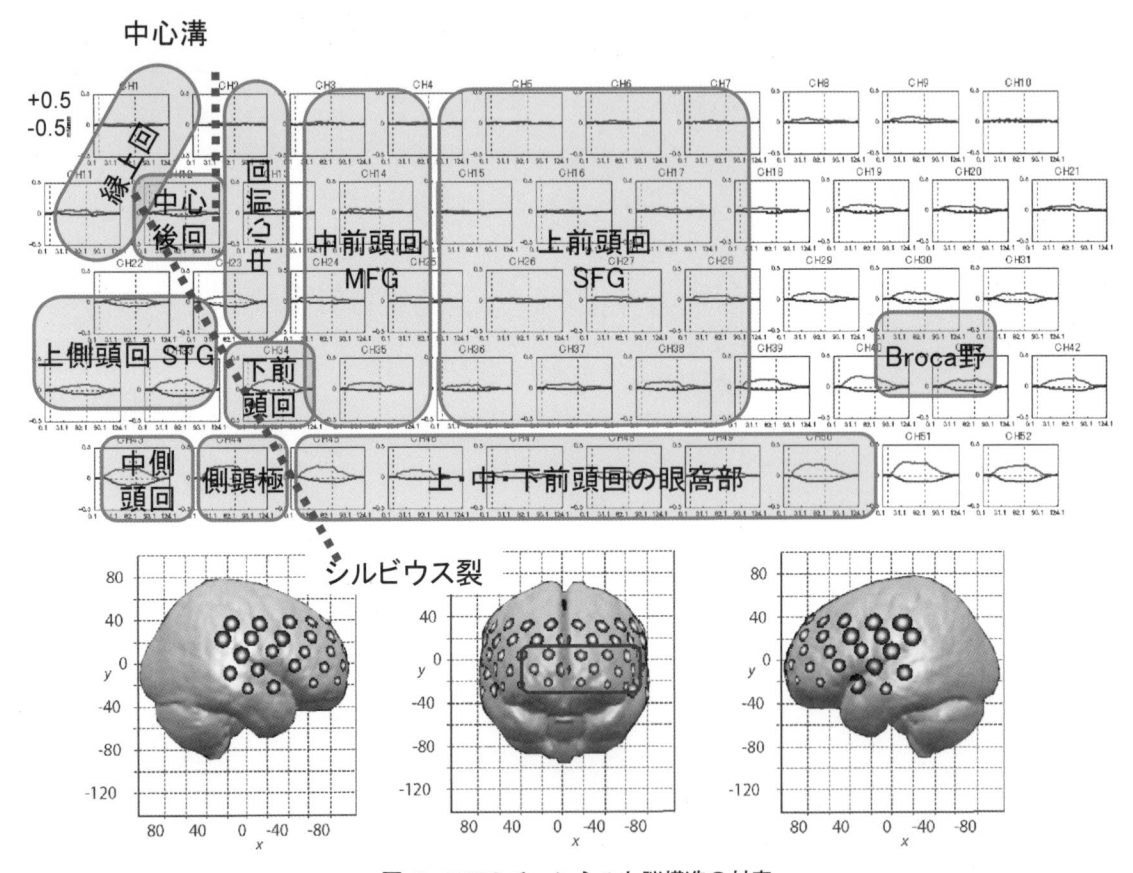

図2　NIRSチャンネルと脳構造の対応

市販されている。

　52チャンネルのNIRS装置の場合には，光ファイバーを3×11に配置した測定用プローブを，左右対称で最下列が脳波記録国際10-20法のT3-Fz-T4のラインに一致するように設置し，T3-T4およびT3-Fzの距離を記録しておく。この距離は，NIRSチャンネルと標準脳の対応を頭囲により補正する際に利用することを予定している。

2．検査環境

　検査に用いる部屋は，一般的な昼光で，できるだけ防音されていることが望ましい。NIRS装置は被験者の後方になるように設置し，検査者は被験者の体動を視認でき，かつ被験者の視界に入りにくい位置に立つ。検査用の椅子は，体動によるアーチファクト混入を減らすためにヘッドレストと肘掛を備えたものとし，また検査を通して疲れや痛みが生じないようにリクライニング機構があると良い。被験者前方に＋マークを提示して，頭部や眼球の動きをなるべく少なくする。

3．言語流暢性課題

　検査に用いる課題は，NIRS測定用に修正した言語流暢性課題（letter fluency）である。この課題を選んだ理由は以下のとおりである：①実施に特別な道具や装置を必要とせず簡便である，②課題が容易に感じられるため精神疾患患者が施行しやすい，③野菜の名前などある範疇の語を回答するcategory fluencyよりも頭文字で始まる語を回答するletter fluencyの方が，言語機能に限定せずにさまざまな前頭葉機能を必要として，前頭葉機能を全体として反映する。

　課題で用いる頭文字は，1文字目「あ・と・な」，2文字目「き・せ・い」，3文字目「は・お・た」のそれぞれから1文字ずつ使用している。これらの文字は，日常の日本語における使用頻度を考慮して選んだものである。同一被験者について繰返して検査を行う場合は，前回とは別のセットを利用する。日本語の言語流暢性課題における成績については，頭文字ごとの個数（山下2006），年齢・性別ごとの標準語数（伊藤ら2004），再検査信頼性や検査時間短縮（伊藤ら2006）について，参考データが報告されている。

4．課題提示の実際

　まず，「始め，あいうえお」という音声指示により，「あいうえお」の発声を30秒間繰り返す。これは，ベースラインで無意味音を反復することで，発声による脳賦活の影響を除いたデータを得るための方法である。

　次に，音声指示した頭文字で始まる言葉について口頭でなるべく多く答えることを求めることを20秒毎に3回繰り返す。言語流暢性課題は60秒間で行うことが多いが，20秒毎に頭文字を変更す

るのは精神疾患患者でも回答が途切れることを少なくするためである。回答が途切れると，発声がなくなる影響に加えて，被験者が課題の遂行を放棄したかどうかの判別が難しくなってしまう。また，頭文字を音声指示し回答を口頭で求めるのは，課題の負荷を高めるためである。指定された頭文字やすでに回答した語を記憶しつつ（ワーキングメモリー），並行して語の回答を行うことは（二重課題），文字を視覚提示していつでも見られるようになっている場合と比べると意外に課題負荷が大きい。20秒毎の語数を課題成績として記録する。最後に，「止め，あいうえお」の音声指示により，「あいうえお」を70秒繰り返す。

　頭部の動きや体動などがあると，記録にアーチファクトが混入する。できるだけ混入を避けるために，被験者に協力を依頼する。また，検査中は被験者を観察して，アーチファクトの原因となる体動の有無を確認する。アーチファクトが混入した場合は，課題区間の1/3まで有効に測定できていれば続行することにしている。アーチファクトの混入のために測定をやりなおす場合は，再測定までに間隔をあけることが好ましい。

E．データ解析と判定

1．測定パラメータと前処理

　NIRSデータについては，賦活前後のレベルにより一次補正を行う。ブロック・デザインの測定において，課題により賦活した脳活動が課題終了後しばらくたつと賦活前のレベルに戻ることを仮定した方法である。レーザの特性によりNIRS信号が直流変動することがあるので，それに対応している。予備実験で課題終了後60秒ほどでヘモグロビンデータがほぼ基線に復帰することが確認できたため，60秒間の言語流暢性課題の開始前−10〜0秒区間の10秒間と終了後60〜70秒区間の10秒間をそれぞれ前後のゼロレベルとして一次補正する。

　また，移動平均法を用いてNIRSデータを平滑化する。ウインドウ幅5秒のNIRSデータを平均して，ウインドウ中央の時点におけるNIRSデータとする。アーチファクトなどにもとづく高周波数成分を除去する目的として採用している。

2．視察によるデータの判定（図3）

　得られたデータのうち特に［oxy-Hb］に注目し，その波形データを視察により検討し，また補助としてトポグラフィー表示を参考にする。注目するのは前頭部から得られるデータで，①全体的な賦活の大きさ，②課題全体を通じた賦活のタイミング，③課題初期の賦活のスムーズさ，の3点に

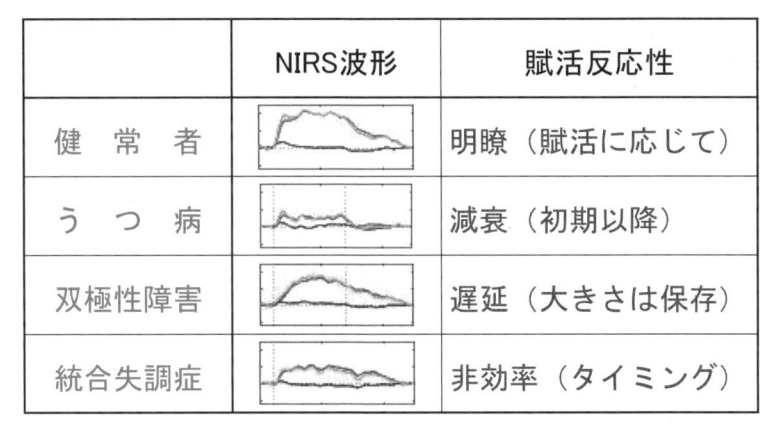

	NIRS波形	賦活反応性
健常者		明瞭（賦活に応じて）
うつ病		減衰（初期以降）
双極性障害		遅延（大きさは保存）
統合失調症		非効率（タイミング）

図3 NIRSで捉えた精神疾患の前頭葉機能（模式図）

についてである。

　前頭部における賦活が大きい場合には，前頭葉の賦活反応性が十分であることを示し，気分障害や統合失調症の状態にはない可能性を示唆する。ただし，うつ状態の双極性障害では，賦活が大きくピークが後半となる場合がある。

　前頭部における課題全体を通じた賦活のタイミングとは，賦活の大きい時点が課題前半/課題後半/課題終了後のいずれかという点である。健常者ではそのピークが課題前半かせいぜい課題中盤であることが多く，ピークが課題終了前後あるいは課題終了後にある場合には，統合失調症や双極性障害であることが多い。

　課題初期の賦活のスムーズさは，波形の最初の部分の傾き（立ち上がり方）として表れる。うつ病では賦活の大きさは小さくても，この部分の傾きは速やかであることが多いので，細かな観察が重要である。この傾きが小さく全体の賦活も小さい場合には統合失調症を，傾きは小さいが賦活の増加がゆるやかに続いて全体として大きい場合には双極性障害を考える。双極性障害の躁状態では，この傾きが急峻だが間もなく低下してしまうパターンを示すことがある。

　また波形判読の経験からは，周波数0.1Hz程度のやや律動的な小さな変動が重畳する場合には統合失調症を，全体を通じて波形の不規則が顕著な場合には脳器質性疾患や精神発達遅滞を考えると良いことが多い。

3．自動解析の試み（図4）

　こうした視察は簡便性や客観性に欠けるため，得られたデータについて以下の手順で自動解析を行うと，視察による波形の違いを少ないパラメータを用いて定量的に表現できる。

　①アーチファクト混入の多い上2段のチャンネルを除去したうえで，前頭部11チャンネルの平均波形を算出する（3段目4チャンネル，4段目3チャンネル，5段目4チャンネルで，前頭前野背外側面にほぼ対応）。②得られた［oxy-Hb］平均波形について，課題区間における［oxy-Hb］増加

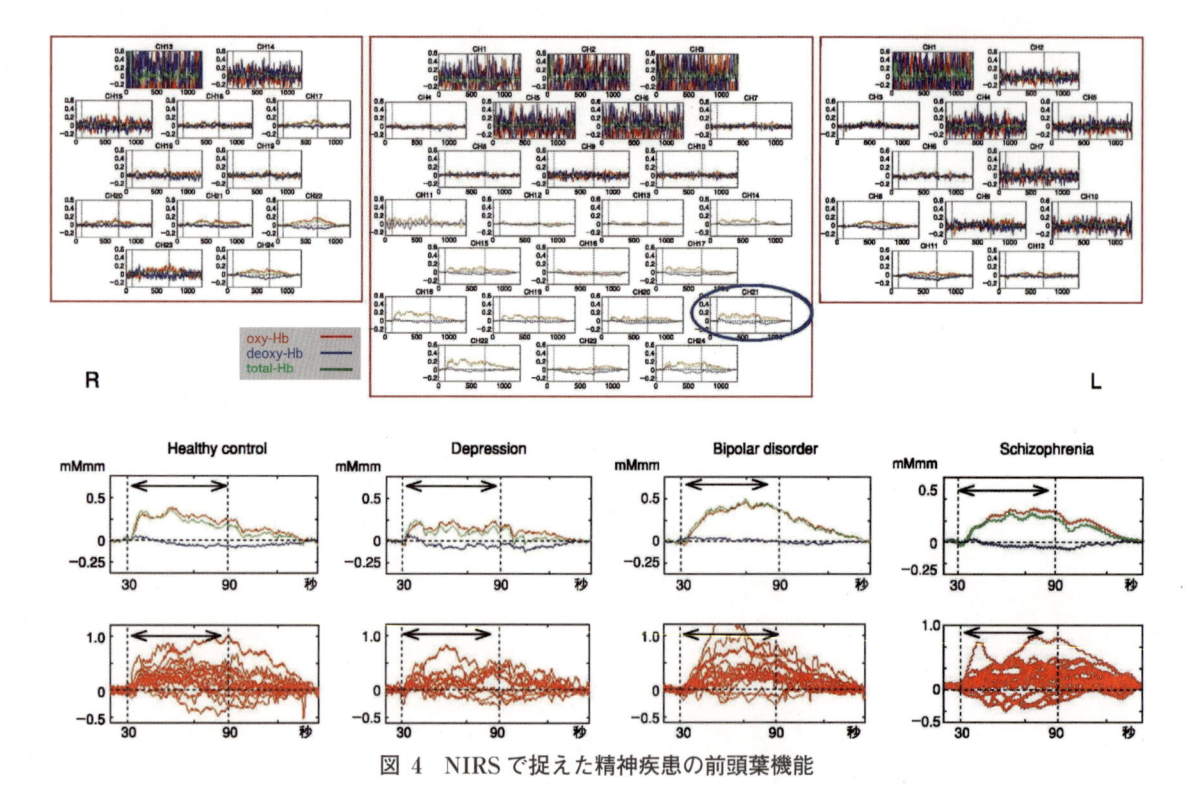

図4 NIRSで捉えた精神疾患の前頭葉機能

の累積（積分値），課題開始前〜課題終了後の区間における［oxy-Hb］増加の時間軸上の中心位置（重心値）の2パラメータを自動抽出する。③積分値と重心値の2パラメータの組合わせにより，波形パターンを5分類する。

2つのパラメータのうち，積分値は脳賦活の大きさを表わす指標である。光路長の問題があるので，チャンネル間の平均波形を求めることや個人間で比較することには厳密には問題があるが，経験的には光路長の差を上回る群間差を認めることが多い。もうひとつの重心値は，脳賦活のタイミングを表わす指標であり，時間分解能が高いNIRSの特徴を生かした指標である。

こうした自動解析により定量的で客観的なデータを得ることができるが，①複数チャンネルを平均した波形にもとづくものであり，チャンネルごとの波形の相違を考慮していない，②上記の2つのパラメータ以外の特徴を考慮していない，などの点では視察法に譲るところがある。

4．臨床症状との関連

こうして得られたデータについて臨床所見との関連を検討すると，うつ病においては前頭部では関連がなく右側頭部で抑うつ症状と負の相関を（**図6**），統合失調症においては前頭部においてPANSSで評価した陽性症状や陰性症状と時間区間に応じた相関（**図7**），およびGAF得点と前頭極の賦活に関連を認めた。

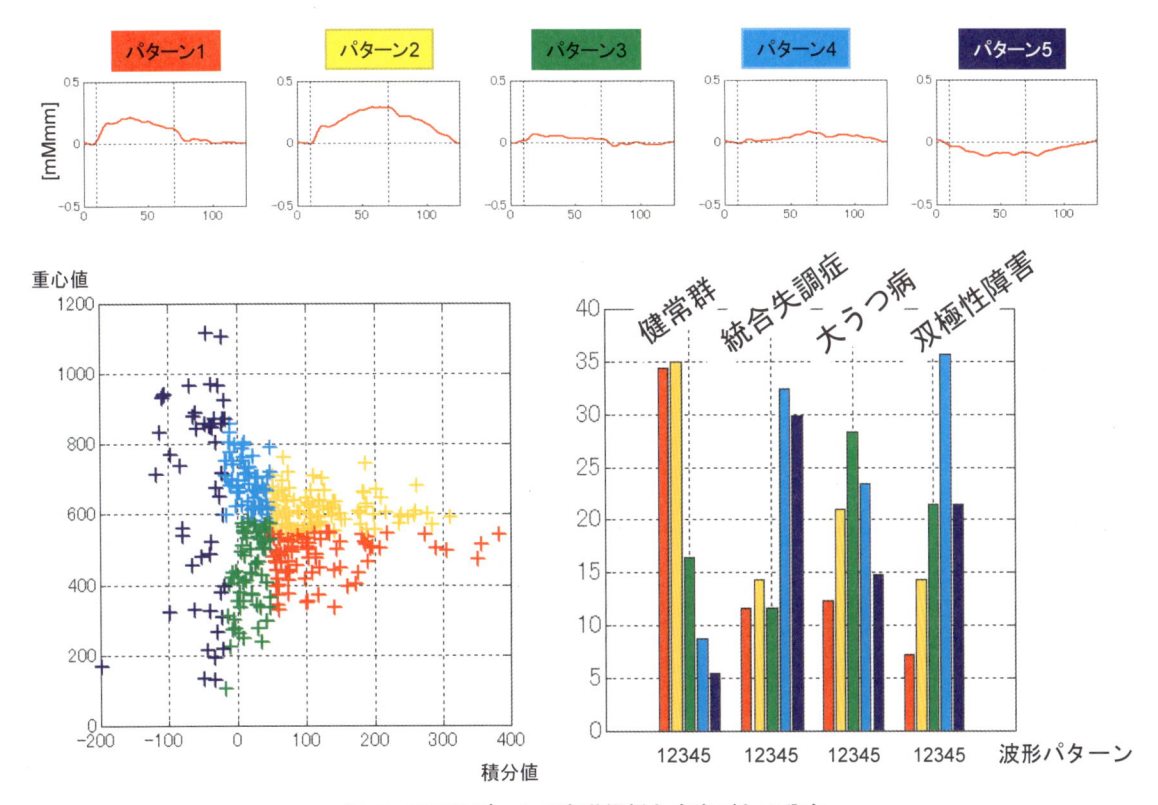

図5 NIRSデータの自動解析と疾患ごとの分布

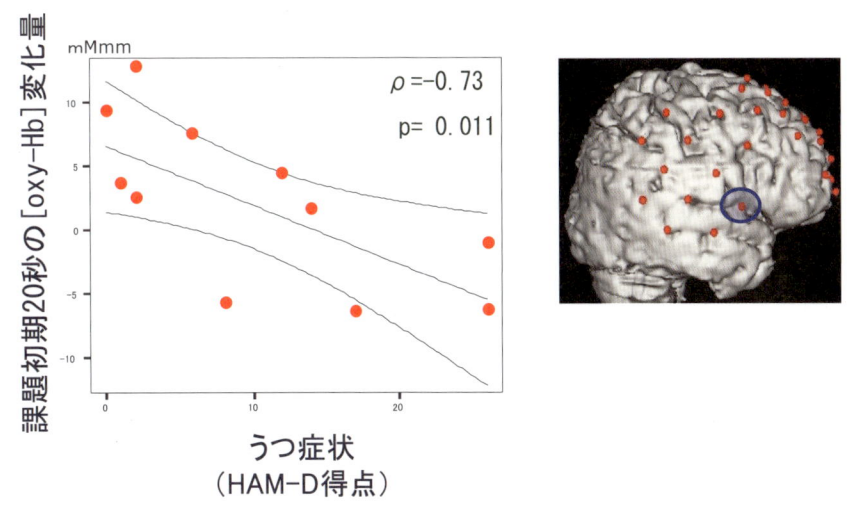

図6 うつ病における臨床症状とNIRS所見の関連

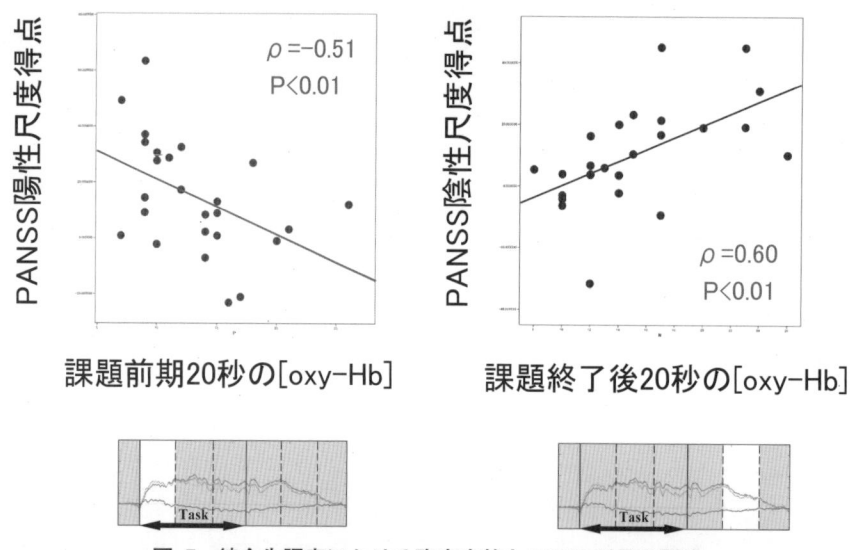

図 7 統合失調症における臨床症状と NIRS 所見の関連

　したがって，うつ病では前頭部の所見は trait marker，右側頭部の所見は state marker，統合失調症では state marker としての意義があることが考えられる。State marker としての所見を用いると，NIRS の結果を薬効評価を始めとする治療効果判定に用いることができることになる。

　このように各疾患の前頭葉機能の特徴が明瞭となったのは，座位という自然な姿勢でしかも発話という出力を行いながら検査をできたこと，またその際の前頭葉機能の特徴を秒単位で時間経過に沿って検討できたことによるものであり，NIRS の特徴を生かした結果と言える。

F．NIRS 検査が診断に有用であった症例

　21 歳，男性。高校 3 年生頃から自律神経症状が出現し，適応障害と診断され治療を開始した。しかしその後，抑うつ症状が目立つようになったためうつ病と診断変更され，抗うつ薬による治療を継続することで，病状は多少の改善を示した。さらに，治療経過のなかで一過性の万能感エピソードを認めたため，双極性スペクトラムが想定されてリチウムが処方されるなど，臨床的に診断確定が難しいとされていた。その後，恐怖症症状を合併するなど経過は順調でなく，自宅に引きこもり，症状の日内変動が目立つ生活を送っていた。親戚 2 人が「うつ」であるという。

　病状改善の手がかりになればと 21 歳時に行った NIRS 検査では，前頭部では大きな賦活に小さな変動が重畳し，右側頭部では賦活が不良なパターンを示し，うつ病とは考えにくく，双極性障害あるいは適応障害を示唆する結果であった（図 8）。SPECT による脳血流検査でも，内因性うつ病

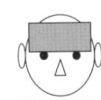

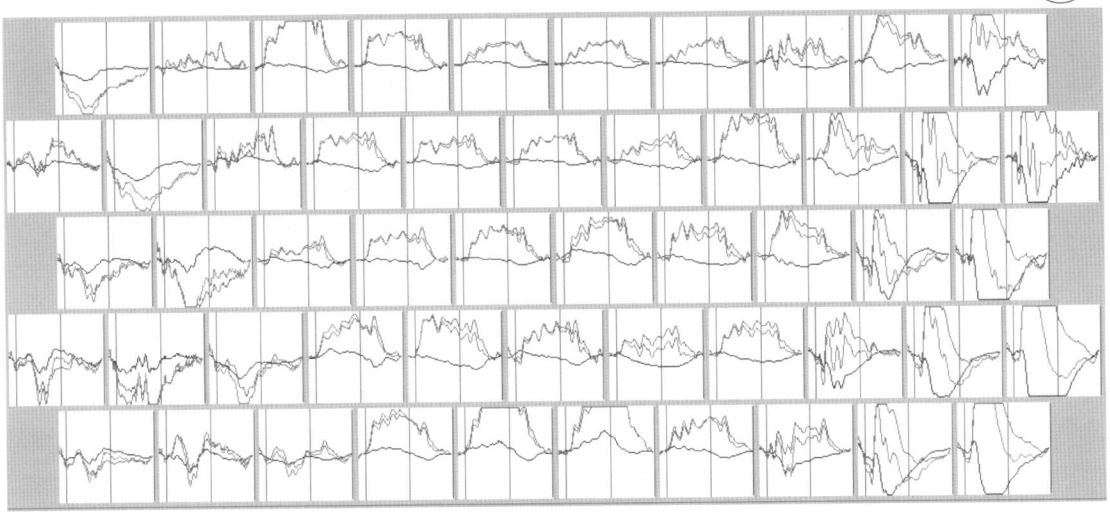

図8 NIRS検査が診断に有用であった症例

で認めることの多い前頭葉の血流低下は認めなかった。あらためて長時間をかけた詳細な病歴聴取を行ったところ，抑うつ症状は内因性のうつ病によるものではなく，また万能感のエピソードも双極性障害とは考えにくいもので，抑うつ不安を前景とした適応障害であることが明らかとなった。NIRSやSPECTの所見は，この臨床診断を支持する検査所見と考えられた。それまで本人・主治医ともに，薬物療法の効果を詳細に検討することを治療の中心としてきたが，そうした治療方針を見直すきっかけとなり，鑑別診断の補助検査としてNIRSとSPECTが有用であった（プライバシー保護のため一部改変）。

文　献

　本稿のNIRSについての内容は，福田正人　編『精神疾患と脳画像』（中山書店，2009），福田正人　監修『NIRS波形の臨床判読―先進医療「うつ症状の光トポグラフィー検査」ガイドブック』（中山書店，2011）により知ることができる。NIRS以外の参考文献は以下のとおりである。

1) 伊藤恵美，八田武志，伊藤保弘，他：健常成人の言語流暢性検査の結果について―生成語数と年齢・教育歴・性別の影響．神経心理学 20：254-263，2004
2) 伊藤恵美，八田武志：言語流暢性課題の信頼性と妥当性の検討．神経心理学 22：146-152，2006
3) 山下光：大学生における清音仮名44文字の文字流暢性．神経心理学 22：112-118，2006

（福田正人，三國雅彦）

6．SPECT の標準的施行法と精神疾患の診断

A．検査の概念

　CT や MRI は主に脳の形態学的検査法であるのに対し，SPECT や PET といった核医学検査は主に機能的検査法である。SPECT に代表される核医学検査は形態学的検査ではとらえることのできない，または早期にとらえることが困難な臨床症状の合致した病変を描出することができる。特に脳血流イメージングは機能的血管として重要な脳実質内の微小循環の情報を提供する。しかし，PET と比較して SPECT は空間分解能や定量性に劣り，その解像度は長らく改善がみられていない。近年，吸収補正の改善や形態学的情報を付加するため SPECT 装置と CT が一体化した SPECT/CT が普及しつつあり，今後エビデンスが蓄積されていくと考えられる。

　日常診療で脳血流イメージングは血管障害の評価や認知症の診断に行われることが多い。脳血管障害が存在しない場合は，脳血流イメージングは神経細胞の活動度を反映するので，てんかん焦点の診断や機能的疾患の評価にも有用性が報告されている。だが，精神疾患の診断は症候や症状に基づいてなされることが多く，個々の症状は共通するものも多い。このため，必ずしも疾患に対して定型的とは限らず，その評価は容易ではない。読影時には脳機能の局在や症状と関連性の強い領域の異常集積をとらえる必要があるが，そのためには事前の診断や鑑別疾患に対する評価や症状についての情報が重要である。

　本稿では一般的な脳血流 SPECT の撮像時の注意点や視覚的評価を補うための画像統計解析，また将来において機能的評価となりうる神経伝達機能イメージングに関して述べる。

B．検査の概要

　SPECT は PET で必要な高額な医療用サイクロトロンや薬剤の合成装置は不要であり，簡便で比較的安価であるため，本邦で広く普及している。SPECT は投与した放射性医薬品から放出されるγ線を検出しその位置を決定する。脳核医学に関連した放射性医薬品は大半が ^{99m}Tc や ^{123}I で標識

され，それぞれの半減期はおよそ6時間および13時間である。これら放射性医薬品から放出された γ 線を特定の方向から検出する必要があるためコリメータの装着が必要となる。このコリメータは空間分解能や感度に影響を与えるため，PETと比較しSPECTの感度や空間分解能低下の一因となる。現在のSPECTの空間分解能は半値幅で8 mm前後の装置が普及しているが，PETと比較して半分以下の空間分解能である。

現在保険適応になっている主な脳血流SPECT用放射性医薬品にはN-イソプロピル-[^{123}I]パラヨードアンフェタミン（^{123}I-IMP），^{99m}Tc-エチルシステネイトダイマー（^{99m}Tc-ECD）などが挙げられ，これらの薬剤は静脈投与で使用される。^{123}I-IMPは中性の脂溶性物質で，静注後にほとんどが肺に取り込まれ，動脈血中に放出される。その後，脳血管関門を通過し，以後長時間内に停滞する。脳の放射能は投与後20～30分でピークに達し，脳内分布は経時的に緩徐な変化を示す。^{123}I-IMPは他の薬剤と比較し，高血流域においても脳放射能と血流量の比例直線性は良好である。

^{99m}Tc-ECDは静注後，脳血管関門を通過して脳実質内に取り込まれ，エステラーゼの作用により酵素分解を受け水溶性化合物に代謝され，脳実質内に保持される。脳放射能は投与後2分でプラトーに達し，脳内分布は投与後1時間程度まではほぼ不変であり，投与直後より良好な画質の像が得られる。その後は軽微ながら脳内分布が変化し，中心灰白質の相対的集積増加が見られ，大脳皮質の集積は相対的に低下する。しかしこの変化は^{123}I-IMPと比較し僅かである。^{99m}Tc-ECDによる脳血流測定法として，初期のトレーサの逆拡散前に血流から脳への一方向性の速度定数をPatlakプロット法により無採血で測定できる方法が用いられている。

脳血流は神経細胞の豊富な大脳および小脳皮質，また中心灰白質で多く，白質では少ない。この血流量に比例して脳血流トレーサの分布が決定される。正常例では脳血流分布はほぼ左右対称である。小児では小脳皮質の放射能は大脳皮質の放射能と比較して相対的に低く，加齢とともに差がなくなる。通常，SPECT画像を視覚評価する場合には，精神疾患における脳血流変化はわずかなことが多いため，読影者の経験や，同一読影者でもその再現性，病変の3次元的な広がりの把握が困難なことが挙げられる。また，視覚評価に代わる手段として，関心領域を設定しその部位のカウント値を求めることで定量的に評価する方法が用いられる。しかし，関心領域の設定には設定者の主観が入ること，関心領域から外れた場合には重要な機能異常を示す部位があったとしても検出できない可能性があることなどの欠点を有する。この欠点を克服し，客観的に全脳領域を検索するために形態の異なる各個人の脳機能情報を標準脳に合うように変形することにより，脳形態の個人差をなくし画像統計解析を行う方法が臨床現場でも用いられている。Matsudaらが開発したeasy Z-score imaging system（eZIS）[1]，Minosimaらが開発したthree dimensional stereotactic surface projection（3D-SSP）[2]が代表的な解析法である。これらの統計学的手法は解剖学的標準化を行うのに対し，個々の患者で異なる病態における脳血流の差を統計学的に評価する方法としてSubtraction Ictal SPECT CO-registered to MRI（SISCOM）[3]がある。個々の画像統計処理に関しては下記にそれぞれの特徴を記載する。

読影時に注意すべき点として，これら画像統計解析では数学的な差異を有為所見としているため，

必ずしも統計学的な有意差が臨床症状を反映しているとは限らないことである。特に機能的異常は個々の臨床症状が重要視され、統計値と一概に合致するとは言い難い。実際の臨床では集積低下が軽微であっても症状を説明できる所見は有意とすべきであろう。

1. eZIS

eZIS は statistical parametric mapping（SPM）を基本とし開発されたフリーソフトであり、正常データベースとして、小児から高齢者までの多数例の^{99m}Tc-ECD による脳血流 SPECT と 20 歳以上から高齢者の^{123}I-IMP による脳血流 SPECT のデータベースが用意されている。^{123}I-IMP は投与後 1 時間以内においても脳血流が変化するため、撮像中心時間を 20 分から 40 分まで、5 分刻みに変化されたデータベースが付属している。

eZIS ではまず SPM の線形変換にて X, Y, Z 方向の大きさを補正し、次に非線形変換にて曲面的により詳細な解剖学的補正を行い、その後に平滑化操作で脳機能局在の個人差を少なくできる。さらに画像の計数率分布を統計処理するために正規分布に近づける。これらの操作により、全脳領域の画像のボクセル単位での統計検定が可能にある。脳局所のボクセルごとに t 検定を行い、3 次元上の投影図として表示する。この標準脳に形態変換したデータベースにおいて、各正常データの全ピクセル平均の 1/8 より大きい値のピクセルの平均によりカウントの正規化を行い、これらのデータから各ピクセルの平均と標準偏差画像を作成する。同様に患者データも全脳平均で正規化する。次に横断、矢状断、冠状断像において各ボクセルでZスコアを算出する。Zスコアは（正常群平均ボクセル値－症例ボクセル値）/（正常群標準偏差）の式で表される。つまり、ある部位の Z スコアが 2 であるということは、正常平均と比較し 2 標準偏差分低下していることを表す。Z スコアマップは上限と下限を設定することが可能であり、さらにクラスターの大きさを設定することで、小範囲の異常を非表示とすることができる。さらに eZIS では、正常データベース共有化のために、異なる SPECT 装置間での画像変換プログラムが含まれている。このために、Hoffman の脳ファントムを異なる装置間または異なるコリメータや処理条件で撮像し、標準脳に形態変換を行っておく。この異なる変換マップを実際の処理での標準脳に形態変換した画像に乗算することで、データを変換する。

2. 3D-SSP

3D-SSP での標準脳への形態変換は、主要な神経線維の走行に沿って行う解剖学的情報に基づいたアルゴリズムを使用する特徴があるため、SPM とは異なりトレーサごとのテンプレートを用いる必要はない。このため、MRI のテンプレートでも標準脳への形態変換があらゆる脳血流・代謝トレーサにおいて可能である。3D-SSP では再構成した SPECT 画像において各方向で正中矢状断面を同定し、検査時における脳の傾きの補正を行う。つぎに、同面内の 4 つの基準点（前頭極・脳梁

前部下端・視床下端・後頭極）から基準線として前交連—後交連線を同定して標準脳図譜内の基準線の位置に合わせる。さらに線形・非線形変換を行い，より詳細な解剖学的補正を行う。この標準脳に変換後，脳表の各ピクセルから皮質内垂直方向に6ピクセル（13.5 mm）の深さまでのカウント数を測定して，最大カウントをその対応する脳表ピクセルのカウントとすることで皮質集積を脳表に抽出している。これにより，3D-SSP は皮質に垂直方向の解剖学的なずれの影響を軽減させ，SPM と比較して立体的に考えた場合の解剖学的なずれが均一に軽減されている。この過程を行った後，抽出した脳表のカウントを特定基準部位（視床，小脳，橋，全脳平均）のカウントにより正規化することで最終データとしている。データベースとしては複数の健常人データに解剖学的標準化を行い，全例のデータを用いて脳表のピクセルごとに正規化したカウント値の平均値と標準偏差を全ピクセルに対し描出する。次に，症例の画像を同様に解剖学的標準化を行い，得られたデータと正常データベースの平均値と標準偏差を用いてZスコアを算出する。

3．SISCOM

元々はてんかんの発作時と発作間欠期における脳血流 SPECT 像から，てんかんの焦点を検出するために開発された手法である。両方の画像を平均カウントで正規化した後に，両方の差分の画像を作成する。この差分画像の平均と標準偏差（SD）を求め，2標準偏差を超える部位を個々の患者のMRIに登録する手法である。この手法を利用すれば，個々の患者の治療前後で脳血流変化を統計学的に評価することが可能であり，徐々にてんかん以外の疾患に関する報告も見られつつある（図1）。

C．検査に影響する因子

前処置は特に必要としない。安静・覚醒状態の脳血流検査が基本となる。睡眠時では脳幹部や視床の血流が減少する。閉眼・開眼は特に限定されていないが，閉眼では後頭葉皮質の視覚領の血流が開眼時より低下する。施設ごとに一定の環境基準を決めて施行することが望ましい。体動が制御できない患者では撮像のため鎮静剤を使用する場合がある。鎮静剤の投与はトレーサ分布が脳内で決定した後（^{123}I-IMP では投与 10 分後，^{99m}Tc-hexamethylpropylene amine oxime（^{99m}Tc-HMPAO）や^{99m}Tc-ECD では3分後以降）に薬剤を投与する。

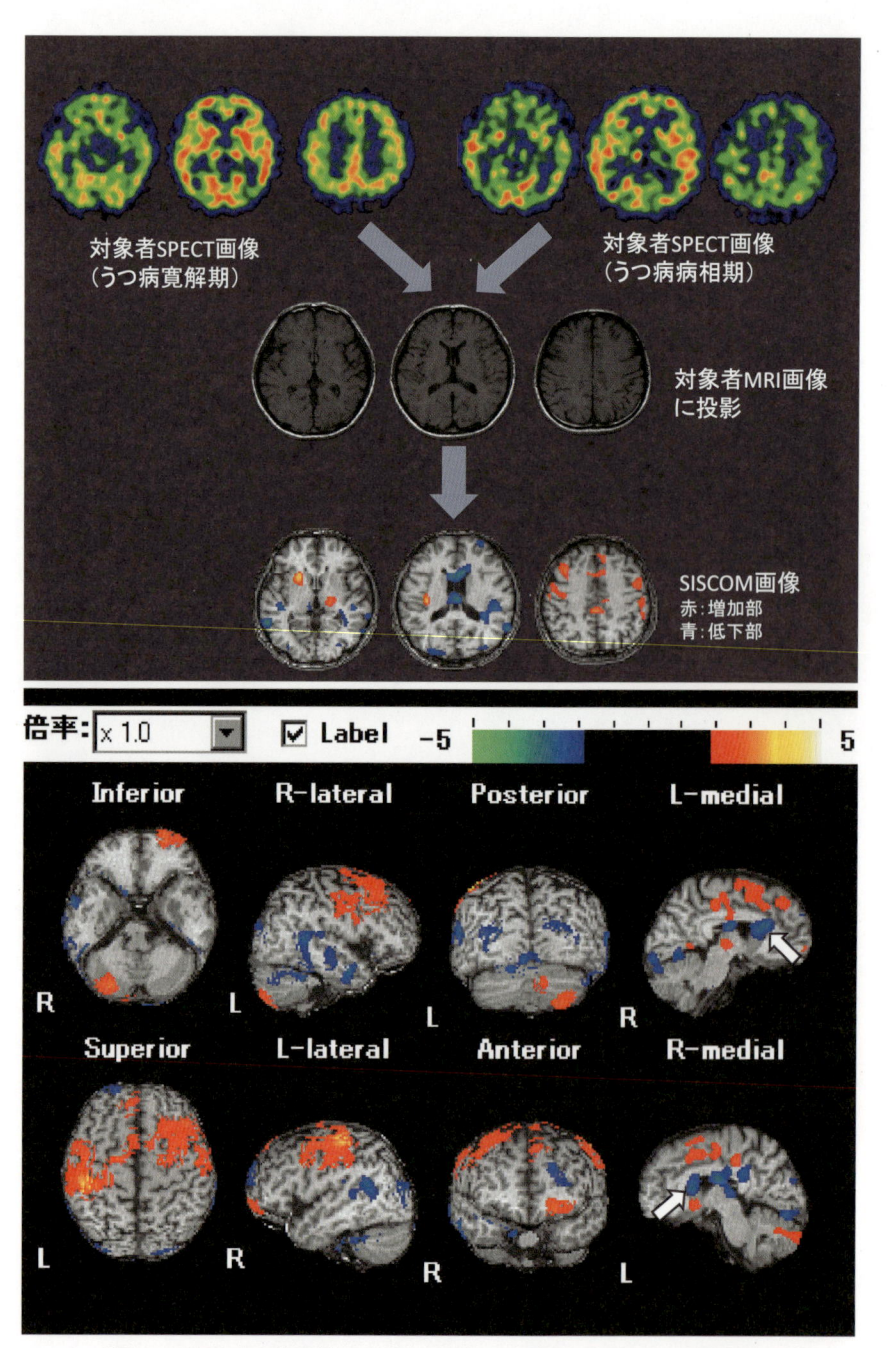

図1 SISCOM応用例，48歳，男性，うつ病，アルコール依存症

20年ほど前よりうつ病のため薬物治療が行われおり，寛解と増悪を繰り返している。

A：寛解期とうつ病病相期のSPECTおよびMRI画像からSISCOM画像を作成する。

B：画像上，寛解期とうつ病病相期の有意な血流変化部として脳梁膝部から前部帯状回の低下（矢印）が描出されている。

D. 精神疾患におけるデータ

1. 統合失調症

　統合失調症患者の大脳全体の平均血流量は健常者と比較すると，低下しているという報告もあれば，差は認められないという報告もあり，一定していない。この平均血流の低下は疾患の病態そのものによる変化，あるいは薬物投与が関連している場合もある。薬物投与による血流変化も，血流が全体的に低下するとの報告から反対に血流が増加したとの報告もある。これらの報告の中で前頭葉の血流低下は Ingvar らが報告[4]して以来，それを指示する複数の報告があり，この変化は慢性の統合失調症患者に比較的共通した所見の可能性がある（図2）。一方，急性期で薬物治療を受けたことのない患者は血流が増加するとの報告から血流が低下するとの報告もあり，一定していない。近年の報告では血流変化の評価に統計処理画像が使用されつつあるが，未だ疾患特異性の高い血流変化を認めるには至っていない。画像統計解析手法は客観的に全脳の血流を評価できることから，日常診療では統合失調症やうつ病の除外が必要な，特定の低下パターンを示す認知症の診断補助に使用されることが多い。

2. うつ病

　これまでうつ病の脳血流や代謝に関して多くの報告があるが，必ずしも結果は一致していない。その要因としてうつ病の異種性や対象集団が異なることなども一因として考えられるが，測定法や解析法の違いも大きいと考えられる。最近の研究では，統計処理画像や脳萎縮の部分容積効果補正を使用するなどの報告が見られる。うつ病病相期の安静時の血流画像では大脳前頭部で脳血流の低下を示した報告が見られ，特に脳梁前部や脳梁膝部下部を含む前部帯状回の血流変化の報告が多い（図1）。双極性うつ病では，扁桃体，内側・下側前頭皮質，視床内側などの血流増加が報告されている。老年期うつ病では脳の器質的変化を背景とすることが多く，若年者のうつ病と比較してびまん性に低下しているとの報告が見られる。また，同一患者で脳血流の経時的変化を検討することはうつ病の素因に依存する部分と状態に依存する部分とを判断するうえで重要である。また，うつ病期の脳血流異常は，抗うつ薬やその他の治療による症状の改善に伴って正常化するとの報告[5]が多い（図3）。しかしながら，抗うつ薬の脳血流に対する影響についての一定の結論は得られていない。

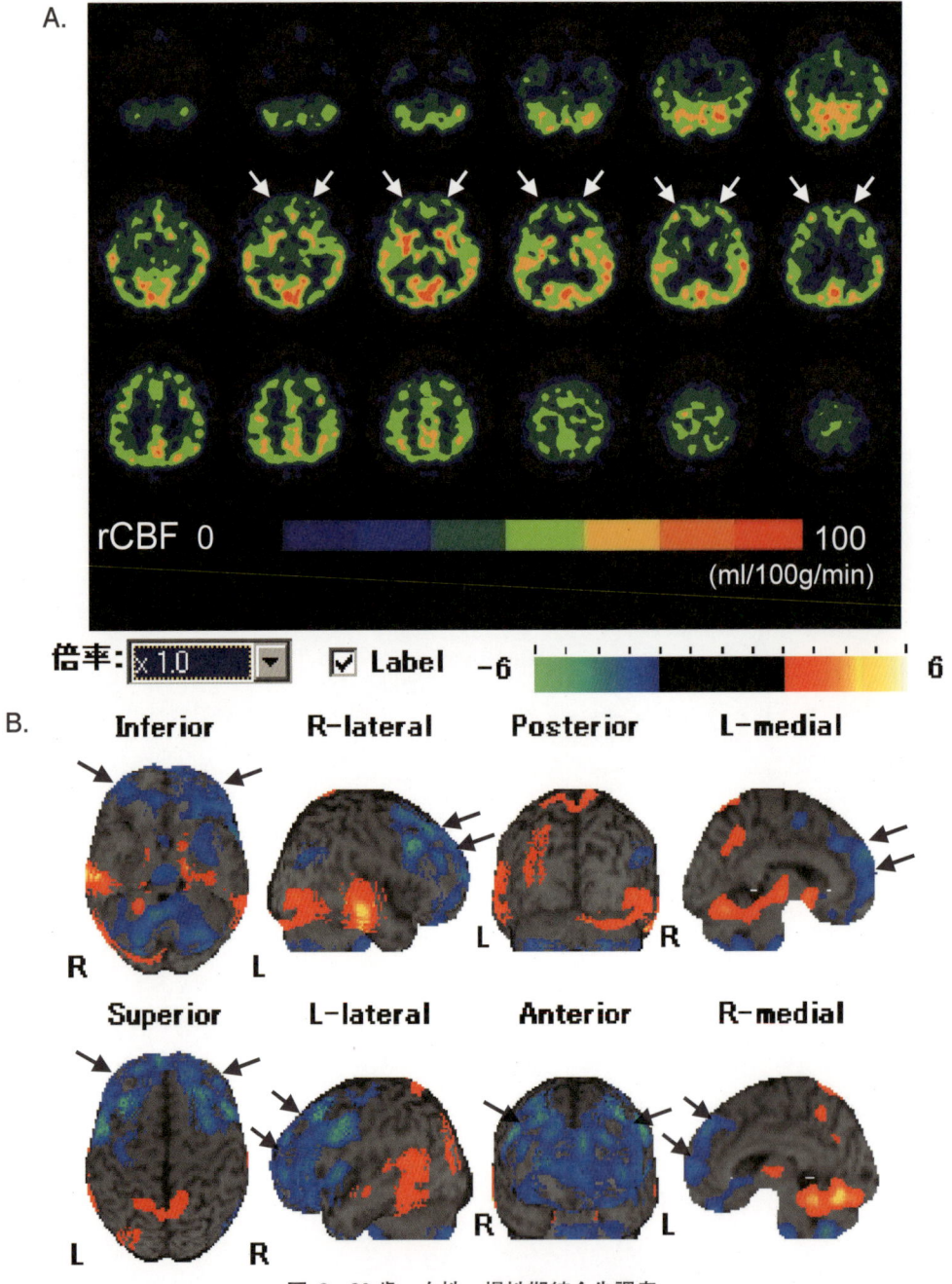

52　第1部　日常診療用，その結果得られる成果

図2　30歳，女性，慢性期統合失調症
　10年ほど前より思考伝播，言語性幻聴が出現し妄想型統合失調症と診断された。薬物治療にて症状は小康状態を保っていたが，徐々に幻聴と関係妄想が強くなる。入院後，器質的疾患除外目的で^{99m}Tc-ECD SPECTが施行された。大脳平均血流は38.3 ml/100 g/minと低下していた。A．SPECTでは視覚的に前頭葉の血流低下（矢印）を認める。B．eZISを用いた画像統計処理ではより明瞭に前頭葉の低下（矢印）が描出されている。（青：血流低下部）

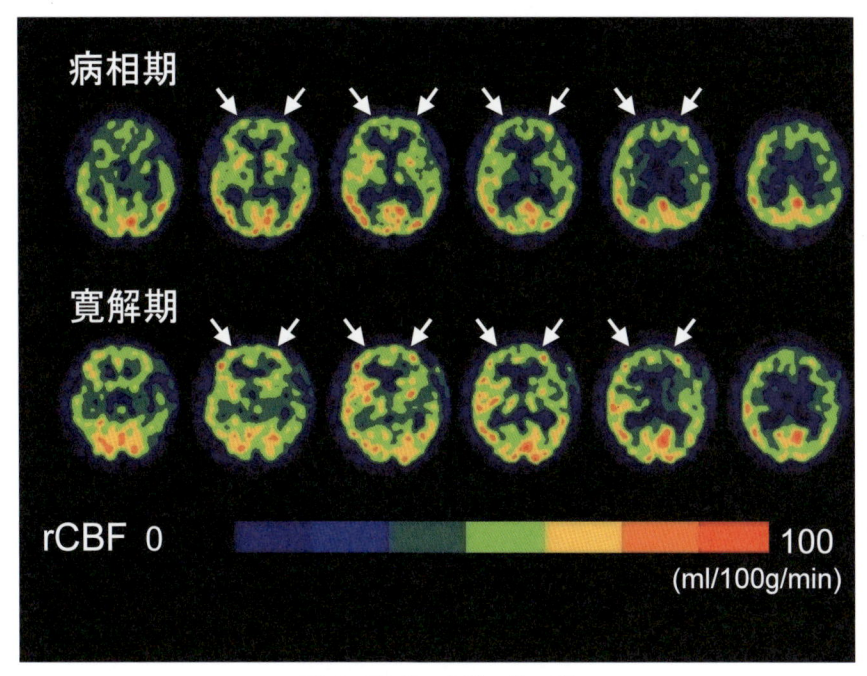

図3 71歳，女性，うつ症

薬物の大量服薬による自殺企図にて入院。器質的疾患除外目的で^{99m}Tc-ECD SPECTが施行された。

上段：初診時の大脳平均血流は 36.6 ml/100 g/min と低下していた。定量のSPECTでは前頭葉の血流低下（矢印）を認める。

下段：mECT後に症状は改善し，脳血流測定のため^{99m}Tc-ECD SPECTが施行された。大脳平均血流は 41.0 ml/100 g/min と治療前より改善していた。定量のSPECTでは前頭葉の血流低下（矢印）も改善している。

E．SPECTによる分子イメージング

　脳核医学で活用が期待される分野として神経伝達機能イメージングがある。分子レベルの情報伝達機能を生体において直接的に画像化できることが，分子生物学の知見と関連する情報を手に入れられる。脳神経伝達機能イメージングは，PETにより研究目的で行われてきたが，近年ではSPECT用に^{123}I標識の放射線リガンドが開発され，その臨床応用に関する研究が行われている。現在，臨床で使用されている代表的な薬剤として中枢性ベンゾジアゼピン受容体に対するイメージング製剤の^{123}Iイオマゼニルがあげられる。^{123}I-イオマゼニルは投与2～3時間後には特異的結合部位である大脳皮質の集積が高くなり，基底核や脳幹，白質の集積は低くなる。精神・神経疾患ではてんかん焦点検索が保険適応となっている。

　今後，臨床応用が期待される薬剤として，ドパミントランスポータのイメージング製剤である^{123}I-N-(3-フルオロプロピル)-2β-カルボメトキシ-(4-ヨードフェニル) ノルトロバン (^{123}I-FP-CIT)

が挙げられる。ドパミントランスポータは神経終末に存在し、シナプス間隙に放出されたドパミンを神経終末に再取り込みして神経伝達を収容させる機能がある。^{123}I-FP-CIT は動態が比較的速やかで投与 3〜4 時間からドパミントランスポータのイメージングが可能とされる。現在はパーキンソン病におけるドパミン神経細胞の変性・脱落の程度を反映した情報が得られると考えられる。

おわりに

　精神疾患における核医学検査は脳血流の視覚的評価から統計処理画像における評価や神経伝達の画像評価に移行していくと思われる。SPECT/CT が登場したとはいえ SPECT 装置の進歩は緩やかでありその解像度には限界がある。しかし比較的普及しており、優れたリガンドが臨床に供給されれば精神疾患への診断および治療法の開発に寄与することが期待される。

文　献

1) Matsuda H, Mizumura S, Nagao T, et al.: Automated discrimination between very early Alzheimer disease and controls using an easy Z-score imaging system for multicenter brain perfusion single-photon emission tomography. AJNR Am J Neuroradiol. 28: 731-736, 2007
2) Minoshima S, Koeppe RA, Frey KA, et al.: Anatomic standardization: linear scaling and nonlinear warping of functional brain images. J Nucl Med 35: 1528-1537, 1994
3) O'Brien TJ, So EL, Mullan BP, et al.: Subtraction ictal SPECT co-registered to MRI improves clinical usefulness of SPECT in localizing the surgical seizure focus. Neurology 50: 445-454, 1998
4) Ingvar DH and Franzen G: Abnormalities of cerebral blood flow distribution in patients with chronic schizophrenia. Acta Psychatr Scand 50: 425-462, 1974
5) Carey PD, Warwick J, Niehaus DJ, et al.: Single photon emission computed tomography (SPECT) of anxiety disorders before and after treatment with citalopram. BMC Psychiatry 4: 30, 2004

〈伊藤公輝, 佐藤典子, 松田博史〉

7. 探索眼球運動による統合失調症の診断

A. 検査の概念

　精神病理学者の研究によると，統合失調症患者には，環境との接点における自発的・主体的な態度の障害が存在するといわれている[1]。しかし，これまで自発性や主体性を客観的に抽出することは困難であった。

　探索眼球運動（Exploratory Eye Movement：EEM）は，提示された図を見て課題を行っている際の注視点の動きを記録したものである。ものを鮮明に見るためには，網膜の中心窩に像を結ばせる必要があり，その位置に眼球を動かすために眼球運動が生じる。認知心理学では[5]，日常生活における眼球運動は，対象物（視覚刺激）に対して受動的に生じるものではないと考えられている。眼球運動が生じる際には，まず，視覚刺激に対して「なんだろう，面白そうだ」などの対象に対する構えが生じる。その構えにしたがって目を動かすことにより，探索活動を行い情報を抽出する。その結果，最初に生じた構えが修正され再び探索するという循環が生まれる。この循環のなかで知覚が起こるという。すなわち，見るということに伴って生じる探索眼球運動は，能動的な行為を含んだ視覚的認知機能をあらわし，統合失調症の自発性・主体性の抽出に適している。探索眼球運動検査では，この点に着目し以下のような課題を行っている。ある図形の後に，その図形と一部異なった図形を提示し，最初の図形のイメージと比較照合させる。最初の図との違いを質問し，それに対する答えがでた後，「他に違いはありませんか」という念押しの質問をする。探索眼球運動では，その質問に対し「ありません」と答えた際の注視点の動きに注目した。この際，健常者では自分の答えを確認・吟味するような注視点の動きが活発に生じているが，統合失調症患者では極めて乏しいことがわかった。この動きは反応的探索スコア（Responsive Search Score：RSS）として抽出され，統合失調症患者と非統合失調症者の判別に大きな力となっている。

　以下本検査について具体的に触れたい。

B．プロトコール

　探索眼球運動は，被験者が図1に示した「横S字図形」を見ている際の眼球運動を測定する検査である。検査には，nac Image Technology 社製 EMR-NS（図2）を用いる。この装置により，検査の施行および結果の解析を自動的に行うことができる。

　被験者は，静かな暗室内で EMR-NS の前に着席する。着席後，被験者の頭部を図1右の白色ケース（刺激提示部）上のゴーグルにゴムバンドで固定する。刺激提示部内には 15 インチ・液晶モニタが設置されている。顔面からモニタまでの距離は 425 mm で，このモニタに横S字図形（図1）が提示される（幅 845 pix×高さ 724 pix）。横S字図形を見ている際の視点の動きを，刺激提示部内に設置された赤外線アイカメラによって検出する。

　検出された視点は，2次元の座標値として横S字図形上にプロットされ，コンピュータ内に記録される（図4，5のようにプロットされる）。このデータを用い検査結果（後述する測定値）が自動的に算出される。以下に検査手順と測定値を示す。

1．検査手順

a．自由課題
　画面上に出てくる図を自由に見るよう指示したうえで，標的図（図1a）を15秒間提示する。

b．記銘課題
　「今度の図は後で描いてもらいますので，よく見てください」と指示したうえで，再度，標的図（図1a）を15秒間提示する。

c．比較照合課題-1
　(1) 後で標的図（図1a）との違いを述べてもらうことを告げ，標的図と突起の位置が一部異なった図（図1b）を15秒間提示する。
　(2) 15秒経過後，図を提示したまま標的図との異同を尋ねる。異なると答えた場合は，さらに，どこが違うか質問する。
　(3) 答えが出尽くした後，引き続き図を提示したまま「他に違いはありませんか」と念押しの質問を行う。この質問は，被験者が「ありません」もしくは「わかりません」と答えるまで続ける。

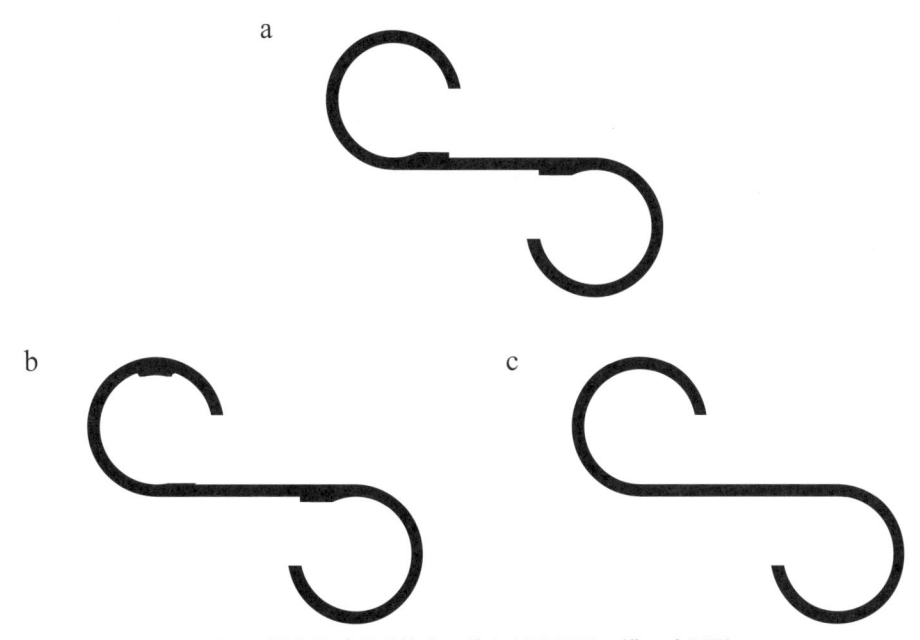

図1 探索眼球運動検査に使う刺激図形：横S字図形
a．標的図
b．標的図と一部異なる図形（突起の位置が違うもの）
c．標的図と一部異なる図形（突起のないもの）

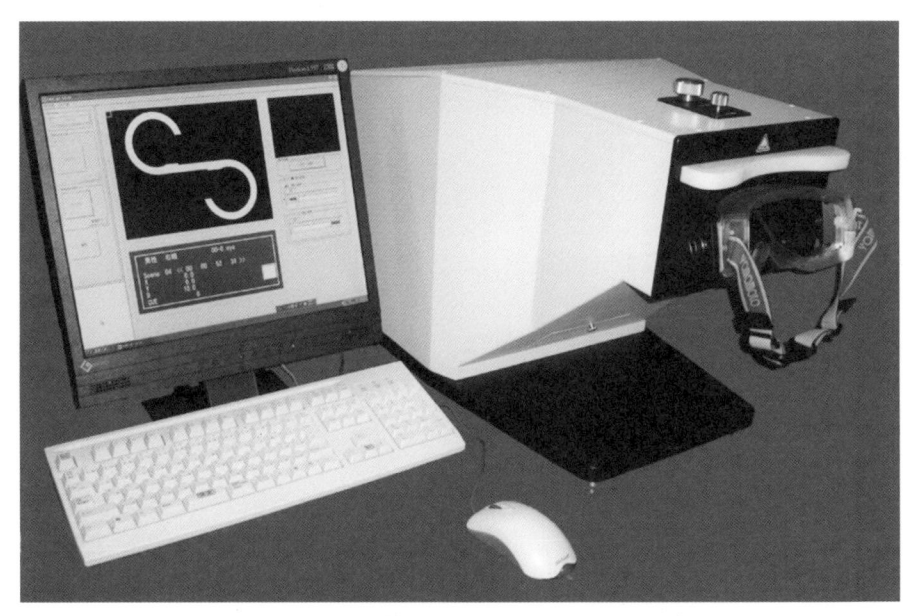

図2 EMR-NS
　EMR-NSは，探索眼球運動検査の施行，結果の解析（測定値の算出）を自動的に行うことができる。

d．比較照合課題-2

c．の（1）～（3）を標的図と同一の図（図1a）について行う。

e．比較照合課題-3

c．の（1）～（3）を標的図から突起部分を除いた図（図1c）について行う。

f．再生課題

覚えた標的図を紙に描くよう指示する。

2．測定値

a．記銘課題時の指標

(1) 運動数（number of eye fixations：NEF）：記銘課題中（15秒間）の注視点の個数
(2) 総移動距離（total eye scanning length：TESL）：記銘課題中（15秒間）の視点の総移動距離
(3) 平均移動距離（mean scanning length：MESL）：TESL/NEF

b．比較照合課題の指標

(1) 反応的探索時の眼球運動数（number of eye fixations in responsive search：NEFRS）

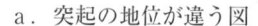

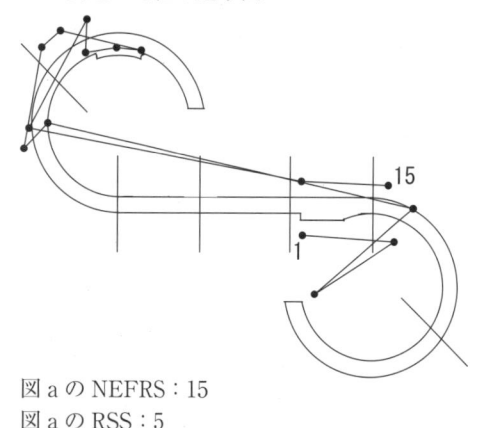

a．突起の地位が違う図　　　　　　　b．突起がない図

図aのNEFRS：15　　　　　　　　　図bのNEFRS：15
図aのRSS：5　　　　　　　　　　　図bのRSS：6

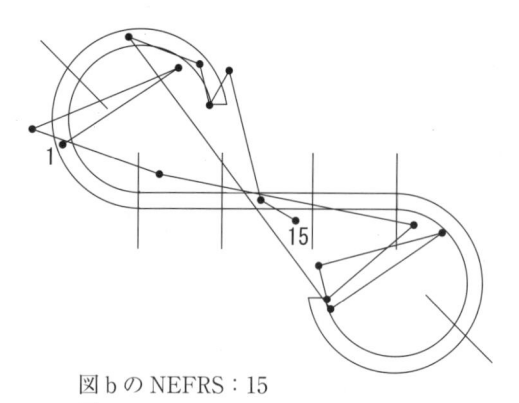

健常者：31歳 男性
NEFRS：30（図aのNEFRS：15＋図bのNEFRS：15）
RSS：11（図aのRSS：5＋図bのRSS：6）

図3 健常者のNEFRSとRSS
　　a．標的図と一部異なる図形（突起の位置が違うもの）
　　b．標的図と一部異なる図形（突起のないもの）
　丸い点が注視点で，線が視線の軌跡である。

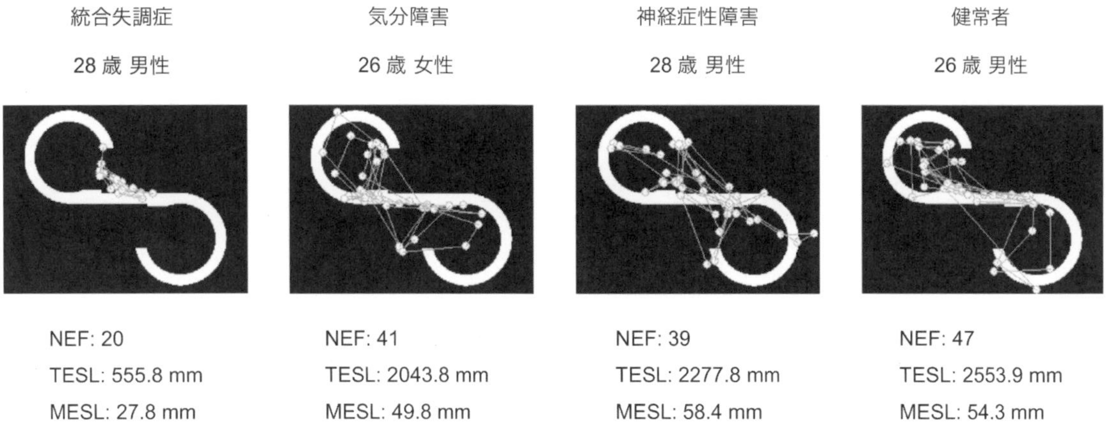

統合失調症	気分障害	神経症性障害	健常者
28 歳 男性	26 歳 女性	28 歳 男性	26 歳 男性
NEF: 20	NEF: 41	NEF: 39	NEF: 47
TESL: 555.8 mm	TESL: 2043.8 mm	TESL: 2277.8 mm	TESL: 2553.9 mm
MESL: 27.8 mm	MESL: 49.8 mm	MESL: 58.4 mm	MESL: 54.3 mm

図 4 統合失調症と非統合失調症（気分障害，神経症性障害，健常者）のNEF，TESL，MESL
丸い点が注視点で，線が視線の軌跡である。統合失調症のNEF，TESL，MESLは，非統合失調症と比較して少ない。

(2) 反応的探索スコア（responsive search score：RSS）

比較照合課題-1，3において，「他に違いはありませんか」と質問し「ありません」と答えた際の反応的な眼球運動数を5秒間計測し，それらの結果を合計してNEFRSとRSSを得る。図3に健常者のNEFRSとRSSを示した。NEFRSは質問の後5秒間の眼球運動数である。この健常者のNEFRSは，15+15で30となる。RSSは質問の後5秒間の眼球運動をスコア化したものである。図3に示すように，図1のbとcを7個のセクションに分け，5秒の間に見たセクションをカウントしていく（1回でも見れば1点とする）。この健常者のRSSは，5+6で11となる。

C．具体的な測定例

図4は記銘課題の結果（NEF，TESL，MESL），図5は比較照合課題の結果（RSS）の実例である。NEFRSに関しては，現時点のプログラムにおいて自動解析ができないため，図は表記しなかった。今後，プログラムを改正し，NEFRSも自動解析できるようにしていく予定である。

図4より，統合失調症のNEF，TESL，MESLが非統合失調（気分障害，神経症性障害，健常者）に比べ少ないことがわかる。統合失調症患者は，図形を見せても狭い範囲を少ない回数しか見ていない。図5より，統合失調症のRSSが非統合失調症（気分障害，神経症性障害，健常者）に比べ低いことがわかる。非統合失調症者は，「他に違いはありませんか」という念押しの質問に「ありません」と答えながら反応的に視線を動かし，広い範囲を何回も見て確認している。一方，統合失調症患者は，念押しの質問に対して狭い範囲を少ない回数しか見ていない。

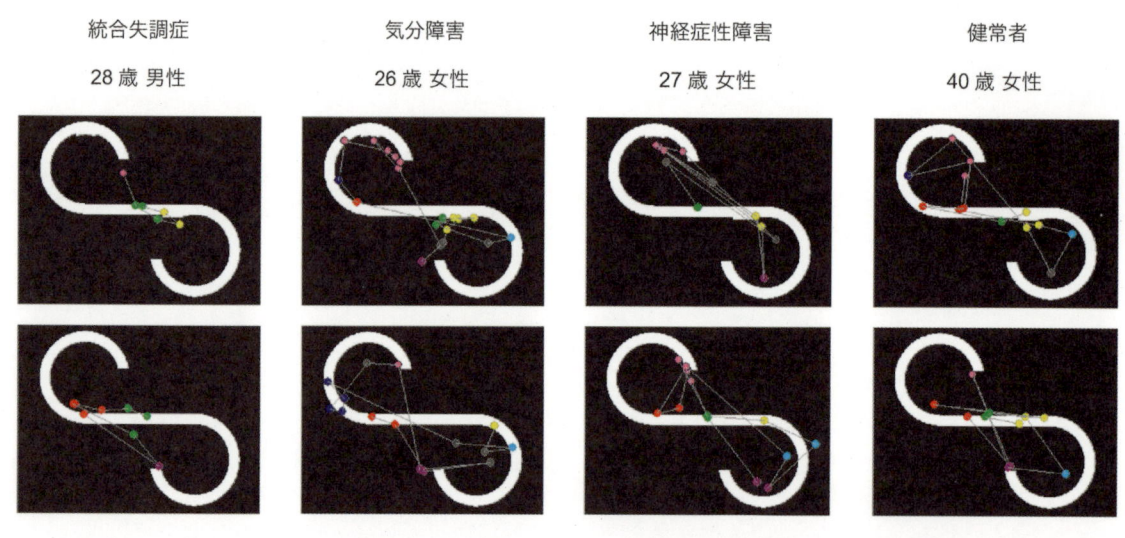

統合失調症　　　　　　気分障害　　　　　　神経症性障害　　　　　健常者
28歳 男性　　　　　　26歳 女性　　　　　　27歳 女性　　　　　　40歳 女性

RSS: 3 + 3 = 6　　　　RSS: 7 + 6 = 13　　　　RSS: 4 + 6 = 10　　　　RSS: 6 + 6 = 12

図5　統合失調症と非統合失調症（気分障害, 神経症性障害, 健常者）のRSS
上段　標的図と一部異なる図形（突起の位置が違うもの）
下段　標的図と一部異なる図形（突起のないもの）

丸い点が注視点で, 線が視線の軌跡である。図3で説明したように, RSSを解析する際には, 標的図と一部異なる図形を7個のセクションに分ける。セクションを1回みれば1点としスコア化していく。この図では, セクションごとに注視点が色分けされている。例をあげると, 中央のセクションを見ると中心点が緑で記録される。統合失調症患者の上段の図では, 緑の注視点が3個あり, 中央のセクションを3回みたことになる。これで, RSSを1スコア獲得したことになる（3回みたから3点ではない）。統合失調症のRSSは非統合失調症と比較して低い。

D. 統合失調症におけるデータ

1. 感度（統合失調症患者と健常者および他の精神疾患患者との比較）

われわれは, これまでに多くの探索眼球運動に関する論文を発表してきた[2-4,6,7]。それらすべての報告において, 測定値のなかのRSSが統合失調症に高い感度を示した。全報告を通し, RSSの異常は統合失調症にのみ認められた。また, 統合失調症患者のRSSは, 健常者だけではなく, 他の精神疾患患者より低い値を示した。

代表的な論文の結果を**表1**に示す[3]。これは, われわれが行ったWHOの世界的な多施設共同研究の結果である。日本, 中国, ヨーロッパ, カナダ, アフリカの7つのセンターで探索眼球運動検査を施行し, それらのデータを小島らが集計した（対象は, 145統合失調症患者, 116うつ病患者, 124健常者）。その結果, 統合失調症患者のRSSがうつ病患者と健常者に比べ有意に低かった。また, うつ病患者と健常者の間でRSSに有意な差は認められなかった。さらに, **表1**からわかるよう

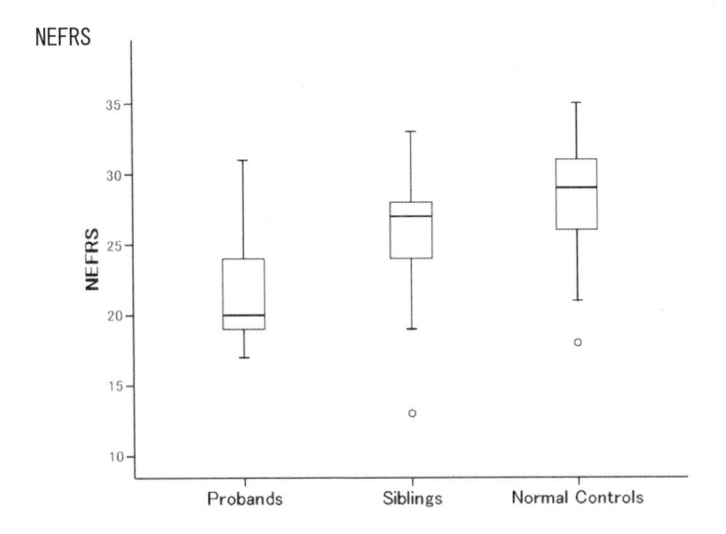

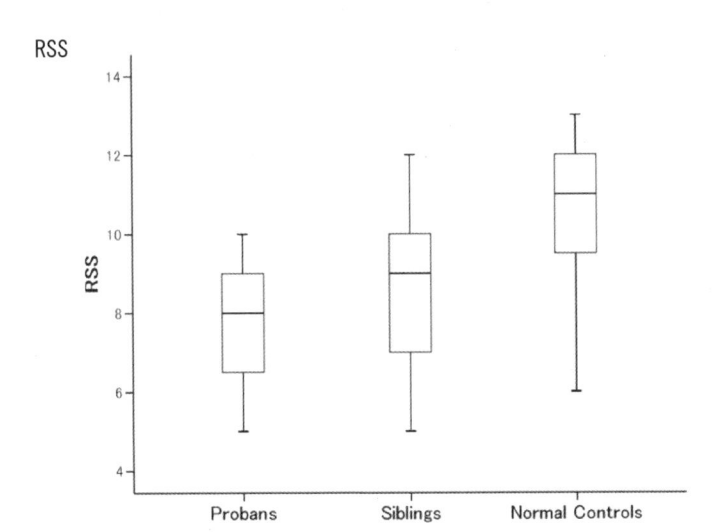

図6 統合失調症患者と健常な患者同法のNEFRSとRSS
文献5より引用した。箱髭図であり，ボックスの下が25パーセンタイル，中央が中央値，上が75パーセンタイルである。

に，これらの結果は国を超えて同じものとなった。よって，RSSの統合失調症に対する感度の高さが，人種や文化の影響を受けないことが示唆された。

2．特異性（鑑別診断の可能性）

RSSの統合失調症に対する感度が高いことから，われわれは「RSSを用いた統合失調症と非統合失調の判別」を試みた[6]。これは日本の8大学による多症例・多施設共同研究である。8大学で探索眼球運動検査を施行し，それらのデータを鈴木らが集計した（対象は，251統合失調症患者，389非

表1 各センターにおけるRSSの結果

	Schizoph-renia (S)	Depression (D)	Control (C)	df	F	p	S vs D	D vs C	S vs C
Beijing	7.4 (2.2)	10.6 (1.4)	10.8 (1.3)	[2, 42]	18.87	0.001	*		*
Casablanca	6.7 (1.6)	10.3 (0.7)	10.3 (1.4)	[2, 27]	26.30	0.001	*		*
Montreal	6.9 (1.6)	9.9 (1.2)	9.8 (1.3)	[2, 48]	27.49	0.001	*		*
Munich	8.2 (2.1)	10.3 (0.9)	11.2 (1.1)	[2, 46]	17.61	0.001	*		*
Prague	7.5 (2.2)	11.2 (1.1)	11.1 (1.4)	[2, 79]	46.77	0.001	*		*
Sapporo	7.2 (1.7)	10.0 (1.4)	10.7 (1.4)	[2, 34]	19.36	0.001	*		*
Tokyo	7.9 (1.7)	10.6 (1.4)	10.6 (1.9)	[2, 87]	25.73	0.001	*		*
All	7.5 (1.9)	10.5 (1.3)	10.8 (1.5)	[2, 382]	173.04	0.001	*		*

文献3より引用した．＊：有意差あり

統合失調症者：気分障害患者，神経症患者，健常者）。その結果，RSSとTESLを用いると，約75%の感受性（統合失調症患者を統合失調と判別），約80%の特異性（非統合失調症患者を非統合失調と判別）で判別することができた。この結果から，RSSを中心とした探索眼球運動の指標が，統合失調症の鑑別診断に役立つ可能性が考えられた。

3．State markerかTrait markerか

図6は，われわれの遺伝学的な論文から引用したグラフである[7]。この研究では，統合失調症患者と健康な患者の同胞，健常対照者に探索眼球運動を施行した。その結果，ボックス・プロットで示すように，患者のNEFRSとRSSは，健常同胞および健常者より有意に低い値を示した。また，患者の健常同胞も健常対照者より有意に低い値を示した。すなわち，患者の健常同胞のNEFRSとRSSは患者と健常者の中間の値を示した。この研究から，NEFRSとRSSが統合失調症の遺伝的な側面と関係し，統合失調症のtrait markerとなる可能性が考えられた。

E．臨床的意義

われわれの研究から，RSSを中心とした探索眼球運動検査の指標が，統合失調症に特異的であることが示唆された。また，これらの指標が，統合失調症の遺伝的な側面と関係している可能性も考えられた。これらの知見をもとに，統合失調症と非統合失調症の判別を試みた。その結果，両者を75～80%の判別率で判別できた。よって，探索眼球運動が統合失調症の臨床診断の補助ツールとして利用できる可能性が示唆された。とくに，統合失調症と類似の症状を示す覚醒剤患者や軽度精神

遅滞患者との鑑別に有効と思われる。さらに，プロトコールからわかるように，探索眼球運動は簡便かつ非侵襲的な検査である。このことからも，探索眼球運動検査の臨床への応用が期待できる。

探索眼球運動が統合失調症の遺伝的側面と関係していることから，探索眼球運動が統合失調症の中間表現型（endophenotype）となる可能性が示唆される。探索眼球運動をendophenotypeとした遺伝学的研究により，今後，統合失調症の感受性遺伝子を検出できる可能性も考えられる。感受性遺伝子の同定は，統合失調症の病因および病態の解明につながり，発症の予防，新薬の開発にも発展する可能性をもっている。よって，探索眼球運動検査は，統合失調症において臨床的に重要な検査と考えられる。

謝辞：ご指導ご協力頂いた松島英介先生，安藤克己先生に感謝します。

文　献

1) 木村敏：心の病理を考える，岩波新書，岩波書店，東京，1994
2) Kojima T, Matsushima E, Ando K, et al.：Exploratory eye movements and neuropsychological tests in schizophrenic patients. Schizophr Bull 18：85-94, 1992
3) Kojima T, Matsushima E, Ohta K, et al.：Stability of exploratory eye movements as a marker of schizophrenia--a WHO multi-center study. World Health Organization. Schizophr Res 52：203-213, 2001
4) Matsushima E, Kojima T, Ohta K, et al.：Exploratory eye movement dysfunctions in patients with schizophrenia：Possibility as a discriminator for schizophrenia. J Psychiatr Res 32：289-295, 1998
5) Neisser U：認知の構図（古崎敬，村瀬旻訳），サイエンス社，東京，1978
6) Suzuki M, Takahashi S, Matsushima E, et al.：Exploratory eye movement dysfunction as a discriminator for schizophrenia：A large sample study using a newly developed digital computerized system. Eur Arch Psychiatry Clin Neurosci 259：186-194, 2009
7) Takahashi S, Tanabe E, Yara K, et al.：Exploratory eye movement dysfunction in schizophrenic patients and their siblings. Psychiatry Clin Neurosci 62：487-493, 2008

（高橋　栄，鈴木正泰，内山　真，小島卓也）

8. ミスマッチネガティビティの施行法と精神疾患診断

A. ミスマッチネガティビティとは

　ミスマッチネガティビティ（mismatch negativity；MMN）は事象関連電位（event-related potential；ERP）の1つであり，同一の連続刺激（標準刺激）によって形成された聴覚記憶痕跡と，逸脱刺激とのミスマッチを前注意的・自動的に検出する過程を反映すると考えられている。

　MMNは統合失調症において振幅減衰のエフェクトサイズが大きい，抗精神病薬や抗不安薬の影響を受けにくい，注意や動機の影響も比較的受けにくい，発生源が聴覚皮質および前頭前野にほぼ限局している，発生機構にNMDA受容体が関与している，などの理由から，統合失調症の認知機能障害の神経生理学的指標として有用である可能性が高い。

B. プロトコール

　MMN誘発のための逸脱刺激は標準刺激（通常は純音）の周波数，持続時間，強度，位置などいずれかの要素を変化させたものである[注a]。

　MMNの振幅や潜時は，標準刺激と逸脱刺激の違いの程度，逸脱刺激の出現確率，刺激間隔時間などの違いによって異なる。適切な設定をしないとMMNは誘発されなかったり，振幅が小さくなったりする。したがって，より適切な刺激提示条件を設定することが重要である。これまでに，最適な刺激提示条件を求めるための刺激比較の研究が繰り返し報告されている。それらを総合すると，最適と考えられるおおよその刺激提示条件が明らかとなってきた。ここでは，近年提案されたDuncanら[1]によるERPガイドラインのMMN推奨測定条件を紹介する（**表1**）。

　Duncanらの推奨測定条件は必ずしも最適な条件をすべての項目において保証するものではないが，全般的に大いに参考になると考えられる。

注a）他にも，純音でなく音素を用いたり，2音で1つの刺激paired tonesとするなど，さまざまな方法がある。

表 1　MMN 推奨測定条件（Duncan らから抜粋，改編）

I．刺激	
1 刺激パラダイム	1 種類の標準刺激と 1 種類の逸脱刺激（両者とも純音）
標準刺激（standard）	
持続時間	50-150 ms（fixed），5 ms rise/fall
周波数	Sinusoidal tones（500-1000 Hz［fixed］）
強度	80 dB SPL
刺激間隔時間	500-1000 ms（fixed）
位置	正中（両耳）
逸脱刺激（deviant）（以下のいずれかを標準刺激から変化させる）	
持続時間	標準刺激より短い（例：30-ms deviants と 75-ms standards や，100-ms deviants と 150-ms standards）[注1]
周波数	標準刺激より 10％増加あるいは減少
強度	標準刺激より 10％増加あるいは減少
位置	正中から右方あるいは左方へ 90°
出現確率	全体の 10-20％（逸脱刺激の前は標準刺激が 2 つ以上あること）
Optimal パラダイム[注2]	

II．被験者と課題	
姿勢	坐位あるいは臥位
眼	開眼
課題	視覚課題（例：無音ビデオの観賞）

III．脳波記録	
電極位置	少なくとも Fz, Cz, C3, C4 と乳様突起電極
基準電極	測定時は鼻尖，解析時は乳様突起電極の平均
接地電極	AFz
増幅帯域	0.1-30 Hz
サンプリング	少なくとも 200 Hz
エポック長	500 ms（50 ms の刺激前ベースライン）
アーチファクト	眼球運動除外あるいは補正
トライアル数	少なくとも 150
フィルタリング	1-20 Hz

IV．定量化	
平均 ERP	平均 ERP 波形と差分波形（MMN）を群や条件ごとに示す
差分波形（MMN）	逸脱刺激の平均 ERP から標準刺激の平均 ERP を差分する
MMN の潜時	150-250 ms
MMN の振幅	MMN の潜時におけるピーク振幅
頭皮上分布	Cz と Fz で最大（乳様突起部では極性が逆転する）

注1) 持続時間 MMN では，長い持続時間を逸脱刺激，短い持続時間を標準刺激にした条件（Duncan らとは逆）で統合失調症の異常を捉えた報告も多い。

注2) 5 刺激パラダイムともいえる。一連の刺激中に 5 種類の逸脱刺激を組み込んであり，1 刺激パラダイムを 5 回行うよりも短時間で済む。やや複雑であるため本稿では割愛する。

なお，ERP研究全般に関してはPictonら[2]による詳細なガイドラインを参照されたい。研究立案，方法，分析をはじめ大切な事項が記載されており通読しておくのがよい。

1刺激パラダイムとは，1種類の標準刺激と1種類の逸脱刺激で構成される一連の刺激である。ほとんどのMMNの研究報告がこの1刺激パラダイムを用いている。簡便であるというメリットがあるが，逸脱刺激の種類を増やしたい場合は測定時間が長くなってしまう。2〜3種類以上の逸脱刺激を用いるときは，一連の刺激の中に1種類の標準刺激と複数種類の逸脱刺激を入れると測定時間が短くなる。表1のoptimal paradigmは5刺激パラダイムとも呼べるものであり，5種類の逸脱刺激を一連の刺激中に組み込んでいる。

C．測定例

近年，統合失調症のような精神病性障害に対する早期発見，早期介入の重要性が指摘されている。東京大学病院精神神経科においてもアットリスク精神状態（at risk mental state；ARMS）群および初回精神病エピソード（first-episode psychosis；FEP）群，初発統合失調症（first-episode schizophrenia；FES）群の早期介入に取り組んでいる。これと並行して，補助診断として有用な生物学的指標を探索するために多モダリティを用いた縦断研究を進めている。MMNも1つの指標として測定されている。

表2が当科におけるMMN測定条件である。Duncanらのガイドライと比較すると，2点を除くほとんどの項目において大きな違いはない。

違いの1点目は，当科では逸脱刺激の持続時間を標準刺激の持続時間よりも長くしている。理由は，持続時間MMNでは，長い持続時間を逸脱刺激，短い持続時間を標準刺激にした条件（Duncanらとは逆）のほうが統合失調症における異常が再現されやすいためである[3]。

2点目は基準電極である。当科は全電極平均を採用しているが，解析後も後頭部でのMMNの極性反転[注b]を確認できるというメリットがある。なお，当科の全電極平均よりもDuncanらの平均乳様突起電極のほうが解析後のMMN振幅が大きいようである。しかし，平均乳様突起電極の場合，乳様突起電極におけるポジティビティの絶対値分をすべての電極に上乗せしてしまうので，特に健常群と疾患群の振幅値比較などの際に，結果の解釈を慎重にする必要がある。

注b) 前頭部と乳様突起部ではMMNの極性が反転することがわかっている。逆に，この極性反転が認められなければ，誘発されたのはMMNではない可能性が高い。基準電極に関する記載はSinkkonenら[4]によるMMNのガイドラインのほうがDuncanらによるものより詳しく，その他有用な情報が多いので参照されたい。

表 2 当科の MMN 測定条件

Ⅰ. 刺激	
1刺激パラダイム	1種類の標準刺激と1種類の逸脱刺激（両者とも純音）
標準刺激 (standard)	
持続時間	50 ms, 1 ms rise/fall
周波数	Sinusoidal tones (1000 Hz)
強度	80 dB SPL
刺激間隔時間	500 ms
位置	正中（両耳）
逸脱刺激 (deviant)	
持続時間	duration MMN の場合 100 ms
周波数	frequency MMN の場合 1200 Hz
出現確率	全体の 10%
Ⅱ. 被験者と課題	
姿勢	坐位
眼	開眼
課題	無音ビデオの観賞
Ⅲ. 脳波記録	
電極位置	Fz, Cz, C3, C4, 乳様突起電極を含む 64 電極
基準電極	測定時は Cz, 解析時は全電極平均
接地電極	右後頭下部
増幅帯域	0.1-30 Hz
サンプリング	500 Hz
エポック長	500 ms（100 ms の刺激前ベースライン）
アーチファクト	眼球運動補正, 高振幅波形（±100 μV）除外
トライアル数	standard 1800, deviant 200
	持続時間 MMN と周波数 MMN の測定をカウンターバランス
フィルタリング	0.1-20 Hz
Ⅳ. 定量化	
平均 ERP	平均 ERP 波形と差分波形（MMN）を群や条件ごとに示す
差分波形（MMN）	逸脱刺激の平均 ERP から標準刺激の平均 ERP を差分する
MMN の潜時	100-250 ms
MMN の振幅	MMN の潜時におけるピーク振幅
頭皮上分布	Cz と Fz で最大（乳様突起部では極性が逆転する）

D. 統合失調症の臨床病期と MMN

　統合失調症における MMN 振幅減衰は多数の研究で報告され, Umbricht ら[5]のメタ解析による平均エフェクトサイズは 0.99 である.

　近年は ARMS や FES, 統合失調症親族における MMN のデータも蓄積されつつある. **表 3** と**表**

表 3 ARMS, FES, 統合失調症親族における持続時間 MMN 振幅

ARMS			
Brochhaus-Dumke et al.（2005）	ARMS 43 人,	HC 33 人	HC≧ARMS
Shin et al.（2009）	ARMS 16 人,	HC 18 人	HC＞ARMS
FES			
Javitt et al.（2000）	FES 13 人,	HC 20 人	HC≧FES
Umbricht et al.（2006）	FES 26 人,	HC 34 人	HC≧FES
Todd et al.（2008）	FES 14 人,	HC 14 人	HC＞FES
FR or FM			
Michie et al.（2002）	FR 17 人,	HC 21 人	HC＞FR
Bramon et al.（2004）	FR 37 人,	HC 20 人	HC≒FR
Price et al.（2006）	FM 53 人,	HC 44 人	HC≧FM

ARMS（at-risk mental state）, FES（first-episode schizophrenia）, HC（healthy control）, FR（first-degree relative）, FM（family）, ＞は有意差のある大小関係, ≧は有意差のない大小関係, ≒はほぼ等しい

表 4 ARMS, FES, 統合失調症親族における周波数 MMN 振幅

ARMS			
Brochhaus-Dumke et al.（2005）	ARMS 43 人,	HC 33 人	HC≧ARMS
FES			
Javitt et al.（2000）	FES 13 人,	HC 20 人	HC≧FES
Salisbury et al.（2002）	FES 21 人,	HC 27 人	HC≧FES
Umbricht et al.（2006）	FES 26 人,	HC 34 人	HC≧FES
Todd et al.（2008）	FES 14 人,	HC 14 人	HC≧FES
FR or Twin			
Jessen et al.（2001）	FR 15 人,	HC 16 人	HC＞FR
Anvenienen et al.（2006）	Twin 23 人,	HC 40 人	HC≒Twin

ARMS（at-risk mental state）, FES（first-episode schizophrenia）, HC（healthy control）, FR（first-degree relative）, Twin（片方が統合失調症発症した双子の健常な方。一卵生 13 人, 二卵生 10 人）, ＞は有意差のある大小関係, ≧は有意差のない大小関係, ≒はほぼ等しい

4 はこれまでの報告の一覧であり[注c], 表 5 はそれらのデータから MMN 振幅の傾向を筆者らがわかりやすく恣意的にまとめたものである。持続時間 MMN 振幅は ARMS や FES ですでに有意に低下しているという報告がある一方, 周波数 MMN 振幅は有意な低下までは至っていない。以前より, 持続時間 MMN は遺伝的素因を, 周波数 MMN は進行性変化を捉える傾向にあるといわれており, 近年の ARMS や FES のデータでもその傾向が再現されている。

注c）各報告によっては, 被験者に初発や早期でない統合失調症患者の群も含まれているが, 表を簡略化するためにそれらの群は割愛した。

表5 NC, ARMS, FES, CSZ, 統合失調症親族におけるMMN振幅の傾向

	HC	ARMS	FES	CSZ	親族
持続時間MMN振幅	→	→〜↓	→〜↓	↓	→〜↓
周波数MMN振幅	→	→	→	↓	→〜↓

HC (healthy control), ARMS (at-risk mental state), FES (first-episode schizophrenia), CSZ (chronic schizophrenia), →は有意な振幅低下なし, →〜↓は有意な振幅低下の報告もあり, ↓は有意な振幅低下が多い

E. 展　望

　今後はMMN測定条件のさらなる向上のための探索だけでなく, 神経心理検査や血中代謝産物検査, 他モダリティと組み合わせることによって, 診断補助や治療に役立つ臨床検査として確立を目指していく必要がある。

文　献

1) Duncan CC, Barry RJ, Connolly JF, et al.：Event-related potentials in clinical research：Guidelines for eliciting, recording, and quantifying mismatch negativity, P300, and N400. Clin Neurophysiol 120：1883-1908, 2009
2) Picton TW, Bentin S, Berg P, et al.：Guildelines of using human event-related potentials to study cognition：recording standards and publication criteria. Psychophysiology 37：127-152, 2000
3) Michie PT：What has MMN revealed about the auditory system in schizophrenia? Int J Psychophysiology 42：177-194, 2001
4) Sinkkonen J, Tervaniemi M：Towards optimal recording and analysis of the mismatch negativity. Audiol Neurootol 5：235-246, 2000
5) Umbricht DS, Krljes S：Mismatch negativity in schizophrenia：A meta-analysis. Schizophr Res 76：1-23, 2005

　　　　　　　　　　　　　　　　　　　　（永井達哉, 多田真理子, 切原賢治, 荒木　剛, 笠井清登）

9. プレパルスインヒビションの施行法と精神疾患の診断

A. 検査の概念

　突然大きな音を聞いたり，強い光が差したり，強い風に当たったりすると，瞬間的に目をつぶったり，びくっとして身を縮めたり，といった驚愕反応が生じる。驚愕反応のプレパルスインヒビション prepulse inhibition（PPI）とは，先行する弱い感覚刺激（プレパルス）によって，このような突然の強い感覚刺激（パルス）に対する驚愕反応が抑制される現象をいう。聴覚に作用する音刺激に対する驚愕反応だけでなく，視覚，触覚においても共通に生じる現象であり，パルスとプレパルスが互いに異なった感覚であっても成立することが知られている。

　PPI の原理は，先行するプレパルスが感覚入力の"ゲートを閉める"ことによって，パルスを強い刺激として認識しなくなり，それによって筋肉の反応（運動系の反応）としての驚愕反応が消失ないし抑制されることによると考えられている。そのため PPI は「感覚—運動ゲイティング sensori-motor gating」とか「感覚のフィルター機構」の指標であると言われる。この機能が障害されると，ある感覚入力が生じてもその後一定の時間"ゲートを閉める"ことができなくなるため，特定の感覚に注意を向けることが困難になり，「感覚情報の洪水 sensory flooding」のような状態になり，「認知の断片化 cognitive fragmentation」が生じるとされる。平たく言えば，周囲がうるさい喫茶店の中で会話ができたり，電車の中で本を読んだりすることができるのも，この機能が上手く働いていることと関係があると考えられている。また，統合失調症患者が雑音に過敏になったり，人混みにいると非常に疲労を感じたりするのも，この機能の低下が関係しているといわれている。

　統合失調症患者ではコントロール群と比較して PPI が低値を示すことは，1978 年に Braff らによって報告され，その後多数の研究によって確認されている。なお，統合失調症を発症していなくても，統合失調症患者の生物学的親族や統合失調症型パーソナリティにおいてもコントロール群と比較して PPI は低値を示すと報告され，PPI は統合失調症のエンドフェノタイプ（中間表現型）あるいはハイリスク者の指標としても注目されている。一方，抗精神病薬，特にクロザピンなどの非定型抗精神病薬は PPI を改善させるという報告もあるが，結果は必ずしも一致していない。統合失調症の臨床症状との関連については，思考障害や会話の脱線と PPI 値は逆相関するという報告もあるが，一定の結論は得られていない。筆者らは，アジア人の統合失調症患者においても PPI が低下していることを最初に確認するとともに，測定条件について検討してきた（Kunugi et al, 2007；功

刀ら，2007）。

　PPIに関与する神経回路は，大脳辺縁系―線条体―淡蒼球―視床（limbic cortico-striato-pallido-thalamic：CSPT）であるとされる。統合失調症以外の精神疾患では，強迫性障害，ハンチントン舞踏病，夜尿症や注意欠陥障害，トゥレット症候群，外傷後ストレス障害（PTSD）などにおいてPPIの低下が報告されており，これらの疾患はいずれもCSPT回路に含まれる領域が病態に関与することが示唆されている。

　統合失調症などの精神疾患における情報処理障害をみる検査にはP50などを含めいくつかの指標があるが，PPIには以下のような利点がある。第一に，マウスやラットなどの実験動物でも同じパラダイムで施行することができ，動物を用いた分子生物学的解析が可能であること。第二に，驚愕反応の測定を瞬目でみる場合，電極は眼輪筋2点と耳介後方の3点に装着すれば済み，シールドルームなどの特別な部屋も必要なく，検査は通常30分以内に終了するなど，簡便であること。第三に，何らかの課題を遂行させたときの脳の活動をみるのではなく，単純な驚愕反射をみるため，被験者の課題達成能力に影響されないことが挙げられる。

　げっ歯類でPPIを測定する場合も，音刺激を用いるのが通常であるが，げっ歯類の驚愕反応は，驚いて全身を縮めて後肢を踏みしめる際に生じる力を加速度センサーで数値化する。遺伝子改変マウス，薬物投与，環境操作などによって統合失調症モデル動物を作成する場合，PPIは必須の行動解析法となっている。また，薬物が抗精神病作用をもつかどうかのスクリーニングにも必須の方法である。げっ歯類では，アポモルフィンやアンフェタミンなどのドーパミン受容体作動薬，5HT2受容体作動薬，フェンサイクリジンやMK801などのNMDA受容体拮抗薬などはPPIを減弱させることが明らかにされている。

　なお，PPIを測定する場合，パルスのみの驚愕反応を測定する場合が多いが，この驚愕反応の大きさは，不安と相関するとされ，不安障害やPTSD患者では高く，抗不安薬はこの反応を低下させる。したがって，この検査を行うと，不安についての客観的指標についてのデータも得ることができるという利点もある。

B．プロトコール

　ヒトでPPI測定に汎用されている方法は，音性驚愕刺激に対して相対的には弱い音刺激を先行させた場合のPPIをみる方法である（図1）。通常，70 dBの広域ホワイトノイズをあらかじめ流しておき（3～5分間程度），そこにパルスとして105～120 dBの音圧の広域ホワイトノイズ（40～50 msecの持続時間）をヘッドホンから聞かせると，驚愕反応（瞬目）が生じる。瞬目反応は，眼輪筋の筋電図の振幅や波の面積によって定量する。パルスに30～500 msec先行してプレパルス（85 dB

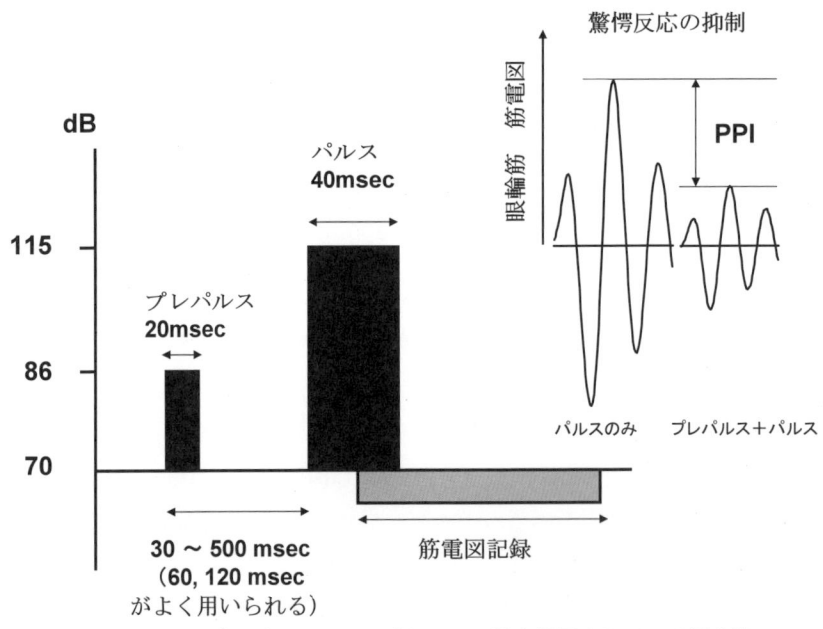

図1 ヒトのプレパルスインヒビションの最も汎用されている測定法

前後，持続時間 20 msec のホワイトノイズを使う場合が多い）を与えると驚愕反応が抑制され，それによって PPI（％）を測定する。

　筆者らによるこれまでの経験によれば，PPI（％）によって統合失調症とコントロール群の差をみる最適の条件は，パルスを 115 dB（40 msec）とした場合，その 120 msec 前に 90 dB（20 msec）のプレパルスを入れた場合の PPI（％）である。しかし，90 dB のプレパルスの場合，プレパルスそのものに対して驚愕反応が生じてしまう場合があることや，海外の文献との整合性を考慮し，86 dB（や 82 dB）のプレパルスを用いた場合の測定も行うのが良いと考えている。具体的な測定は，以下の如くである。

　被験者には，測定前少なくとも 20 分間は喫煙を控えてもらう（喫煙はドーパミン系を高め，PPI に影響を与える）。テストを行う部屋は，防音室や電気的に遮蔽されたシールドルームである必要はないが，外部からの刺激がない静かな部屋で行う必要がある。被験者には，ゆったりとした椅子に座ってもらい，検査中は開眼させるために正面をぼんやりと見続けるように指示する。驚愕反応が生じるほどの音刺激を与えても，セッションの間に"慣れ（habituation：HAB）"が生じて，驚かなくなるばかりか，寝てしまうことが少なくないため，施行中に眠ってしまわないように注意する必要がある。

　筆者らは，ヘッドホンからのコンピュータ制御による音刺激と筋電図の測定を「ヒト驚愕反応実験装置（小原医科産業）」を用いて行っている。測定者は，装置の操作と被験者への指示・観察を行う。筋電図の測定に際しては，眼輪筋下部に2つの電極を装着し（図2参照），乳様突起部にアース用電極を装着する。装着前に皮膚の電気抵抗を減らす目的で，皮脂や角質を取り除く前処理剤（「ス

キンピュア」日本光電）とアルコール綿とで充分処理した後に，ゲルエイド（日本光電）をつけた小型生体電極（直径6 mm）（日本光電）を皮膚にシールで装着している。なお，瞬目による驚愕反応の記録法の標準的方法については，Blumenthalら（2005）に詳しい。

音刺激は，最初の3分間に70 dBの広域ホワイトノイズ（50〜24000 Hz）を聴かせて順応させ，引き続きテスト終了まで背景音として使用する。驚愕反応/PPI測定に用いる音刺激は3ブロックに分けて与える。現在，筆者らはできるだけ無駄を省いて検査時間を短くするために，以下のプログラムで行っている。

第1ブロック：3分間の順応時間終了後，プレパルスを与えない単一の驚愕音（パルス：115 dBの音圧のホワイトノイズを40 msec）を5回与え，その平均値をベースラインの驚愕反応（baseline startle response：BSR）とする。

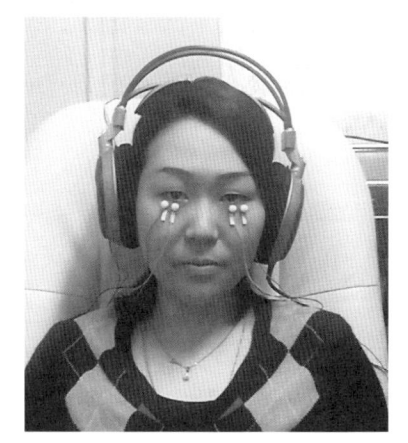

図2 音声驚愕反応とそのプレパルスインヒビションの測定
筆者らは，両側の測定を行っているが，片側の測定でも可能である。

第2ブロック：パルスに先行させて86，または，90 dBの音圧でプレパルス（20 msec）を与える。プレパルスとパルスの刺激間隔（interstimulus interval：ISI）は60，120 msecの2通り行っている。すなわち，ISIと音圧の組み合わせには4通りあり，それぞれ5回ずつ試行する。また，第2ブロックにはプレパルスを与えないパルスのみの試行も5回混入させる。これらの試行はコンピュータを用いてランダムに並べたが，すべての被験者は同じ順序でテストを受けるようにしている。

第3ブロック：第1ブロックと同様に，プレパルスを与えない単一のパルス（同じく115 dBの音圧のホワイトノイズを40 msec）を5回与えて終了とする。

なお，第1ブロックから第3ブロックは各ブロック間で休むことなく，続けて行う必要がある。合計35試行であり，各試行は平均15秒間隔で行い，この間隔は10〜20秒の間でランダムに変化させる。3分間の順応時間も含めて14分であり，電極装着の時間も含めて全テスト時間30分前後で終了する。

【解析】 筋電図の記録については，自発的な瞬目が生じていた試行の記録を除いた後，筋電図を整流化・平滑化した場合の振幅の最大値の平均値を使用している。ベースラインの驚愕反応（BSR），PPI（％），驚愕反応の慣れ（HAB［％］）を求める。

PPI（％）は，第2ブロックの測定値を用いて以下の式で求められる。

$$\frac{（パルスのみに対する驚愕反応）-（プレパルス+パルスに対する驚愕反応）}{第2ブロックにおけるパルスのみに対する驚愕反応} \times 100$$

HAB（％）は第1ブロックにおける驚愕反応BSRが第3ブロックで何％減少したかを測定するものであり，以下の式で求められる。

$$\frac{(第1ブロックの驚愕反応)-(第3ブロックの驚愕反応)}{第1ブロックの驚愕反応} \times 100$$

なお，プレパルスを与えない場合のベースラインの驚愕反応BSRが非常に低下している被験者（無反応者 non-responder と呼ばれる）では，PPIの測定は不適である．したがって，健常者のBSRの下限10〜20パーセンタイルに該当するBSRを示した者は解析から除外するのが通常である．また，左右のどちらで測定した方が良いというような基準は明確にはないようである．筆者らの経験によれば，左右の測定値は概してよく相関するが，左右差がみられることもある．ただし，それは電極の装着などの条件にも依存するため，解釈は慎重である必要がある．

筆者らの研究室では，長年にわたって複数のスタッフがPPI検査を行ってきたこともあり，細かい施行法や被験者への教示手順についての簡単なマニュアルが作成されている．PPI検査を実際に行いたい方は，筆者まで連絡していただければ，われわれが培ってきたノウハウをお伝えしたい．

C．精神疾患におけるデータと臨床的意義

筆者らが2006年までに行った統合失調症86名（抗精神病薬による治療中），うつ病23名（抗うつ薬治療中），健常者246名によるデータに関しては，功刀ほか（2007）に紹介した．驚愕反応（BSR）やPPIは，統合失調症で有意に低く，慣れ（HAB）に関しては，診断間で有意差がなかった．うつ病に関しては，数が少ないものの，PPI（%）やHABは健常者と有意差がなかった．

その後，上述の簡潔なプロトコールで行った277例のデータの概要を示す．診断内訳は，統合失調症64名，単極型大うつ病74名，健常者139名であった．パルスの120 msec前に90 dBのプレパルスを与えた場合のPPI（%）を男女別，診断別に比較した．なお，統合失調症64名中15名（23%），うつ病74名中17名（23%），健常者139名中16名（12%）は，驚愕反応の無反応者（BSR＜0.05）として，解析から除外した．さらに，PPI（%）の外れ値をとった被験者16名も解析から除外した結果を図3に示す．PPI（%）は，男女ともに統合失調症では健常者と比較して有意に低下していたが，うつ病と健常者との間に有意差は認められなかった．

BSR，HAB，PPI（%）のうち，統合失調症患者においてPPIが低下していることは多くの研究で一致している．BSRに関しては，統合失調症患者と健常者との間に差がないという報告が比較的多いものの，統合失調症で低下しているという報告もある．HABについても同様に，低下しているという報告もあるが，有意差がないという報告が多い．したがって，PPIの低下は少なくとも一部の統合失調症の病気の本態の指標となると考えられるが，BSRやHABが統合失調症の病態に関与しているかについては，今後の検討を要する．なお，健常者であってもPPIが正常と比較して明らか

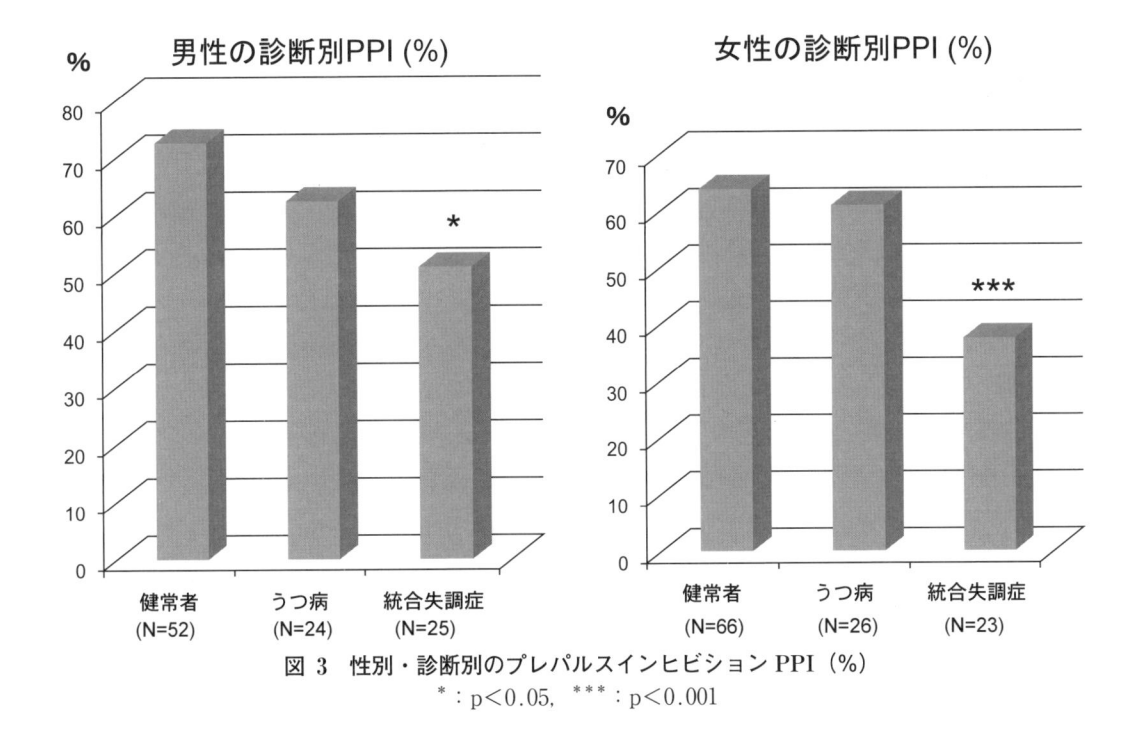

図 3 性別・診断別のプレパルスインヒビション PPI（％）
＊：p＜0.05，＊＊＊：p＜0.001

に低下している者は少なくなく，PPIが低下しているからといって統合失調症が疑われるというような指標ではない。PPIとは，異種性のある統合失調症という症候群の中で，感覚情報処理過程を反映する一次元であると捉えるべきであろう。また，PPIには明らかに性差があり，図3にも示されるように男性に比べて女性の方が低い。これは，統合失調症は概して男性に比べて女性の方が軽症であることと矛盾するようであるが，性差のメカニズムはよくわかっていない。PPIの低下と明確に関連する統合失調症の臨床症状も，今のところ確立したものはない。今後，治療法によるPPIの変化，脳構造との関連，生理学的検査や生化学的検査との関連など，PPIの脳基盤と臨床的意義づけについて多くの研究が必要である。

なお，PPIに関してさらに詳しく知りたい方は，包括的な解説書としてDawsonら（1999）によるモノグラフ，ヒトのPPIに関してはBraffら（2001）による総説，動物に関する薬理行動学的総説としてGeyerら（2001）などを参照されたい。

文　献

1) Blumenthal TD, Cuthbert BN, Filion DL et al.：Committee report：Guidelines for human startle eyeblink electromyographic studies. Psychophysiology 42：1-15, 2005
2) Braff DL, Geyer MA, Swerdlow NR：Human studies of prepulse inhibition of startle：normal subjects, patient groups, and pharmacological studies. Psychopharmacology（Berl）156：234-258, 2001
3) Dawson ME, Schell AM, Bohmelt AH（eds）：Startle modification：implications for neuroscience, cognitive science, and clinical science, Cambridge University Press, New York, 1999

4) Geyer MA, Krebs-Thomson K, Braff DL, et al.：Pharmacological studies of prepulse inhibition models of sensorimotor gating deficits in schizophrenia：a decade in review. Psychopharmacology（Berl）156：117-154, 2001
5) Kunugi H, Tanaka M, Hori H, et al.：Prepulse inhibition of acoustic startle in Japanese patients with chronic schizophrenia. Neurosci Res 59：23-28, 2007
6) 功刀浩, 柳沢洋美, 田中美穂, 他：統合失調症とうつ病におけるプレパルスインヒビションと関連指標：予備的報告. 精神医学 49：253-260, 2007

（功刀　浩）

10. 統合失調症の認知機能検査（BACS など）

A．検査の概念

　統合失調症においては，幻覚・妄想といった陽性症状，感情的引きこもり・自閉といった陰性症状，記憶障害・集中力低下をはじめとする認知機能障害，あるいは不安・抑うつ症状などが認められるが，なかでも，中核症状である認知機能障害が，機能的アウトカムを決定する最も重要な因子であると考えられつつある。

　認知機能の評価においては，認知の各領域を評価する幾つかの検査を組み合わせた神経心理学的テストバッテリー（NTB）が用いられてきたが，NTB は使用する研究者や施設間でのばらつきが大きく，得られた結果の比較をしばしば困難にしている。そのため，米国では，統合失調症の認知機能障害を改善するための治療法の開発を目指して Measurement and Treatment Research to Improve Cognition in Schizophrenia（MATRICS）イニシアチブが組織され，統合失調症の標準的な認知機能評価法としての包括的な NTB（MATRICS Consensus Cognitive Battery，MCCB）の開発を行った（**表 1**）[1]。MCCB は FDA が認知機能障害の改善薬の評価法として推奨したことから，国際標準の認知機能障害の評価法の 1 つと認められ，MCCB 日本語版の開発が進められている[2]。

　その他の NTB として，統合失調症認知機能簡易評価尺度（Brief Assessment of Cognition in Schizophrenia；BACS）[3]やアーバンス（Repeatable Battery for the Assessment of Neuropsychological Status，RBANS），CogState 社による NTB，Cambridge Neuropsychological Test Automated Battery（CANTAB），IntegNeuro などが知られているが，なかでも，BACS は，簡便で鋭敏な NTB である（**表 1**）。BACS は，その感度と効率において，Clinical Antipsychotic Trials of Intervention Effectiveness（CATIE）で用いられた NTB と同等であった[4]。BACS は，「言語性記憶」，「ワーキングメモリ」，「運動機能」，「注意」，「言語流暢性」および「遂行機能」を評価する 6 つの検査で構成され，BACS の総合得点は，6 つの各検査の z-score 平均で算出される。われわれは，原著者の許可を得たうえで，日本語版（BACS-J）を作成した[5]。

表1 MATRICSコンセンサス認知機能評価バッテリー（MCCB）および統合失調症認知機能簡易評価尺度（BACS）

領域	MCCB下位テスト	BACS下位テスト
処理速度	BACS符号課題	符号課題
	カテゴリー流暢性（動物）	意味および文字流暢性課題
	トレイルメイキングテスト（TMT）パートA	トークン運動課題
注意/覚醒	持続的注意集中検査同一ペア（CPT-IP）	―
ワーキングメモリ	Wechsler記憶検査第3版（WMS-Ⅲ）：視覚性記憶範囲	数字順列課題
	語音整列	
言語学習	Hopkins言語学習テスト改訂版（HVLT-R）	言語性記憶課題
視覚学習	簡易視空間記憶テスト改訂版（BVMT-R）	―
推論および問題解決	神経心理学的評価バッテリー（NAB）：迷路	ロンドン塔検査
社会認知	Mayer-Salovey-Caruso感情知能テスト（MSCEIT）：感情の管理（D & H）	―
所要時間（分）	60-90	30-40

B. プロトコール

　ここでは，BACSを取り上げ，NTBの実施方法とともに実施の際特に注意する点を述べる。これらは基本的に他のNTBにも応用できるが，NTBによっては同じような検査でも実施方法などにおいて微妙な違いもあるため，実施に際しては，各NTBのマニュアルを熟読する必要がある。

1．全般的注意

　検査は，フォームに記載されている順に実施すること。また，説明を理解していないようであれば，繰り返し聞かせるが，説明を言い換えてはならない。

2．言語性記憶と学習

　言語性記憶課題を使用。被験者は，15の単語を読み聞かされ，その後できるだけたくさんの単語を思い出す。試行を5回繰り返す。評価するものは，正しく再生された単語数。注意点は，単語を1秒に1語の速さで読みあげること。

3. ワーキングメモリ

　数字順列課題を使用。被験者は，だんだんと桁数の増えてゆく数字の組（例えば，936）を読み聞かされ，聞いた数を小さい方から大きい方へと順に答える。評価するものは，正しい反応数。注意点は，数字を1秒につき1つの速さで，大きな声で読み上げること，正解・不正解に関わらず，反応はすべて記録すること，そして，誤ったルールを使用し始めた場合，いつもフィードバックを提示すること。

4. 運動機能

　トークン運動課題を使用。被験者は，100枚のプラスチック製トークン（ポーカーチップのような物）を与えられ，それを60秒間に両方の手でできる限り速く容器に入れる（片手で1枚ごと，両手同時に拾い上げ，両手同時に容器内に落とす）。評価するものは，60秒間に正しく容器に入れたトークンの数。注意点は，被験者をよく注意して観察し，もし誤ったやり方でトークンを拾い始めたら，速やかに誤りを指摘すること，また，両方のトークンがほぼ同時に容器に入れられていない場合や一方のトークンのみが容器に入れられる場合は，どちらのトークンもカウントしないこと。

5. 注意と情報処理速度

　符号課題を使用。被験者は，独特な記号と1から9の各数字との対応について説明してある見本を受けとり，できるだけ速く一連の記号の下に，対応する数を記入する。制限時間は90秒。評価するものは，正しい項目数。注意点は，項目を飛ばした際には，すぐに飛ばした項目に目を向けさせること。

6. 言語流暢性

　意味（カテゴリー）流暢性課題と文字流暢性課題を使用。意味流暢性課題では，被験者は，60秒間に，「動物」のカテゴリーに属する単語をできるだけたくさん挙げる。評価するものは，答えた単語数。注意点は，上位概念と下位概念に当たる動物名はそれぞれ得点をあたえる，絶滅した動物には得点をあたえるが，空想上の動物には得点を与えないこと。

　文字流暢性では，被験者は，2つの独立した試行において，60秒間に，できるだけ多くの（「か」/「た」で始まる）単語を挙げる。評価するものは，想起された単語数。注意点は，固有名詞には得点を与えないこと。

7. 遂行機能

ロンドン塔検査を使用。被験者は，同時に2枚の絵を見る。それぞれの絵には，3本の棒の上に配置された異なる3色のボールが描かれているが，ボールはそれぞれの絵の中で他の絵とは違った独特な配置がなされている。被験者は，1つの絵の中のボールがもう1つの絵の中のボールと同じ配置になるよう動かすのに必要な最小の回数を答える。評価するものは，正しい反応数。注意点は，例題以外は，指など手がかりを使ってはいけないこと。

8. Composite Score

BACSでのComposite Scoreは，各検査得点の単純合計ではなく，各検査のz-scoreの平均値である。

9. 学習効果

4週間未満での再テストは学習効果のため望ましくないが，代替フォームを使用することによって学習効果の減弱が期待できる。BACSでは，言語性記憶課題とロンドン塔検査で代替フォームが用意されている。テストの代替フォームには，しばしば微妙な違いがあるので，これらを使用する際には，チャートを参照にするなどして実施する順番でバランスをとる必要がある（カウンターバランス）。介入試験においては，対照群をおくことが望ましい。

C. 具体的な測定例

表2に，ある統合失調症外来患者（37歳，男性）での測定結果を示した。この患者での認知機能障害の特徴は，遂行機能に比して注意と情報処理速度の領域における障害が目立つことである。なお，z-scoreによる障害度の目安は，$-0.5 \leq$ (z-score) < -1.0 で軽度障害，$-1.0 \leq$ (z-score) < -1.5 で中等度障害，また，$-1.5 \leq$ (z-score) で重度障害である。

表2　BACSによる認知機能評価

<u>BACS 記録表</u>

このフォームは，各検査・セッションごとに仕上げてください。全ての質問に対する答えが必要です。。
被験者ID　<u>XXXX-XXXX</u>　　被験者イニシャル<u>HN</u>　サイト番号　<u>Tokushiuma</u>
来院回数　<u>1</u>

実施したバージョン	
言語性記憶課題	1
ロンドン塔検査	A

被験者は，書かれたものを読めますか？	はい	~~いいえ~~	
被験者に，色覚異常はありませんか？	はい	~~いいえ~~	
被験者の主たる言語は，日本語ですか？	はい	~~いいえ~~	
被験者は，左利きですか？	~~はい~~	いいえ	
教育年数		15年	

検査	
開始	終了
日時：2005.06.10	日時：同左
時間：09：53	時間：10：36

得点サマリー

領域	得点			Z-SCORE＊
言語性記憶と学習	39			−1.19
ワーキング・メモリ	16			−1.62
運動機能	86			−0.51
言語流暢性	（意味流暢）18	（文字流暢）26	（総計）44	−0.63
注意と情報処理速度	52			−2.25
遂行機能	22			1.87
COMPOSITE SCORE（各検査の z-score＊平均）				−0.72

＊z-score＝(素点－健常者平均)/標準偏差

コメント（下の空欄に，欠けたデータがあればそれについて説明してください）

D．精神疾患におけるデータ

　BACS-Jの信頼性および妥当性の詳細は別紙[6]を参照されたい。なお，BACSとMCCBとの相関は検討されていないが，BACSとCATIEで用いられたNTBの総合得点間での相関は0.84-0.90であった[4]。
　図1に，健常者（340名）の得点を基準とした場合の統合失調症患者（454名）のBACS-J各検査および総合得点をz-scoreで示した。なお，健常者の各年代・性別での平均値を算出したので，必要

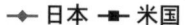

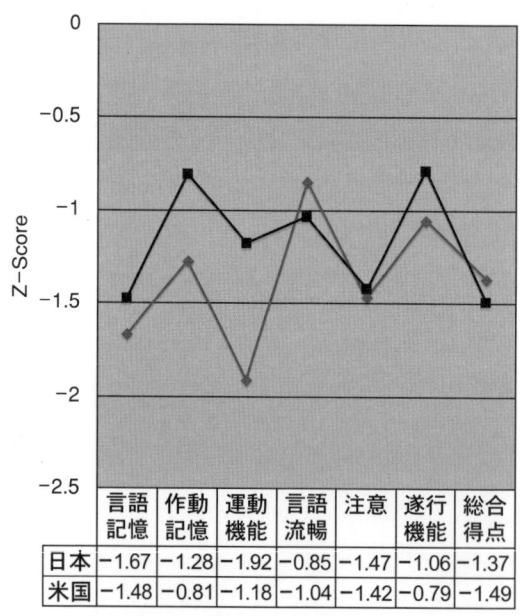

	言語記憶	作動記憶	運動機能	言語流暢	注意	遂行機能	総合得点
日本	-1.67	-1.28	-1.92	-0.85	-1.47	-1.06	-1.37
米国	-1.48	-0.81	-1.18	-1.04	-1.42	-0.79	-1.49

図1 健常者の得点を基準とした場合の BACS各検査および総合得点

データは, 健常者の得点を0 (ゼロ) とした場合の z-score

米国のデータは, 文献3を参考

な際には筆者宛に連絡されたい。

　BACSやMCCBのような世界共通のNTBは, 認知機能改善の研究における結果判定法や, 統合失調症をはじめとする精神疾患の非介入研究のための認知機能の基準点として活用することにより, 認知機能障害の改善に大きく貢献することが期待されるのみならず, 認知機能を高める薬物のglobal 治験を実施するうえで欠かせないものとなろう。

文　献

1) Nuechterlein KH, Green MF, Kern RS, et al.：The MATRICS Consensus Cognitive Battery, part 1：test selection, reliability, and validity. Am J Psychiatry 165：203-213, 2008
2) 佐藤拓, 兼田康宏, 住吉チカ, 他：MATRICS コンセンサス認知機能評価バッテリー (MCCB) の開発—統合失調症治療への導入を目指して—. 臨床精神薬理 13：289-296, 2010
3) Keefe RS, Goldberg TE, Harvey PD, et al.：The Brief Assessment of Cognition in Schizophrenia：reliability, sensitivity, and comparison with a standard neurocognitive battery. Schizophr Res 68：283-297, 2004
4) Hill SK, Sweeney JA, Hamer RM, et al.：Efficiency of the CATIE and BACS neuropsychological batteries in assessing cognitive effects of antipsychotic treatments in schizophrenia. J Int Neuropsychol Soc 14：209-221, 2008

5) 兼田康宏, 住吉太幹, 中込和幸, 他：統合失調症認知機能簡易評価尺度日本語版（BACS-J）. 精神医学 50：913-917, 2008
6) Kaneda Y, Sumiyoshi T, Keefe R, et al.：Brief assessment of cognition in schizophrenia：validation of the Japanese version. Psychiatry Clin Neurosci 61：602-609, 2007

〈兼田康宏〉

11. 気分障害の認知機能検査

はじめに

　一般に認知機能を評価するには事象関連電位などの神経生理学的検査や脳機能画像検査そして神経心理検査などが用いられる。生理学的検査や脳画像検査については別項で詳しく解説されているため，ここでは神経心理検査について紹介する。

　頭部外傷による高次脳機能障害や認知症などの器質性精神障害に比べて気分障害などの機能性精神障害に対する認知機能検査はまだ研究領域での使用が多い。現時点で気分障害に対して認知機能検査を施行する一番の臨床的意義は認知症との鑑別にあろう。特に高齢者のうつ病は臨床的に認知症との鑑別が困難な場合が少なくないため，神経心理検査による認知機能の評価が鑑別の補助として有用である。またうつ病がアルツハイマー病（AD）のリスクファクターであるという疫学的調査の結果が示すように，うつ病から認知症に移行していく症例もしばしばみられるため，予後の予測や経過観察のためにも神経心理検査を実施することは有意義である。近年では神経心理検査がうつ病の治療反応性の予測に有用である可能性が示唆されており，今後の臨床への応用が期待されている[1]。

A．検査の概念

　神経心理検査では高次脳機能としての認知機能を定量的に評価することができるが，これには多くの検査法があり，どの分野の認知機能を評価するかによって選ばれる検査が異なる。気分障害に有用と考えられる検査を表に示す（表1）[2]。うつ病では反応速度や記憶機能，持続性注意，遂行機能が低下することが報告されている。躁状態でも遂行機能や記憶機能が低下するという報告もあり[3]，遂行機能と記憶機能の検査は気分障害の認知機能検査としてもっともよく使用される。遂行機能とは，①目標を設定し，②計画を立て，③その目標に向かって計画を実際に行い，④その行動を効果的に遂行する機能であり，実行機能とも呼ばれ，前頭前野がその機能領域である[4]。認知症とうつ病との鑑別には時計描画テストや長谷川式簡易知能スケール改訂版（HDS-R）や Mini Mental State Examination（MMSE）などの簡便な検査も有用である[1]。

表1 気分障害の認知機能評価に有用と考えれられる神経心理学検査（文献2より）

機能		検査名
記憶	言語的	Rey Auditory Verbal Learning Test California Verbal Learning Test Logical Memory, Paired-Associate（WMS-R） Buschke Selective Reminding
	非言語的	Benton Visual Retention Test Visual Reproduction, Visual Paired Association（WMS-R） Rey-Osterrieth Complex Figure, Rey-Taylor Complex Figure
注意	視覚的	Trail Making Test Part A Symbol Digit Modalities Test Continuous Performance Test Span of Apprehension Test, Masking Task Stroop Test（congruent）
	聴覚的	Digit Span Test（WAIS-R, WMS-R）
遂行機能		Stroop Test（incongruent） Wisconsin Card Sorting Test Tower of London Test Trail Making Test Part B Controlled Word Association Test Behavioural Assessment of the Dysexecutive Syndrome
包括的バッテリー		Boston Process Approach of Neuropsychological Assessment Cambridge Neuropsychological Test Automated Battery

WMS-R：Wechsler Memory Scale, revised version

B. 病態と検査の関連性[4]

　記憶機能に関連するもっとも重要な脳部位のひとつに海馬があるが，うつ病における海馬の萎縮と抗うつ薬による萎縮の回復が観察されている。これについては長期ストレスによって視床下部―下垂体―副腎皮質神経内分泌系の機能が亢進し，過剰に放出されたグルココルチコイドの中枢神経傷害性が特にその受容体が豊富な海馬を傷害するためと考えられていた。最近では海馬領域における神経新生に重要な brain-derived neurotrophic factor（BDNF）がうつ病で低下しているため，この領域での神経新生が抑制され，機能が低下しているという仮説もある。

　一方で positron emission tomography（PET）や single photon emission computed tomography（SPECT），functional magnetic resonance imaging（fMRI）といった機能画像研究によりうつ病における前頭葉や帯状回の機能障害も指摘されている。PETを用いた研究で，うつ状態の重症度に相関して左外側前頭前野の糖代謝が低下しており，状態の改善とともに正常化すると報告されている。SPECTでも難治性うつ病患者で前頭葉下部および帯状回での血流低下が報告されている。

このようにこれまでの脳形態，機能画像研究などで，うつ病における海馬や前頭葉の異常が示されており，神経心理検査でもこうした部位の機能（記憶や遂行機能）の異常が反映されている。

C．具体的検査方法[1]

1．遂行機能検査

a．Wisconsin Card Sorting Test：WCST（図1）

WCST は被験者が手にしたカードに描かれている図が，検者が決めた色，形，数という3つのカテゴリーのどれに分類されるかを選択してもらうもので，そのカテゴリー分類を間違えてもなお同じ間違いを繰り返す場合，これを保続的エラーと呼ぶ。この検査にはコンピュータを用いる慶應バージョンが簡便であり広く用いられている。

b．Stroop Color Word Test（図2）

Stroop test は紙に4色の色の名前がそれとは異なる文字色で書かれており（通常100語），課題1ではそこに書かれている文字（色の名前）を読んでもらい，課題2では文字は読まずその字が書かれている文字色を言ってもらう。その課題1と課題2のそれぞれにかかる時間の差が前頭葉機能の評価の対象となる。

c．語流暢性検査（Verbal Fluency Test：VFT）

VFT には例えば「あ」で始まる言葉を制限時間（通常1分間）内に何語回答できるかを測定する語頭音流暢性検査と動物の名前や野菜の名前を回答してもらうカテゴリー流暢性検査がある。

2．記憶機能検査

記憶機能の検査では Wechsler Memory Scale を用いられることが多いが，中でも論理性記憶，言語性対連合，視覚性再生の課題がしばしば用いられる。その他にも Benton 視覚再生検査やカリフォルニア言語学習検査などが用いられる。

3．Clock Drawing Test；CDT

CDT は紙と鉛筆を用意して，患者に「10時10分（または8時20分）を指す時計を描くように」

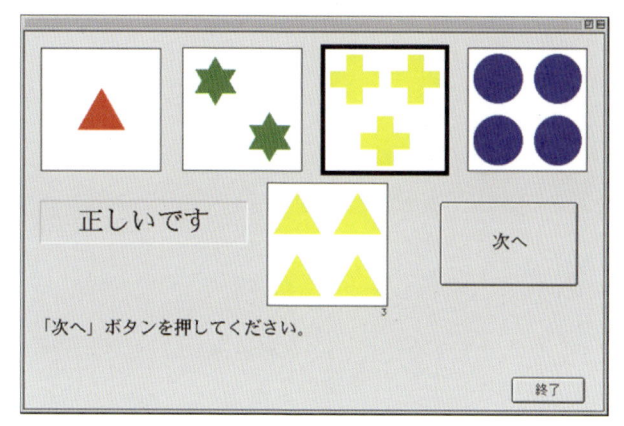

図 1 Wisconsin Card Sorting Test 慶應バージョン

図 2 Stroop Color Word Test（一部）

と指示し，描かれた描画を採点するものである（図3）[5]。これがADでは障害されるがうつ病では一般に障害されない。

4．簡易型知能スケール

長谷川式簡易知能スケール
Mini Mental State Examination

これらの検査の通常の実施方法は広く知られているのでここでは省略するが，検査に対する態度や検査結果の詳細な内容からうつ病と認知症を鑑別する手掛かりが得られる。うつ病とADとの鑑

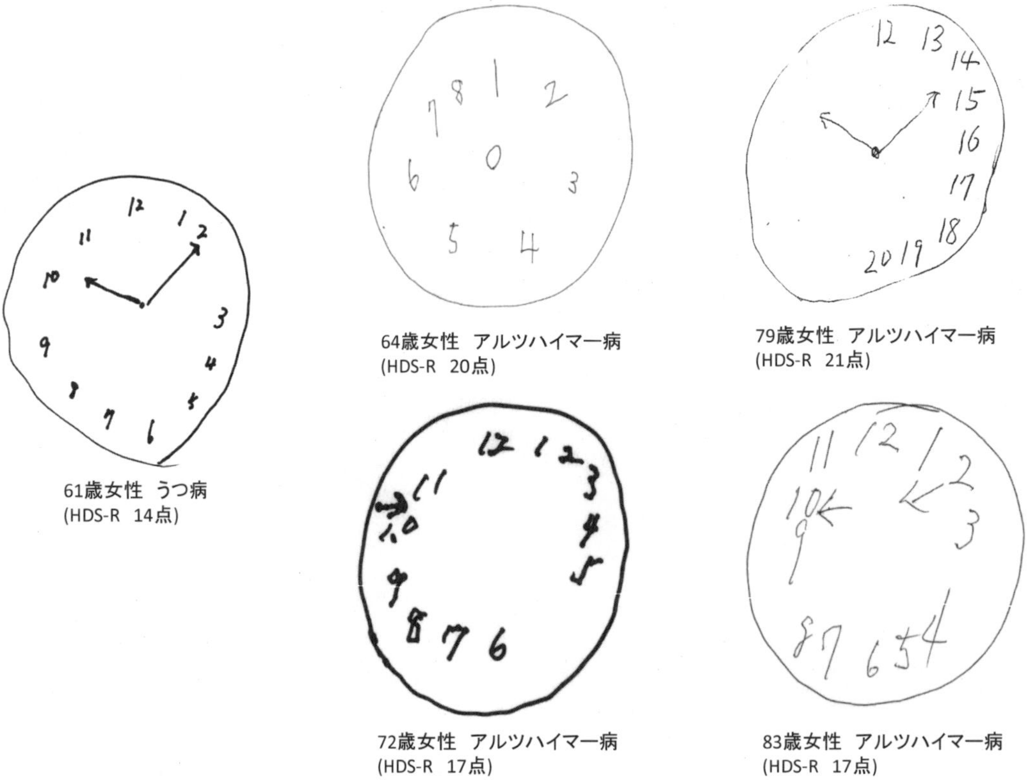

61歳女性　うつ病
(HDS-R 14点)

64歳女性　アルツハイマー病
(HDS-R 20点)

79歳女性　アルツハイマー病
(HDS-R 21点)

72歳女性　アルツハイマー病
(HDS-R 17点)

83歳女性　アルツハイマー病
(HDS-R 17点)

図 3　Clock Drawing Test（文献5より）
HDS-R：長谷川式簡易知能スケール改訂版

表 2　うつ病と認知症の鑑別（文献1より）

	うつ病	認知症
認知機能障害に対する認識		
自覚	ある	少ない
深刻さ	ある	少ない
姿勢（構え）	誇張的	無関心
反応速度	緩徐	障害されない
質問に対する態度	努力放棄（「わからない」と答える）	取り繕い
見当識	保たれている，または一定しない	障害されていることが多い
記憶機能	障害されない，または短期記憶，長期記憶が同等に障害	病初期より遅延再生が障害
再認	障害されない	障害される
描画・構成	不注意，貧弱，不完全	本質的に障害される
失語・失行・失認	ない	進行するとみられる

別のポイントを表に示す（**表2**）。検査態度ではうつ病では物忘れなどの認知症症状を強く自覚して悲嘆しており，検査に対する反応は全体に緩徐で，質問に対してもすぐに「わからない」と努力を放棄する傾向がある。一方認知症患者では認知機能障害に対する関心が乏しく取り繕おうとするこ

とが多い．AD では遅延再生が病初期より障害され，また 3 単語の再生に失敗した後に正答を提示してもそれを覚えておらず，「再認」が障害されていることが多い．

D．精神疾患におけるデータ

1．気分障害における認知機能障害[1,3]

うつ病相の病相期には記憶や注意，遂行機能が低下していることが多くの研究から示されており，向精神薬を服用していないうつ病患者の病相期でも同様の所見がみられることが報告されている．双極性障害のうつ病相も単極性うつ病と同様の所見がみられることが多くの研究で示されている．躁病相や混合状態ではエピソード記憶や作動記憶，視覚性注意，問題解決の領域が障害されているという報告がある．うつ病の寛解期における神経心理検査では，寛解後も注意や遂行機能の低下が残存していることが報告されているが，双極性障害の寛解期でも遂行機能や記憶機能などの障害が残存していることが示されている．われわれの研究でもうつ病患者は寛解後でも Stroop test の成績が低下していたが，高齢うつ病では VFT の成績も低下していた．この VFT のスコアには脳血管病変が影響していたことから高齢うつ病から認知症への移行に脳血管病変が関係している可能性が示唆された．

2．うつ病の治療反応性に関する神経心理学的研究[1]

神経心理学的検査によってうつ病の治療経過を予測する研究では，WCST や語頭音流暢性検査の Controlled Word Association Test：COWA，カテゴリー流暢性検査における保続的エラー，Mattis Dementia Rating Scale の「initiation/perseveration」課題，Stroop test のスコアなどが治療反応性の予測因子となる可能性を示している．

おわりに

気分障害の認知機能検査として神経心理検査を紹介した．この検査の結果を解釈するうえでは抗コリン作用や鎮静催眠作用のある薬物の影響や検査時の患者のコンディションなどさまざまな要因を考慮に入れる必要がある．現時点では臨床的用途は認知症との鑑別などに限られるが，今後は治療反応性の予測などへの応用が期待される．

文　献

1) 馬場元：老年期うつ病総論-神経心理学的検査．老年期うつ病ハンドブック（三村將，仲秋秀太郎，古茶大樹，編）診断と治療社，東京，85-89，2009
2) 大嶋明彦，三村將：ゲノム研究に役立つ高次脳機能テストバッテリー　気分障害．分子精神医学 4：148-153，2004
3) 高野晴成，三村將：気分障害の神経心理学．臨床精神医学 38：393-400，2009
4) 馬場元，新井平伊：うつ病性仮性認知症．精神科治療学 21：1075-1082，2006
5) 馬場元：うつ病（仮性認知症）．最新医学・別冊，新しい診断と治療の ABC 66：117-124，2010

（馬場　元）

12. 視床下部—下垂体—副腎系機能検査法と精神疾患

はじめに

　精神疾患と神経内分泌機能との関連は深く，Cushing 症候群や Addison 病などの副腎皮質機能異常，あるいは副腎皮質ステロイドなどのホルモン剤の投与により，抑うつ状態を含む精神症状を呈しやすいことが古くから知られている．神経内分泌系の中で，精神疾患との関連で最も詳細に検討されているのが，視床下部—下垂体—副腎系（hypothalamic-pituitary-adrenal axis：HPA 系）の異常に関するものである．HPA 系は自律神経系や免疫系とともにストレス応答において中心的役割を果たしており，HPA 系の異常は気分障害をはじめ，パニック障害や心的外傷後ストレス障害（posttraumatic stress disorder：PTSD）などの不安障害，慢性疲労症候群などの心身症，さらには健常者におけるさまざまなストレス症状とも関連する．

　コルチゾールや副腎皮質刺激ホルモン（adrenocorticotropic hormone：ACTH），アルギニン・バゾプレッシン（arginine vasopressin：AVP）をはじめとした HPA 系のホルモンを測定する方法には基礎値測定と負荷検査があり，後者は前者に比べて一般に感度が高い．精神疾患には主としてデキサメタゾン抑制テスト（dexamethasone suppression test：DST）や dexamethasone（DEX）/corticotropin-releasing hormone（CRH）テストなどの薬物負荷検査が使用され，Trier Social Stress Test（TSST）のような心理社会的ストレス負荷検査や，起床時コルチゾール反応（cortisol awakening response：CAR）も広く用いられている．

　本稿では，これらの HPA 系検査法のうち，精神疾患に頻用され，エビデンスが集積されてきている検査法を中心に解説し，近年発見・開発され，有望視されているものも簡単に紹介する．

A．HPA 系の構造

　HPA 系の構造を図1に示す．視床下部の室傍核から CRH が放出され，門脈系を通って下垂体前葉に達し，CRH 受容体に結合する．それによって ACTH の分泌が促進され，ACTH は体内循環を経て副腎皮質からのグルココルチコイド（ヒトでは主としてコルチゾール，げっ歯類ではコルチコステロン）の放出を促す．グルココルチコイドは，下垂体，視床下部，さらに上位の海馬の受容体

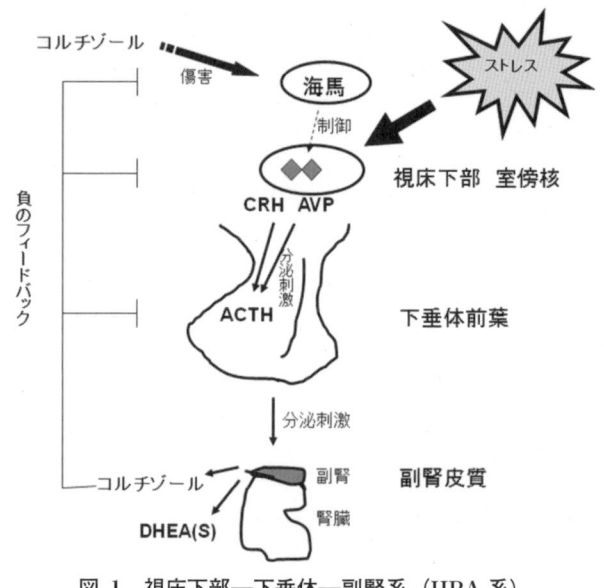

図1 視床下部—下垂体—副腎系（HPA系）

を介して，ACTHやCRHの放出に負のフィードバックをかける．グルココルチコイドの受容体にはglucocorticoid receptor（GR）とmineralocorticoid receptor（MR）が存在し，コルチゾールやコルチコステロンへの親和性はGRよりMRの方が高い．通常の状態では，副腎皮質から分泌されるグルココルチコイドは主にMRに作用してHPA系の調節を行っているが，ストレス時にグルココルチコイドが増加すると，GRが働いて恒常性を維持する．また，視床下部の室傍核からはAVPも分泌され，AVPとCRHは相乗的に作用してACTH分泌を促進する．AVPは抗利尿ホルモンとしても知られており，大細胞由来のものは下垂体後葉を通って末梢循環に入り，血漿浸透圧や体液量を調整する作用を持つ．それに対し，小細胞由来のAVPは正中隆起から下垂体門脈系へと放出され，ストレス反応に重要な役割を果たす．特に，ストレスが慢性的に持続した場合，AVPの発現が上昇すると考えられている．

また，副腎皮質からはデヒドロエピアンドロステロン（DHEA）も分泌され，その大部分は硫酸抱合体であるDHEASとして蓄積される．DHEA（S）は抗グルココルチコイド作用を有することから，コルチゾールが正常でもDHEA（S）が低いと機能的高コルチゾール血症に陥る可能性が指摘されている（van Broekhoven and Verkes, 2003）．実際，コルチゾールに加えてDHEA（S）を測定し，コルチゾール/DHEAS比を求めることで，HPA系異常をより鋭敏に検出できることが示唆されている（Young et al., 2002；Ritsner et al., 2004など）．

B．HPA 系を調べる検査法

1．Dexamethasone suppression test（DST）

　DST は HPA 系のネガティブフィードバック機構を調べる代表的検査法である．デキサメタゾン（dexamethasone：DEX）は合成グルココルチコイドであり，MR には親和性が低いが，GR に特異的に強く結合する．GR を介したネガティブフィードバック機構を活性化するため，DEX を内服すると 24 時間はコルチゾールの分泌が抑制される．

　うつ病における DST の結果が報告されるようになったのは 1980 年代であり，少なくとも一部のうつ病患者（特にメランコリー型）は DST においてコルチゾールの非抑制を示すことが発見され，うつ病では HPA 系のネガティブフィードバックが障害されていることが明らかになった．これにより，DST をうつ病の診断に用いることができるのではないかと期待され，多くの追試が行われた．しかし，結果は必ずしも期待に沿うものではなく，たとえば米国精神医学会による数千例の大うつ病患者を対象とした検討では，1 mg の DEX を用いて測定した場合の感度は 40～50％，健常者における特異度（非患者の中で DST が抑制となる割合）はおよそ 90％であった（American Psychiatric Association, 1987）．このように，感受性が概して高くないことや，うつ病以外の精神疾患においても非抑制例が少なくないことなどから，診断に用いるには無理があるという結論に至った．わが国においても 1980 年代に多くの報告がなされたが，やはり感度が低いことが問題点であった（**表 1**）．

　しかし，うつ病の中では，精神病性うつ病（Schatzberg et al., 1984）や内因性うつ病（Maes et al., 1990）において DST 非抑制率が高いという報告があること，また，低用量の DEX を用いた DST が PTSD 患者などの HPA 系過剰抑制を明らかにしてきたことなどを考えると，対象ごとにプロトコールや結果の解釈法を工夫することで，DST が生物学的指標に基づく精神疾患の診断に資する可能性がある．近年の DST 研究の例として，初発の統合失調症患者を対象とした検討が行われ，急性期の治療後に非抑制率が減少する（Cesková et al., 2006），0.25 mg の DEX を用いた DST に対して過剰抑制を呈する（McGorry et al., 2010）など，興味深い知見が得られはじめている．

a．プロトコール

　精神疾患を対象とした DST のプロトコールには種々の方法があるが，通常は，前夜 23 時に DEX 0.5 mg または 1 mg を経口投与し，検査当日 1～3 回時刻を変えて採血を行い，血漿コルチゾールを測定（できれば ACTH，AVP，DHEAS なども同時に測定）する．簡略化したプロトコールで施行する場合，検査実施者の負担は 1 回の採血のみであり，補助者も必要なく，本稿で紹介す

表 1 日本の大うつ病における DST 陽性率（松永と更井を改変引用）

用量と測定回数	筆頭著者	報告年度	採血時間	N	非抑制率	平均
1 mg 3 回	高橋三[$]	1984	8, 16, 23 時	28	32%	
	小森	1985	8, 16, 23 時	34	29%	
	高橋三[$]	1985	8, 16, 23 時	14	64%	
	岩本	1988	8, 16, 23 時	22	59%	
	砂山	1988	8, 16, 23 時	25	44%	39.1%
1 mg 2 回	吉田	1987	8, 16 時	28	25%	
	永山	1990	16, 23 時	40	45%	36.8%
1 mg 1 回	高橋三	1981	8 時	5	20%	
	西紋	1983	16 時	48	38%	
	島	1984	16 時	32	16%	
	山下	1987	16 時	52	23%	
	高橋良	1987	16 時	28	21%	
	高橋幹	1992	16 時	12	8%	
	木戸	1993	16 時	10	20%	24.1%
0.5 mg 2 回	Sarai	1982	14, 20 時	9	100%	
	松永	1985	8, 13 時	26	65%	74.3%
0.5 mg 1 回	大森	1983	23 時	30	47%	
	Kitamura	1985	23 時	37	41%	
	Kitamura	1989	23 時	36	47%	44.7%

[$]高橋三郎らは，非抑制のカットオフ値として 6 μg/dl を採用，他の研究はすべて 5 μg/dl を採用。

る HPA 系検査法の中でも最も簡便なものである．筆者らは，検査初日の 10 時にベースラインの採血を行い，同日 23 時に DEX 0.5 mg を経口投与し，翌日 10 時に再び採血を行って，各検体で血漿コルチゾールと DHEAS を測定している．なお，測定は検査会社に委託している．

b．データ解釈上の留意点

慣例的には，コルチゾール値が 5 μg/dl 以上を呈した場合に非抑制と判定されるが，DEX 投与量や採血時刻，性や年齢などによってカットオフ値を適宜設定する必要があるだろう．しかし，そのような資料は今のところない．また，前日などの同じ時刻にベースライン（DEX 投与前）のコルチゾール値を測定しておけば，DEX による抑制率を求めることができ，ネガティブフィードバックの程度をより正確に知ることができる．

c．検査実施上のコツ

- コルチゾール，ACTH，AVP は血漿サンプル（EDTA-2Na の採血スピッツ），DHEAS は血清サンプル（生化学検査などに用いられる汎用スピッツ）を使用する．コルチゾール，ACTH，DHEAS は約 2 ml，AVP は約 6 ml の採取が必要である．採取後はできるだけ速やかに院内の検査室に提出し（いったん保存する場合は 4℃の冷蔵庫で保管するのが望ましい），検査室で遠心分

離後，SRL 社などに提出する。
- 本検査において考慮しなければならないのが，負荷に用いる DEX の用量である。SRL 社など通常の外注検査でのコルチゾールの検出限界は 1 μg/dl であり，高用量の DEX を用いた場合にはこの検出限界を下回ってしまい，連続値として扱えなくなる。うつ病患者には主として 1 mg の DEX を用いた DST が行われてきたのに対し，PTSD などの DST に現在標準的に使用されている DEX は 0.5 mg である。この用量設定は，うつ病では非抑制を，PTSD では過剰抑制を呈しやすいという事実に基づいている。しかし，前述の通りうつ病や統合失調症でも病期や病型によっては過剰抑制を呈する可能性があることから，疾患によらず 0.5 mg を用いることで，検出限界未満に陥ることなく非抑制・過剰抑制の両方を検出できるのではないかと筆者らは考えている。
- 入院患者（医師や看護師が確実に服薬させる）以外の場合には，前日 23 時に DEX（デカドロン 0.5 mg 錠の 1 錠または 2 錠）を指示通り服用したかどうかを確認することが非常に重要である。この方法として，DEX の血中濃度を測定することが理想的であるが，この測定には時間もコストもかかるうえ，低用量の DEX を用いる場合には検出限界の問題もある。また，多くのサンプルを簡便に収集するという目的にも合わない。次善の策として，検査当日，前夜服薬したかどうかを尋ね，服薬したという返答であれば，続いて服薬時刻を尋ねることでコンプライアンスが確認できる。この服薬確認の重要性は，他の薬物負荷検査にも同様に当てはまる。

2．DEX/CRH テスト

　1990 年前後にドイツのマックスプランク研究所の Holsboer らのグループは，DST と CRH 負荷テストを組み合わせた「DEX/CRH テスト」（図 2）を開発し，従来の DST に比べてうつ病に対する感度が高い（～80％）ことを報告した（Heuser et al., 1994）。現在のところ，うつ病に関連した HPA 系機能異常をもっとも鋭敏に検出できるのがこの DEX/CRH テストとされている（Heuser et al., 1994；Watson et al., 2006）。筆者らによる日本人を対象とした 20 例の大うつ病入院患者と 30 例の健常者との比較でも，DEX/CRH 負荷後のコルチゾール値が 5 μg/dl 以上を呈した患者はおよそ 70％に達し，感度が高いことが支持された（Kunugi et al., 2004）。また，わが国での多施設研究において 35 例の大うつ病入院患者の治療前後のテスト所見を比較したところ，抗うつ薬治療によって症状が軽減すると HPA 系の亢進が回復し，通電療法を併用した群ではより回復が強い傾向がみられた（Kunugi et al., 2006）。この結果から，DEX/CRH テスト所見に反映されるうつ病患者の HPA 系機能亢進は state marker の面が強いことが示唆された。また，退院時に DEX/CRH テストで高値を呈した入院患者はその後の再発率が高まるという報告が複数あり（Zobel et al., 2001；Appelhof et al., 2006），テスト所見が予後予測に有効である可能性が指摘されている（Ising et al., 2007）。他方，気分障害の親族でも DEX/CRH 所見で HPA 系の機能亢進を示す者が多いという報告があり（Lauer et al., 1998；Krieg et al., 2001），これはむしろ trait marker である可能性を示唆するが，否定的な報告もある（Ising et al., 2005）。双極性障害のうつ病相でも単極性うつ病と同様に異常を示すが，双

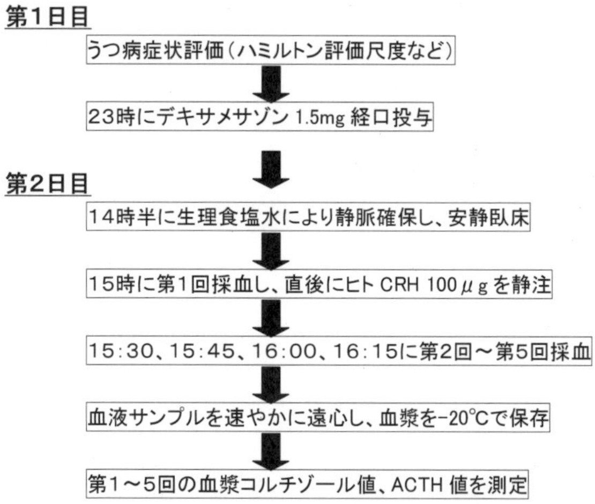

```
第1日目
  うつ病症状評価（ハミルトン評価尺度など）
    ↓
  23時にデキサメサゾン1.5mg経口投与
    ↓
第2日目
  14時半に生理食塩水により静脈確保し，安静臥床
    ↓
  15時に第1回採血し，直後にヒトCRH 100μgを静注
    ↓
  15:30、15:45、16:00、16:15に第2回〜第5回採血
    ↓
  血液サンプルを速やかに遠心し，血漿を-20℃で保存
    ↓
  第1〜5回の血漿コルチゾール値、ACTH値を測定
```

図2 DEX/CRHテスト 標準プロトコール

極性障害では寛解期にも異常を呈しやすいという報告がある（Watson et al., 2004）。精神病性うつ病では，DST同様，DEX/CRHテストでも非抑制率が高い（Owashi et al., 2008）。統合失調症（Lammers et al., 1995）やパニック障害（Erhardt et al., 2006），境界性パーソナリティ障害患者（Rinne et al., 2002）でもDEX/CRHテストの非抑制率が高まると報告されている。

上述のように，うつ病をはじめとした精神疾患ではDSTやDEX/CRHテストで非抑制を呈しやすいという知見が集積されている一方で，近年，うつ病患者でも健常者と同程度にコルチゾールが抑制されるという報告や（Watson et al., 2002；Gervasoni et al., 2004；Van Den Eede et al., 2006；Carpenter et al., 2009），むしろ過剰に抑制されるという報告（Rydmark et al., 2006；Wahlberg et al., 2009；Veen et al., 2009）がなされてきている。これらの研究結果は，うつ病の病型によってHPA系機能が異なる可能性を示唆しており（Gold and Chrousos, 2002），したがってDEX/CRHテストはうつ病の亜型分類に役立つ可能性がある。

a．プロトコール

本検査の標準的なプロトコールを図2に示した。このプロトコールで実施した場合，コルチゾールの増加度（最高値からベースライン値を減ずることで求められる）や曲線下面積（area under curve：AUC）が主要なアウトカムとなる。測定するホルモンとしては，コルチゾールとACTH以外にも，AVP，DHEASなどがありうる。なお，筆者らは，コルチゾールやACTHがCRH注射後およそ1時間で最高値に達することを利用して，CRH注射後の採血を16時の1回のみで済ませる節約プロトコールも可能であることを報告し（Kunugi et al., 2006；Hori et al., 2010），それに基づいて研究を行っている。また，ACTHの動態は概ねコルチゾールのそれとパラレルであることから，筆者らはACTHの測定は省略している。

b．データ解釈上の留意点

- 結果の評価方法はいまだに議論のあるところであるが，筆者らは，入院うつ病患者を対象とした検討により，第1回（CRH 注射直前）のコルチゾール値が 5 μg/dl 以上であれば「非抑制」，第1回のコルチゾール値が 5 μg/dl 未満で最高値が 5 μg/dl 以上であれば「中間抑制」，最高値が 5 μg/dl 未満なら「抑制」という3段階評価を提唱し（Kunugi et al., 2004；2006），他の研究でもこのカットオフ値が用いられている（Ising et al., 2007；Schüle et al., 2009）。しかし，既述のように，非抑制のみならず過剰抑制も HPA 系の異常を反映していることを示すエビデンスが増加していることから，上記の基準を若干変更し，CRH 注射1時間後のコルチゾール値が 1 μg/dl 未満の者を「過剰抑制」としたところ，この過剰抑制を呈した健常者ではストレス関連症状が強かった（Hori et al., 2010）。
- 女性は男性より DEX/CRH テストに対するコルチゾール反応が大きく，また，年齢が上がるにつれコルチゾール反応が大きくなるため，コルチゾール値の解釈にあたってはこれらの要因を考慮することが望ましい。
- 他の HPA 系測定法にも概ね共通することであるが，喫煙，月経周期，経口避妊薬使用，過去のトラウマ体験なども結果に影響を与えうるため，できるだけ統制することが望ましいが現実には難しい。
- 気分安定薬のリチウム（Bschor et al., 2003）やカルバマゼピン（Privitera et al., 1982）は DEX/CRH テストの反応を亢進させると考えられており，これらの薬剤を処方されている患者に対してテストを行っても解釈が難しい可能性がある。ただし，われわれのデータでは，カルバマゼピンは本テストで測定したコルチゾール値を顕著に高めるのに対し，リチウムは目立った影響を与えていないようである。

c．検査実施上のコツ

- 使用する採血スピッツや，検体採取後外注業者に提出するまでの手順は，DST の場合と同じである。
- DST 同様，DEX を前日に指示通り服薬できたか被験者に尋ねる。
- 点滴の持続時間が 1.5～2 時間に及ぶため，検査前に排尿を促す。
- CRH を注射する際，「この注射によって顔面が紅潮することや，熱感，動悸などが起こることがあるが，心配なく，そういった副作用が現れても 20～30 分すればほとんど消失する」ことを再度説明する。
- 点滴セットには延長チューブ付きの三方活栓を接続するが，このチューブの長さは 10 cm 程度が使いやすい。
- 三方活栓からの採血時，延長チューブの中に残っている生食が血液よりも先にシリンジ内に入ってくるが，この生食は捨て，血液のみを採取する。
- ストレスはコルチゾールなどの値に影響するため，検査は静かで落ち着ける部屋で行い，検査中

は被験者にベッド（あるいはソファベッド）上でリラックスして過ごしてもらい，検査中に質問をするなどの負荷をかけないことが重要である．また，検査中の食事は避けるよう指示する
- 安全性に関しては，われわれはDEX/CRHテストをこれまでに400人以上の被験者に行ってきたが，CRH投与後にフラッシングや熱感，動悸などがしばしば起こる以外に副作用はみられていない．他に何らかの重篤な副作用が生じたことはない．DEX/CRHテストにおけるCRH投与による副作用を大規模なサンプルで調査した最近の報告（Dunlop et al., 2011）でも，顔面の紅潮や熱感，軽度の呼吸数増加といった副作用はよくみられたが，やはり重篤な副作用はなく，忍容性が高いと結論付けられている．もちろん，本検査を施行する場合にはDEXとCRHの添付文書を確認しておくことが重要である．特に，DEXはさまざまな身体疾患において「原則禁忌」とされているため，禁忌になっている内科的合併症をもつ者や，ステロイド治療を行っている被験者に対しては対象から除外する．

3．Trier Social Stress Test（TSST）

　TSST（Kirschbaum, 1993）は代表的な心理社会的ストレス負荷検査であり，標準化されたプロトコールは，課題説明後に準備時間が3〜5分間用意され，続いて3人の評価者の前で5分間の自己紹介のスピーチと5分間の暗算課題を行う，というものである．コルチゾール測定のサンプリングはストレス負荷の直前と，直後〜60分後にかけて数回行われる．唾液サンプルが用いられることが多いが，血管を確保したうえで血液サンプリングが行われることもあり，この場合にはACTHなどを測定することも可能である．TSSTでは，こういった内分泌系の指標に加え，心拍数や血圧などの自律神経系指標を併せて測定することも多い．本検査では，社会的評価という緊張を強いる場面に直面した際のコントロール不能感が強いストレッサーとなる．さまざまな実験的ストレッサーに関するメタ分析でも，TSSTは身体的ストレス反応を強力に惹起するパラダイムであることが示されている（Dickerson and Kemeny, 2004）．本検査は，主として健常者におけるストレスとの関連で用いられているが，近年では，うつ病（Harkness et al., 2011），パニック障害（Petrowski et al., 2010），社会不安障害（Roelofs et al., 2009），解離性障害（Simeon et al., 2007），PTSD（Simeon et al., 2007），統合失調症（Brenner et al., 2009）など，多くの精神疾患にも適用されている．

4．Cortisol awakening response（CAR）

　コルチゾールの分泌は日内リズムを示すことがよく知られているが，健常者の大部分では，この日内周期とは独立に，起床後にコルチゾール分泌が急激に上昇し，30〜45分でピークに達することがわかってきた（Pruessner et al., 1997；Wilhelm et al., 2007）．これはコルチゾール起床時反応（CAR）と呼ばれ，比較的新しいHPA系機能の指標として盛んに研究が行われている．CARはある程度遺伝的に規定され，同一個人内変動が小さいことが示されているが（Wüst et al., 2000），その

一方で，過労（Schlotz et al., 2004）や疲労（Kumari et al., 2009），起床時間（Kudielka and Kirschbaum, 2003）や夜勤（Federenko et al., 2004）といった睡眠関連因子，疼痛（Fabian et al., 2009），慢性ストレス（Wüst et al., 2000）などといったさまざまな要因がCARに影響を与えるという報告も多数ある。また，CARにも性差がみられる（Rosmalen et al., 2005）。海馬が傷害されるとCARが消失する（Buchanan et al., 2004），海馬が萎縮するとCARが減少する（Bruehl et al., 2009）といったエビデンスから，とりわけHPA系の上位に位置する海馬がCARに重要な役割を果たしているものと考えられている（Fries et al., 2009）。うつ病では，CARが増大する（Vreeburg et al., 2009），減少する（Stetler et al., 2005），他の精神疾患と比較してもCARが低い（Huber et al., 2006）などの報告があり，結果は一致していない。

プロトコールは，起床直後から1時間後までの間に何回か唾液サンプルを収集するというものであり，被験者自身が自宅で唾液を採取する場合が多い。そのため，プロトコール通りに唾液を採取したかどうかの確認が重要となる（Broderick et al., 2004）。そのためには被験者にモニター装置（電子モニターキャップなど）を装着することが確実だが（Kudielka et al., 2003；Broderick et al., 2004），それが難しい場合は，少なくともできるだけわかりやすくプロトコールを説明する，簡単に説明したハンドアウトを渡すなどの工夫が必要である。

おわりに

気分障害などの精神疾患におけるHPA系の異常を検出するための検査法には多種多様なものが存在し，それぞれに長所と限界がある。本稿で紹介した検査以外にも，プレドニゾロン抑制テスト（Prednisolone suppression test；PST, Pariante et al, 2002），CRH負荷テスト（Gold et al., 1984），やAVP負荷テスト（Hensen et al., 1988），24時間蓄尿法，さらには毛髪中コルチゾール濃度測定などを用いた研究が行われている。測定の所要時間は，1回の採血のみで済む検査から2〜3時間に及ぶ検査まで幅広いが，検査結果としてはせいぜい数個〜10数個のホルモン値が得られるだけであり，解析は基本的に容易である。簡便さやエビデンスの豊富さという点からは，低用量DEXによるDSTや，2回採血によるDEX/CRHテストなどが優れていると考えられる。

HPA系の反応性は個人内変動・個人間変動ともに大きく，検査法やプロトコール，被験者などを適切に選択することが非常に重要である。また，多施設で共通のプロトコールを用いることにより，多数のデータを収集することが可能となる。十分なサンプル数のデータが集積されれば，性や年齢に応じたカットオフ値を設定することができるだろう。今後の課題としては，均質なサンプルでの検討や縦断的検討，薬物負荷と心理社会的ストレス負荷を組み合わせた検討などを行うことで，多種多様な要因と関連し，stateとtraitの要素が入り混じった複雑なHPA系の動態を紐解いていく地道な作業が求められる。それによって，生物学的指標に基づいた客観的な診断法・予後予測法の開発が可能になるものと期待される。

文　献

1) Carroll BJ, Feinberg M, Greden JF, et al.：A specific laboratory test for the diagnosis of melancholia. Standardization, validation, and clinical utility. Arch Gen Psychiatry 38：15-22, 1981
2) Heuser I, Yassouridis A, Holsboer F：The combined dexamethasone/CRH test：a refined laboratory test for psychiatric disorders. J Psychiatr Res 28：341-356, 1994
3) Kirschbaum C, Pirke KM, Hellhammer DH：The 'Trier Social Stress Test'--a tool for investigating psychobiological stress responses in a laboratory setting. Neuropsychobiology 28：76-81, 1993
4) Kunugi H, Ida I, Owashi T, et al.：Assessment of the dexamethasone/CRH test as a state-dependent marker for hypothalamic-pituitary-adrenal (HPA) axis abnormalities in major depressive episode：a Multicenter Study. Neuropsychopharmacology 31：212-220, 2006
5) 松永秀典, 更井正和：躁病および大うつ病エピソードにおける低用量 (0.5 mg) dexamethasone 抑制試験—重症度別にみた検査結果の検討—. 精神経誌 102：367-398, 2000

〔堀　弘明, 功刀　浩〕

第2部　研究用，その結果得られる成果

1．拡散テンソル画像と精神疾患

A．総　　論

　拡散強調画像とは傾斜磁場を加えることで変化した分子の拡散方向の程度，その方向性を信号として描出する撮像法であり，中枢神経系においては主に水の拡散情報を利用して得られる画像を指している。特に脳白質のように神経線維が水分子の運動方向を制限する場合には，拡散強調の傾斜磁場と白質線維の方向との関係によって拡散係数は変化する。MRIで計測される水分子の拡散情報は物理的な運動制限，温度，圧力，イオン勾配などの要因を区別できない。そのため同じくらいの水分子の動きをひとまとめにして拡散として扱う。

　拡散現象は従来のMRIで用いられてきたパラメーターとは異なる物理学的現象である。組織の微細構造，立体構築など今まで画像化するのが困難であったものについての信号を得ることが可能である。また拡散現象を表す計測値は，理論的には静磁場強度などの装置や撮影方法の影響を受けず，物理学的量として計量が可能である。

　MRIを用いた拡散の研究は1980年代後半に脳虚血などを対象として始まった。90年代後半に臨床MRI機への高性能傾斜磁場の導入と，急性期脳梗塞病変の描出における成功により日常臨床に急速に普及した。また拡散テンソルの解析により，従来みかけの拡散係数，スカラー量しか算出できなかったものから，各ボクセルにおける傾斜磁場印加方向ごとの拡散のしやすさ，異方性（anisotropy）が数値として得られるようになった。脳白質において水分子の異方性は主に神経線維走行に対して平行な方向に最大値をとることから，隣接するボクセル同士の異方性より白質神経線維の走行を描出することが可能となった（tractography）。このtractographyにより描かれた特定白質路を関心領域（region of interest：ROI）に設定することで，これまでは抽出することのできなかった特定の白質路上の異方性の定量化が可能となった。

1．拡散テンソル画像（DTI）のパラメーター

　みかけの拡散係数（apparent diffusion coefficient：ADC）や平均拡散能（mean diffusivity；MD）

と異方性度（fractional anisotropy：FA）は，拡散テンソル画像（diffusion tensor imaging：DTI）の特徴を簡潔に捉えるためのパラメーターである。ADC や MD は拡散の方向とは無関係に拡散の大きさそのものを表す指標である。FA は異方性の強さの指標として代表的なものである。データより，毎ボクセルにおける異方性が最大値を示す方向における拡散係数 $\lambda 1$，$\lambda 1$ に直行する向きの拡散係数 $\lambda 2$，$\lambda 3$ を算出し，$\lambda 1$, $\lambda 2$, $\lambda 3$（eigenvalues）より FA マップ，MD マップを作成する。実際には FA マップ，MD マップなどは撮影によって得られた生データを
DTIstudio（http://cmrm.med.jhmi.edu），
FMRIB's Diffusion Toolbox（FDT）（http://www.fmrib.ox.ac.uk/fsl/index.html）
diffusion TENSOR Visualizer（dTV）（http://www.ut-radiology.umin.jp/people/masutani/dTV.htm）
などのソフトウェアを用いて合成する。

$$\mathrm{ADC} = \frac{\lambda_1 + \lambda_2 + \lambda_3}{3} = \langle D \rangle$$

$$\mathrm{FA} = \sqrt{\frac{3}{2}} \frac{\sqrt{(\lambda_1 - \langle D \rangle)^2 + (\lambda_2 - \langle D \rangle)^2 + (\lambda_3 - \langle D \rangle)^2}}{\sqrt{\lambda_1^2 + \lambda_2^2 + \lambda_3^2}}$$

2．拡散テンソル画像の解析法

拡散テンソル画像の解析には大きく分けて2つの方法論がある。

a．関心領域（ROI）解析

被験者1人1人の画像上で，検者が特定の脳領域を手動で選択し，その選択領域おける値を解析する方法である。仮説をたてた検証がしやすいというメリットがある一方，関心領域選択時にきちんと解剖学的に正しい位置を選択する必要がある。また関心領域が皮質，白質や脳脊髄液をまたいでしまうと，数値がだいぶ変わってしまうため注意が必要である。

近年では拡散テンソル画像による白質神経線維の描出から得られた白質神経線維を関心領域として用いる方法もなされている。

b．パラメトリックマップ解析

個人の脳データを，ある標準脳に変形したうえで全脳を対象として群間比較を行う手法である。
(1) Statistical Parametric Mapping（SPM）

もっとも普及しているパラメトリックマップ解析の方法の1つであり，SPM のホームページ（http://www.fil.ion.ucl.ac.uk/spm/）より入手可能だが，Matlab（Math Works, Natick, MA）と

いうソフトの上で動かすことが必要である．ほぼ全自動解析することが可能なため再現性に優れるが，画像を形成するボクセルすべてで統計をかけるため多重比較の補正方法の設定が難しい．Family-Wise Error（FWE）や False Discovery Rate（FDR）などの補正をかけるほか，慣習的に p＜0.001 を有意とみなすことが多い．

(2) Tract-based spatial statistics（TBSS）

近年よく用いられている標準化の方法であり，FMRIB ソフトウエアライブラリー（http://www.fmrib.ox.ac.uk/fsl/index.html）から入手できる解析プログラムである．個別の FA マップから異方性の高い神経線維路を抽出したテンプレートを作成して標準化していくため，形態学的に標準化の精度が高いパラメトリックマップ解析を行うことが可能である．ただし，作業環境にも依存するが，上記 SPM での解析と比較して非常に演算時間が長い．また視床や線条体などの領域は検定から除外されがちなため，SPM による解析と組み合わせて行うのがよい．なおこの方法で解析を行う場合，統計処理には同じく FMRIB にはいっている Randomise というソフトの並び替え検定（Threshold-Free Cluster Enhancement；TFCE）を用いることが多い．

(3) Connectivity value

(2) で紹介した FMRIB ソフトウエアライブラリーの FMRIB's Diffusion Toolbox というソフトに入っているユーティリティーの1つである．拡散テンソル画像で得られた結果から，局所脳2ヵ所を選択した場合にお互いのどのボクセルとどのボクセルが白質神経線維描出でその間を結ばれるかを検討する手法をさす．健常人の解剖学的検討に多く使用されているが精神科領域の脳画像研究ではあまり用いられていない．

なお，関心領域解析とパラメトリック解析を別個に紹介したが，標準化されたパラメトリックマップの上に関心領域をおいて対象となる画像を一斉に解析するという方法も広く行われている．

3．拡散 tractography の限界

最大の限界は線維の電気信号の伝わる方向が区別できない点である．また交差線維のように撮像の単位の1つのボクセルに2つ以上の線維が入ってしまう場合も実際の白質路との違いが問題となる．太い線維では交差部位がわかっているため，特定の交差部位のみ注意すればよいものの解剖学的によく知られていない領域では評価は困難である．

4．われわれが行っている拡散テンソル画像プロトコール

われわれはこれまでに病棟との協力体制のもと統合失調症や双極性障害の患者に対して MRI 検査を行ってきた．ここで重要視した点としては，不穏な患者に対していかに非侵襲的に撮影を行うかということであった．そのため撮影時間はなるべく少なくなるよう12軸の拡散テンソル画像で行い，高解像度3次元 T1 強調画像や T2 強調画像，フレアー法（Fluid Attenuated Inversion Recovery；FLAIR）と合わせて正味20分弱で撮影している。撮影条件としてはシーメンス社製の1.5テスラのMRIを用い，echo time 106 ms, repetition time 11,200 ms, field of view (FOV) 240×240 mm^2, matrix：96×96, 軸状断で75枚撮影した。slice厚は2.5 mmでスライス間隔は0 mmとした。S/N比を上げるため加算を4回行った。軸情報としては（(x, y, z) = [(1, 0, 0.5) (0, 0.5, 1) (0.5, 1, 0) (1, 0.5, 0) (0, 1, 0.5) (0.5, 0, 1) (1, 0, −0.5) (0, −0.5, 1) (−0.5, 1, 0) (1, −0.5, 0) (0, 1, −0.5) (−0.5, 0, 1)]）の12軸で行いb valueは1000 s/mm^{2}で行った。拡散テンソル画像の撮影には13分要した。

B．各論　拡散テンソル画像と精神疾患

1．統合失調症と双極性障害の脳構造変化の差異

　統合失調症と双極性障害との間には，オーバーラップする点が多いことが指摘されている。統合失調症患者の多くはうつ症状や躁症状に似た状態をたびたび呈する一方，双極性障害患者が病気の悪化時に幻覚妄想状態を呈することもある。さらにはこの2つの疾患カテゴリーの中間に位置する「統合失調感情障害」という診断も存在する。そこで統合失調症と双極性障害の脳構造変化の差異についてみてみよう。

　T1強調画像を用いて検討した報告では，統合失調症では脳のさまざまな領域において形態変化が起こっていることは疑いのないところである。しかし，双極性障害を対象とした検討では，前頭葉では，膝下部前部帯状回といった前頭葉眼窩面の萎縮などを除き，皮質容量は比較的保たれる傾向にあるとされる（表1）。側頭葉に関しては，統合失調症において海馬，扁桃体，さらに左上側頭回に萎縮が起こることを示唆する報告が多いが，双極性障害では海馬，側頭葉の萎縮の報告は少なく，扁桃体では容量が逆に増加しているという報告が少なくない。ただし，扁桃体の容量に関しては，神経保護作用があるといわれている炭酸リチウムの影響による可能性もある。

　一方拡散テンソル画像を用いた白質を中心とした検討では，これまでに統合失調症でfrontal-(parietal)-temporal pathwayの障害，鈎状束や上縦束の障害を指摘した報告が多い。統合失調症では陽性症状，陰性症状といった症状ごとの脳局所解析も行われており，陽性症状では主に上下縦束や下前頭後頭

表1

	統合失調症	双極性障害
大脳体積	↓	np～↓
前頭前野	↓	np～↓
側頭葉	↓	np
海馬	↓	np
扁桃体	↓	↓～↑
視床	↓	np～↑
基底核	↑	np
側脳室	開大	変化なし～開大
第三脳室	開大	変化なし～開大

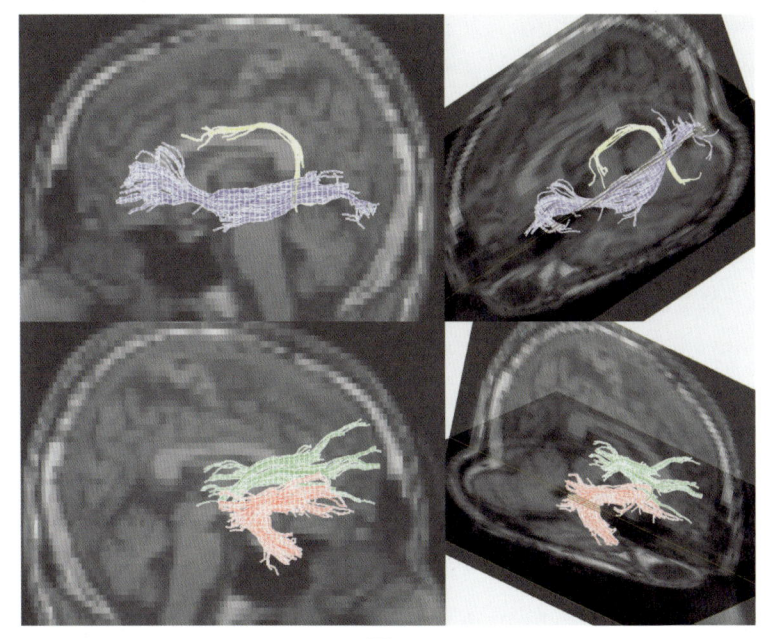

図 1
青：下縦束
黄色：上縦束
赤：鉤状束
緑：前視床放線

束などの前頭—側頭系の後方部分と相関することが多く，陰性症状では鉤状束を含む下前頭葉皮質下白質などの前頭葉領域や前部帯状回との相関を認めることが多い。また統合失調症では内包部のFA変化から，前および上視放線，つまり front-thalamic pathway の障害も認められている。しかしこれら鉤状束，内包前脚，上下縦束の系統の障害はしばしば双極性障害においても認められており，統合失調症と双極性障害において同様の変化パターンを呈していることが多い（Heng et al, 2010）（図1）。また，統合失調症や双極性障害の患者を親族にもつ健常人を対象とした研究では，両疾患の血縁者で内包前脚や上縦束領域のFA値に異常低値が認められている。これらの研究結果から，鉤状束，上縦束や前視放線の神経路障害は，精神病の遺伝的負因にも関連する精神病疾患に特徴的な所見なのではないかと推測される。また，より重い神経発達上の障害，認知機能障害，陰性症状は皮質や皮質下の病変に原因があり，感情障害や精神病症状は一般に解剖学的連絡の障害が特徴ではないかという仮説もある。

2．精神疾患の前駆症状や遺伝的リスクとの関連

統合失調症では前駆期から認知，知覚障害や社会機能障害が生じていることが知られている。また統合失調症では未治療の期間は種々の予後不良の指標と相関することが知られているが，これは前駆期における未治療期間についてもあてはまるとされる。画像医学的側面からも，統合失調症で

は初回エピソードの時点で脳変化がみられることはすでに広く知られているが，前駆期でもすでに脳変化が指摘されている。したがって，精神病の早期発見と治療を行えば，悪い結果に結びつくような心理的，社会的な破綻を減らすことができるものと期待される。精神病の前駆期，もしくは発症リスクが高い精神状態（At Risk Mental State；ARMS）の定義には，オーストラリアのメルボルンにある PACE（Personal Assessment and Crisis Evaluation）clinic で開発された，軽度精神病症状，短期の限定的間欠的精神病症状，発症リスクが高い素因や状態の組み合わせ，の3つを組み合わせた指標が広く使用されている（Yung et al, 1998）。これを踏まえた ARMS の構造化面接法として SIPS（Structured Interview for Prodromal Syndromes）や CAARMS（Comprehensive Assessment of ARMS）も開発されており，それらの日本語版も活用されている。

　ハイリスク群を対象とした研究では灰白質に関するものが多く，ARMS 群および遺伝的素因のある群では健常群と比較して両側内側側頭葉の容量低下がしばしば指摘されている。その他の領域としては両側上側頭回，島や前頭前野，前頭葉眼窩面などの容量低下が指摘されることが多い。一方拡散テンソル画像による白質領域の検討はまだ報告数が少ないものの上縦束，下縦束領域の FA 低下のほか，内包前脚でも異常が指摘されている。今後のトピックスとして，ハイリスク群の縦断的検討による発症例と非発症例の脳形態の差異の検討があげられる。

　なおハイリスク群の研究ではないが 10 代前半発症の早期型統合失調症を対象とした研究も最近注目されている。拡散テンソル画像による検討から早期発症統合失調症群では頭頂葉領域や側頭―後頭領域の FA 変化が指摘されている。これは大脳皮質研究で指摘された，統合失調症における大脳の変化パターンは頭頂葉から側頭葉，前頭葉へと進行していくという，後方→前方パターンと類似しているように思われる。一方，正常加齢性変化では一般的に前方→後方への進行パターンを呈することから，疾患群では逆向きである点は興味深い。

　双極性障害では統合失調症と比較して，まだ前駆期の特徴的な所見の見解が確立していない。しかし双極性障害において，第一度親族に双極性障害患者がいる場合の発症率は一般と比較して 10％ ほど上昇することが知られている。拡散テンソル画像を用いた双極性障害ハイリスク群の研究は少ないが，健常人と比較して両側の上縦束領域の FA 値の低下が報告されている（Frazier et al, 2007）。この論文ではハイリスク群と双極性障害発症群との比較も行っており，後者は前者と比較して帯状回での FA 値が低下していたという。双極性障害群と健常群とではさらに前頭葉眼窩面や脳梁領域の FA 値の低下を指摘している。

3．幻聴や妄想との関連

　19 世紀前半より幻覚が脳の障害に起因すると考えられるようになった。精神・神経疾患に罹患していなくても，生涯に一度は幻聴を経験する人が約 10％程度にのぼるとされるが，統合失調症において幻聴は典型的な症状の1つである。これまでの研究から聴覚野を含む左側頭葉の異常が幻聴と関連するといわれており，最近の MRI による皮質容量測定の研究からも左上側頭回，前頭前野言語

領域，海馬領域などの体積と幻聴の重症度との間に相関関係があることが指摘されている．機能的MRIを用いた研究では，(1) 海馬，ブローカー野，(2) 扁桃体，(3) 一次聴覚野の順で活性化していることが突き止められた (Dierks et al, 1999)．これは (1) において記憶および言語系の誤った機能的連結に (2) で情緒的な色彩が加わり，(3) 聴覚野の活性化により記憶，内的言語，情緒的内容が混ざり合ったものを聴覚として認識する，というメカニズムであろうと考察している．他にも反復経頭蓋磁気刺激を左半球の側頭―頭頂皮質に与え，刺激された脳領域と周辺の脳領域の神経活動のつながりを絶つと幻聴が減少するという報告もあり，このことからも幻聴の発生には言語に関連した神経回路網のつながりがあるという仮説が支持される (Hoffman et al, 2003)．

　拡散テンソル画像を用いた研究においても上縦束部分のFA値と幻聴の重症度に相関があると報告しているものがしばしば認められる．上縦束は前頭葉のブローカー野と側頭―頭頂葉のウェルニッケ野もつないでおり，局所関連領域の神経連絡が幻聴に関与していることが示唆される．

　統合失調症や認知症における妄想の重症度と脳構造との関連も検討されている．局在としては右下縦束に該当する右側頭―後頭葉領域が指摘されており，同部位の皮質や白質の容量低下，脳糖代謝の低下と妄想の重症度に相関があるとしている．拡散テンソル画像を用いた初発統合失調症患者を対象とする研究では，同部位のFA値と妄想との間に正の相関が指摘されており，同部位における神経連絡の過剰が，正常な大脳の情報処理を阻害している可能性がある (Chan et al, 2010)．健常群と統合失調症群との比較では，疾患群における同部位のFA値低下が知られており，右下縦束のFA値と妄想との正の相関関係の評価にはさらなる検討，例えば妄想のみを主症状とする妄想性障害を対象とした拡散テンソル画像の研究などが今後必要となるであろう．また統合失調症を対象とした拡散テンソル画像の研究において，重度の妄想を呈する症例群を対象とした場合に下縦束領域のFA低下が目立たず，健常人との比較にて下縦束領域の障害が統計学的に有意に出なくなる可能性も示唆される．

4．罹病期間に伴う加齢性大脳変化

　統合失調症患者を対象とした加齢性変化の研究はしばしば行われており，健常群の加齢性変化と比較してより急激な変化が起こることが知られている．抗精神病薬がもつ神経毒性の問題があるため一概に健常群と比較することもできないが，大脳局所にて正常加齢性変化よりも急激な変化が起こることがT1強調画像を用いた大脳皮質の研究や拡散テンソル画像を用いた白質の構造変化の研究から明らかにされている．特に前頭葉における加齢性変化の影響は，早発性認知症の名が示すように統合失調症では60歳程度までにある程度進行してしまう．このため，60歳以上の被験者を多く含んだ研究では正常加齢性変化が，60歳までにある程度完成してしまっている高齢慢性期統合失調症の前頭葉での変化に徐々においつき，2群間での前頭葉領域のFA値の差異が目立たなくなるとする報告もある (Ota et al, 2009)．一方，双極性障害では発症時に前頭葉眼窩面や扁桃体の変化を認めたとする報告が認められるものの，統合失調症と異なり，罹病期間に伴う加齢性の変化を検証

した論文は殆どない。皮質容量を対象とした研究で扁桃体が加齢とともに萎縮していたという報告もあるが，一方で双極性障害の患者では加齢とともに扁桃体の容量は増加すると報告しているものもある。双極性障害における扁桃体の変化は，その治療薬であるバルプロ酸ナトリウムや炭酸リチウムの影響を受けることがたびたび報告されており，その影響を除外する必要があるであろう。

おわりに

　過去20年間の研究によって，統合失調症や双極性障害といった精神病における脳障害が徐々に解明されつつある。脳構造をみた研究では前頭葉，側頭葉，頭頂葉における皮質の形態異常や白質に焦点をあてた神経線維の変化が明らかとされており，また機能的画像研究によりさらなる知見が得られてきている。今後は時間的，空間的な分解能の高い神経生理学的研究によってさらなる精神病の理解が得られるものと考えられる。このためには高磁場でのMRIを撮影することで空間分解能を改善させるほか，拡散テンソル画像に機能的MRIを組み合わせることで時間分解能をもった研究を行い，神経連絡障害をさらに検証することが必要になると推測される。

　また精神病の研究において患者群のデータをそろえるために一番問題となるのが発症してからの期間と内服状況である。症状の強い患者では画像撮影は困難なため未内服の患者を集めることは非常に困難である。また病期の長い患者では内服薬の状況をそろえることも非常に困難である。これらの問題を検討するにあたり被験者統制をすることは1機関ごとで行えるものではない。このため，今後の課題としては多施設機関での情報の共有化などが必須となるであろう。

文　献

1) Chan WY, Yang GL, Chia MY, et al.：White matter abnormalities in first-episode schizophrenia：a combined structural MRI and DTI study. Schizophr Res 119：52-60, 2010
2) Dierks T, Linden DE, Jandl M, et al.：Activation of Heschl's gyrus during auditory hallucinations. Neuron 22：615-621, 1999
3) Frazier JA, Breeze JL, Papadimitriou G, et al.：White matter abnormalities in children with and at risk for bipolar disorder. Bipolar Disord 9：799-809, 2007
4) Hoffman RE, Hawkins KA, Gueorguieva R, et al.：Transcranial magnetic stimulation of left temporoparietal cortex and medication-resistant auditory hallucinations. Arch Gen Psychiatry 60：49-56, 2003
5) Heng S, Song AW, Sim K：White matter abnormalities in bipolar disorder：insights from diffusion tensor imaging studies. J Neural Transm 117：639-654, 2010
6) Ota M, Obu S, Sato N, et al.：Progressive brian changes in schizophrenia：a 1-year follow-up study of diffusion tensor imaging. Acta Neuropsychiatrica 21：301-307, 2009
7) Yung AR, Phillips LJ, McGorry PD, et al.：Prediction of psychosis. A step towards indicated prevention of schizophrenia. Br J Psychiatry Suppl 172：14-20, 1998

〔太田深秀〕

2．統合失調症のfMRI研究での留意点

はじめに

　本稿では，機能的MRI (fMRI) に関する全般的な注意事項に簡潔に触れたうえで，統合失調症群を対象としてfMRIを用いた研究を行う際のコツや留意事項や交絡因子について述べる。最初の2項目はこれからfMRI研究を始めようという方向けに大まかなイメージを描いていただけるように書いているので，fMRIに親しんでいる方は読み飛ばしていただきたい。

A．検査の概念と解析の流れ

　詳細な原理は専門書（Friston et al., 2004 など）に譲るが，大まかに説明すると，fMRIは局所脳血流の増加と神経活動によるエネルギー消費の増大が連関しているという前提に基づき，課題遂行中の脳血流から安静時の脳血流を引き算することで脳血流の増大している領域の分布を脳活動領域として描出している。

　撮像したfMRIデータを解析するソフトは何種類か存在するがStatistical Parametric Mapping (SPM) というフリーソフトを用いることが多い。最初に頭部が移動したことによる影響を補正するためにrealignmentという作業を行う。その後標準化（normalization）と呼ばれる標準的な脳の形（template）に各人の脳の形を変形して合わせる作業に取りかかるのだが，画像に含まれる「歪み」のためこれが困難な場合がある。その際は同一人物のT1画像など空間分解能が高い撮像モダリティーによる画像と位置を合わせ（coregister），その空間分解能の高い画像を同じ撮像モダリティー同士を合わせ，その変換パラメータをfMRI画像に適用することでnormalizeすることもある。その後，平滑化（smoothing）と呼ばれる作業を行うことでsignal to noise比を上昇させ，脳形態の違いをぼかし，データを確率場理論に適合させる。これらの作業を経て画像の前処理が終了する。その後課題に応じた解析モデルを設定し個人内，個人間で解析し結果を見ることができる。

　解析にかかる時間は使用するコンピュータのスペックに大きく左右されるが課題の長さや，設定した条件数にもよるが，課題の長さが10分程度であれば画像の標準化など下処理の過程を含めて1人当たり15分あれば十分解析できる。解析自体に要する時間以外に，単純なマニュアル操作の繰り

返しに要する時間が多いため，バッチ機能を利用したり，プログラムを書き換えれば，重複する作業を効率的に行うことができる。ただし安易に作業を自動化すると解析途中で何らかのミスが起きていた場合（例えば normalization がうまくいっていないなど），気づかずに解析を進めてしまうリスクが上昇することは熟知したうえでこれらのテクニックを用いていく必要がある。解析に用いるマシンのスペックについては SPM WikiBooks の advice on hardware selection（http://en.wikibooks.org/wiki/SPM/Advice_on_hardware_selection）を参照いただくのが最善だが，SPM がマルチコア CPU に対応し，メモリーの価格も安価になってきた現状では，64 ビットの OS を用いて，可能な限りクロック数の高いマルチコア CPU，大きな容量のメモリー，回転数の早いハードディスク（HD）を搭載すれば，スペック的にはワークステーションクラスの PC でなくても十分であろう（CPU の性能は現状では SPM の処理スピードに影響しないため SPM による解析のためだけならば必要最小限で構わない）。外付け HD は内臓 HD と比べて一度にアクセスできる情報量が少ないため，解析するデータは内臓 HD に保存するようにする。解析を進めていくと画像のファイル数が容易に3倍以上になるので HD の容量にも注意する必要がある。プログラムファイルが保存されている HD を圧迫しないよう，別のドライブに搭載した大容量 HD に保存するのが良いであろう。電子データを扱う場合はバックアップの必要性がよく指摘されるが，画像研究の場合，データ管理は特に注意し，バックアップを2つ以上作ることが推奨される。

B．検査の準備や実施上のコツ・留意点

　撮像の大原則は，あくまでも研究目的なのでリスクは冒さないである。事故防止のため各施設で MRI 撮像前に撮像の可否を確認するためのマニュアルがあると思うので必ずそれに従うべきである。被験者が統合失調症である場合に限った事項だけではないが，fMRI 実験を準備する際に注意すべき点についての以下に列挙する。

　第一に注意しなくてはいけないことは，金属の持込である。これは何も fMRI に限らず，MRI 全般の注意事項である。過去には酸素ボンベを誤って持ち込み死亡事故に至ったケースが報告されている。スキャナーの前室で外せる金属は外しておくのが大原則である。また MRI 自体が強力な磁石であるためペースメーカーなどの電子機器，磁気カードも影響を受ける可能性がある。これらに関してはどこの施設でもルーチーンでチェックするシステムが存在していると思うが，特に MRI に慣れ始める頃に油断が生じやすいので普段から何重にもチェックして癖を作っておくことが事故防止につながると考えられる。さらに認知機能の低下が予測される統合失調症などの疾患群を被験者とする場合，自己申告に頼らず金属探知機や，手によるボディーチェックを併用していく必要がある（筆者は，被験者が「大丈夫」と言っていたにもかかわらず，ポケット内の確認を求めると磁気

カードが出てきたケースを経験している)。また，この注意事項は被験者だけでなく検査者にも適用されることも常に心に留め，新しいメンバーが入ったときなどは徹底周知すべきであろう。

次も MRI 全般の問題であるが撮像の際に生じる音の問題である。洗濯機にも似た非常に大きな音（80〜90 db）のため通常は耳栓などを装着することで聴力への影響を抑えているので，これを忘れないようにする。

また fMRI では視覚刺激を用いることが多いが，そこで生じるのが視力の問題である。眼鏡を持ち込むことはできないうえ，コンタクトレンズの中にも酸化鉄など金属成分が含まれるものがありカラーコンタクトレンズだけでなく視力矯正用レンズにも注意が必要である。被験者に眼鏡，コンタクトレンズは外してもらい，MRI 用の眼鏡やゴーグルが入手可能なのでそれを用いることになる。

さらに，課題を行う際に用いる実験器具や備品についても配慮する必要がある。fMRI 課題を行う際は被験者にボタン押しなどのリアクションを求めることが多い。そのためのレスポンスボタンやトラックボールも非磁性体で作成されており，光信号などを介して外部機器へと信号を出力できるものを用いる必要がある。また課題によっては聴覚刺激を用いる場合もあり，この際も専用のヘッドフォンやイヤフォンを使用することになるのだが，ヘッドコイルの大きさによってはサイズが収まりきらないことがある。このサイズの問題は先述の視力矯正レンズでも発生し得る。このように実験機器の準備の際も素材やサイズに注意していく必要がある。

C. 統合失調症で生じうる問題

まず前提として，統合失調症の臨床症状に配慮し，不安を喚起しないよう十分に説明し環境に慣れてもらったうえで，課題があまり長時間続かないよう工夫し，休憩を時折挟むなど可能な限り被験者のペースで実験を行い，撮像中の様子もモニターを通して注意深く観察することを忘れてはならない。そのうえでデータに影響を与えうるさまざまな因子について以下に列挙する。

1. 頭部運動の問題

統合失調症に罹患している被験者は，視覚刺激による認知課題を行う際に不随意の頭部運動を起こしやすいことが知られている（Kolada and Pitman, 1983 ; Olevitch and Stern, 1996）。また治療薬により遅発性ジスキネジアやパーキンソニズムといった不随意運動が頭部の動きにつながることがある。これらの頭部運動は fMRI 画像においてアーチファクトを生じさせることがあるので注意が必要であり，刺激と相関していれば 1 ミリメートルあるいは 1 度の移動によって偽の活動信号が生じることもある。Bullmore ら（1999）はこれを fMRI を用いて確認し，統合失調症群では課題と関

連した頭部運動が多く，その影響で群間差が強調されてしまうという実験結果を示している。他方 Yoo ら（2005）は同様の実験を行い撮像中の頭部運動の群間差について検討したところ，むしろ患者群で頭部の動きが少なかったと述べている。

　Yoo らの実験では患者はすべて非定型抗精神病薬を服用しており，Bullmore らと異なり実際の撮像前に数分間の課題練習を設けている。それにより撮像環境に慣れたことが関係しているのかもしれないと Yoo らは推測している。解析していくうえで，ある程度の動きは realignment で行われる剛体変換により補正されるが，撮像時に設定した time of repetition（TR）よりも短い時間内の運動，運動による磁場の乱れなどによる非線形のアーチファクト成分は通常の方法では補正できない。ある程度以上動いた被験者のデータは用いないといった方法がとられることもあるが，その基準は統一されていない。

　これらの影響を最小限にするため，頭部の固定は特に念入りに行い，練習などを通して MRI 内の環境に慣れてもらったうえで撮像を行い，1ボクセルの大きさ以上に動いている被験者のデータを扱う際には注意が必要である。

2．コントロール課題，Task Performance の影響

　前述したように，fMRI は条件間の脳活動の差を比べることで目的とする機能と脳活動の関係を調べている。しかし統合失調症のように認知能力だけでなく思考の様式や内容にまで影響を及ぼす疾患を対象とする場合は，コントロール課題として設定した課題が本当にコントロールになっているのか慎重に検討したうえで課題を設計すべきであろう。これと問題点が重複してくるのが task performance である。本来 fMRI で群間差を探索する場合は，両群とも同じことをしている間の脳活動の差を見るべきである。一方の群のみが設けた課題とは別のことを撮像中にしていたり，課題の難易度が高すぎるためあきらめてしまい極端に正答率が悪くなっていたりすると，群間差が何を表しているのか解釈が難しくなる。課題に正解が存在し正答率が算出できる場合は，これをそろえたうえで群間比較することで問題を解決できる。しかしこのことで逆に，果たして被験者が疾患の中核群であるのかといった問題が発生してしまう。また課題によっては正解が存在しなかったり，受動的な刺激のみで response を要さないこともある。このような課題の場合，被験者が指示した通りのことを行っているのか確認することが困難であり，統合失調症のような思考の様式や内容にまで影響を及ぼす疾患を対象とする場合は特に注意を要する。この場合明快な正解を容易に導くことができる catch trial と呼ばれる試行を課題に組み込んだり，課題の目的とは直接は関係しない target stimuli を設けそれに対する reaction を求めるなどにより，被験者の注意を最大限課題に向けさせるよう工夫することがある。また課題施行後に思考過程や内容について確認するなどの対策が考えられる。しかし，いずれの方法も一長一短であり，統合失調症に罹患している被験者を対象として fMRI を行う際は課題設計や解析の際に，コントロール課題の設定と task performance の問題は常に注意しておく必要がある。

3．Default mode network（DMN）活動異常の影響

　DMN は課題を行う際に活動が低下する脳内ネットワーク（楔前部，後部帯状回，内側前頭前皮質，頭頂葉内側・外側・下部）として 2001 年にその概念が現れた（Raichle et al., 2001）のだが，その後，このネットワークは休止状態（resting state）の脳ではむしろ活動していることが明らかになり，機能的意義としては周囲からの予期せぬ刺激に対して注意を維持している可能性が指摘されている。近年，さまざまな精神疾患を対象とした研究が数多く行われこのネットワークの活動異常が指摘されている。統合失調症被験者群では DMN 間の結合性が低下しているという報告と上昇しているという報告，また課題を行った際の活動低下も患者群で増強しているという報告と減弱しているという報告があり（Broyd et al., 2009），何らかの障害の存在が示唆されるものの結果は一貫していない。このような結果の不一致は対象群の特徴の違い（統合失調症全般でなく妄想型統合失調症に限定するなど），あるいは解析手法の違い（特定の関心領域を定め活動が相関する領域を定める方法や，主成分分析を用いるなどがある），撮像中の課題の違い（閉眼して何もしないよう教示する場合や，ワーキングメモリー課題などを課す場合がある）といった要素が重なっており，標準的な手法を確立するには更なるデータの蓄積が必要な段階だと思われる。

　ただし，ここでも問題となるのが前述した control 課題と task performance の問題である。単純に閉眼で何もしないように教示した場合，被験者が果たして閉眼で休んでいるだけなのか寝てしまっているのか，あるいは特定の考えに集中して指示に従えていなかったのかを見分けるのは困難である。脳波や眼球運動を指標にすることは技術的には可能であろうが，そこまで厳密な撮像プロトコールを用いることは少なく，多くの場合は自己申告に頼っているのが現状であり，今後更なる検討が必要な点である。さらに，この DMN と統合失調症で脳活動の障害が報告されている脳領域は重なりあっていることは，これまでの fMRI を用いた統合失調症研究全般の結果に対する解釈に再考の余地を与える。前項でも指摘したが，条件間の減算によって必要な脳活動結果を得る fMRI では，課題遂行中と rest 条件との差を見るような場合はその差が課題によるものなのか，DMN の異常によるものなのか，あるいはその両者の組み合わせなのかという問題が生じてしまうのである。

4．構造異常との関係

　統合失調症における構造異常に関しては別の章が割かれているので詳細はそちらを参照いただきたいが，灰白質の体積が側頭葉から前頭葉にかけて減少していることはさまざまな解析手法を通して示されている（Fortino, 2009）。健康被験者群がワーキングメモリー，情動認知や心の理論能力と関係する課題などを行っている際の脳活動を fMRI を用いて調べると前述の領域が賦活されることが知られている。統合失調症被験者群では，これらの課題を行うと同領域の過活動や活動低下が認められる。

このように構造異常を示す領域と活動異常を示す領域は統合失調症では重なり合いを認めるのだが，皮質の体積減少が脳活動に影響する可能性をいくつかの神経変性疾患や神経発達疾患を対象とした研究が検討していることを指摘しておく。Casanovaら（2007）はfMRIを用い視覚─聴覚統合課題を行い，失読症患者が課題遂行中に示す活動増加は，voxel-based morphometry（VBM）を用いて算出した体積変化を制御すると消失してしまうことを示している。しかし逆に上述の脳活動と脳構造の関係を否定するような研究結果もいくつが存在している。Ramettiらは（2009）統合失調症被験者群を対象に相貌認知課題を行いCasanovaらと同様の手法を用いたところ，患者群では両側海馬の活動が低下していたものの，この活動低下が海馬の体積減少（Ggray matter concentration）とは相関がなかったことを示している。さらに筆者らは，統合失調症で認めるワーキングメモリー課題を遂行中の脳活動異常が，voxel based morphometry（VBM）によって統計的に算出した体積変化によって影響されるかを課題成績を両群で統制したうえで検討した（Kawada et al., submitted）。その結果，疾患群で両側背外側前頭前皮質（DLPFC）の活動低下と体積減少の双方を認めたうえで，体積変化が脳活動と相関する可能性を示している。

これらのことより機能異常が構造異常に与える影響は脳領域や課題によっては無視できないと思われる。

5．年齢・罹病期間

健康被験者群では年齢，認知機能のパフォーマンス，そして生体内でのドパミン機能は互いに相関していることが知られている（Backman et al., 2006）。例えばワーキングメモリーは早期から後期成人期にかけて低下していくことが知られており，ドパミンのD1，D2受容体密度も同時期に低下してゆくことが剖検例やPET，SPECTを用いた研究から明らかになっている。またドーパミンアンタゴニスト投与により遂行機能が障害され，逆にアゴニスト投与が同機能を向上させることも知られている。さらにFischerら（2010）はfMRIを用いD1アンタゴニストを若年成人に投与（YA群）しワーキングメモリー課題遂行中の脳活動を，同一人物にプラセボ薬を投与した時（YP群），そしてプラセボを高齢者に投与した際（EP群）とで比較している。その結果加齢に伴う変化（YP-EP群）と同様のパターンが課題成績と脳活動の両面において，D1アンタゴニスト投与によって（YP-YA群）認められたと述べている。つまり加齢により脳活動と認知機能が低下するのだが，D1受容体を阻害すれば同様の結果が起こるということである。

統合失調症被験者群の脳に対する年齢の影響を見ると，慢性期の統合失調症では加齢とともに前頭葉や側頭葉の体積減少が進行する（Hulshoff Pol and Kahn, 2008）ことが指摘されている。統合失調症における経時的な脳構造変化と脳活動変化の関係を調べた研究も少ないながらも存在している。Salisburyら（2007）は初入院時は患者群でヘシュル回の体積減少を認め，その体積が小さいほど事象関連電位（ERP）で捉えたミスマッチ陰性電位（MMN）が減衰していたことを示している。さらに約1.5年経過すると，健康被験者群と比べMMNは減少しており，左側の体積減少は進行し，

両指標の経時的変化は相関していたと述べている。

　これらより，健康被験者群では年齢による脳構造・活動・機能の変化を認め，統合失調症ではさらに疾患独特の経時的脳構造変化を起こしており，fMRIで捉えられる脳活動も疾患固有の変化を経時的に起こす可能性が考えられる。このことは後述するmedicationの影響と重なり合うことで結果の解釈をさらに複雑にする可能性がある。

6．Medicationの影響

　抗精神病薬やSSRIのような受容体に対する効果を持つ薬物を投与すると脳活動や課題成績が変化することが知られている。例えば，高橋ら（2005）は健常者が情動刺激写真（不快写真と中性写真）をみている際のfMRIで測定した脳活動を，同一人物の中でD2レセプターアンタゴニスト（sultopride）投与時，SSRI（fluvoxamine）投与時，プラセボ時で比較した。その結果，どちらの薬物を投与しても扁桃体の活動が減弱したことを示している。患者群を対象とした研究ではSnitzら（2005）が，初発統合失調症被験者群は治療前には葛藤による前部帯状回の活動も低下と記憶の保持の際の前頭葉背外側部の活動が低下を示したが，第2世代抗精神病薬による薬物療法開始4週間後に再度撮像し比較すると前者は改善しなかったが後者は改善したことを報告している。またSchlagenhaufら（2010）は，抗精神病薬を定型薬からアリピプラゾールにスイッチするとワーキングメモリー課題のパフォーマンスが向上し，背側前部帯状回の活動低下がスイッチ後は見られなくなったと報告している。さらに，初発統合失調症被験者群に抗精神病薬を投与するとDMNの活動が症状の改善とともに増加したと報告されている（Lui et al., 2010）。その他にも薬物の影響に関する研究はあるが，これらのような結果を考慮すると，初発で未投薬の統合失調症被験者群が対象でない場合，fMRIによって示されて結果が薬物によるものなのか，疾患によるものなのか解釈に注意が必要であることがわかる。

おわりに

　どのような実験であれ安全に対する配慮は最大限行うべきであり，MRIの場合は金属の持込には最大限の注意を払うべきである。また，統合失調症を対象とするfMRI研究を行う際は，本文中に述べた他にも解析手法の違いなどが存在していることも配慮すべきであろう。さらに便宜上独立して取り上げたこれらの因子は，実際には互いに関連しながら存在している点にも留意しつつ結果を解釈する必要があるだろう。しかし，これらの因子はあまりにも多く単一の研究で完全に制御することは難しいと思われる。さまざまなアプローチによる研究を相補的に解釈するという，これまでの手法をさらに多面的に行っていくことで，統合失調症における脳活動異常の本質に少しでも近づいていくことを筆者は期待している。また撮像機器や用いる課題，関心のある脳領域などが各研究により異なるうえに交絡因子が多彩であるため，筆者の力量では標準的な撮像プロトコールを提案するまでに今回は至らなかったが，これについては将来の課題とさせていただきたい。

文　献

1) Frackowiak RSJ, Friston K, Frith C, et al.：Human Brain Function, Academic Press, 2004
2) Kolada SJ, Pitman RK：Eye-head synkinesia in schizophrenic adults during a repetitive visual search task. Biol Psychiatry 18：675-684, 1983
3) Olevitch BA, Stern JA：Head movements in schizophrenia：new biological marker, critical neurological flaw, or artifact of subvocalization? Int J Neurosci 88：249-260, 1996
4) Bullmore ET, Brammer MJ, Rabe-Hesketh S, et al.：Methods for diagnosis and treatment of stimulus-correlated motion in generic brain activation studies using fMRI. Hum Brain Mapp 7：38-48, 1999
5) Yoo SS, Choi BG, Juh R, et al.：Head motion analysis during cognitive fMRI examination：application in patients with schizophrenia. Neurosci Res 53：84-90, 2005
6) Bäckman L, Nyberg L, Lindenberger U, et al.：The correlative triad among aging, dopamine, and cognition：current status and future prospects. Neurosci Biobehav Rev 30：791-807, 2006
7) Fischer H, Nyberg L, Karlsson S, et al.：Simulating neurocognitive aging：effects of a dopaminergic antagonist on brain activity during working memory. Biol Psychiatry 67：575-580, 2010
8) Hulshoff Pol HE, Kahn RS：What happens after the first episode? A review of progressive brain changes in chronically ill patients with schizophrenia. Schizophr Bull 34：354-366 2008
9) Salisbury DF, Kuroki N, Kasai K, et al.：Progressive and interrelated functional and structural evidence of post-onset brain reduction in schizophrenia. Arch Gen Psychiatry 64：521-529, 2007
10) Raichle ME, MacLeod AM, Snyder AZ, et al.：A default mode of brain function. Proc Natl Acad Sci U S A 98：676-682, 2001
11) Broyd SJ, Demanuele C, Debener S, et al.：Default-mode brain dysfunction in mental disorders：a systematic review. Neurosci Biobehav Rev 33：279-296, 2009
12) Fornito A, Yücel M, Patti J, et al.：Mapping grey matter reductions in schizophrenia：an anatomical likelihood estimation analysis of voxel-based morphometry studies. Schizophr Res 108：104-113, 2009
13) Casanova R, Srikanth R, Baer A, et al.：Bioligical parametric mapping：A statistical toolbox for multimodality brain image analysis. Neuroimage 34：137-143, 2007
14) Rametti G, Junqué C, Vendrell P, et al.：Hippocampal underactivation in an fMRI study of word and face memory recognition in schizophrenia. Eur Arch Psychiatry Clin Neurosci 259：203-211, 2009
15) Takahashi H, Yahata N, Koeda M, et al.：Effects of dopaminergic and serotonergic manipulation on emotional processing：a pharmacological fMRI study. Neuroimage 27：991-1001, 2005
16) Snitz BE, MacDonald A 3rd, Cohen JD, et al.：Lateral and medial hypofrontality in first-episode schizophrenia：functional activity in a medication-naive state and effects of short-term atypical antipsychotic treatment. Am J Psychiatry 162：2322-2329, 2005
17) Schlagenhauf F, Dinges M, Beck A, et al.：Switching schizophrenia patients from typical neuroleptics to aripiprazole：effects on working memory dependent functional activation. Schizophr Res 118：189-200, 2010
18) Lui S, Li T, Deng W, et al.：Short-term effects of antipsychotic treatment on cerebral function in drug-naive first-episode schizophrenia revealed by "resting state" functional magnetic resonance imaging. Arch Gen Psychiatry 67：783-792, 2010

〈川田良作，村井俊哉〉

3. 気分障害のMRI画像研究（fMRI研究を含む）

はじめに

　磁気共鳴画像法（magnetic resonance imaging：MRI）は，脳神経疾患の診断において広く臨床応用されているが，気分障害の臨床領域では現在のところ，診断や治療効果の判定に応用される段階には至っていない。

　しかし，形態画像においては脳内の小さな構造を同定し，正確に体積測定を行うことが可能となり，機能的磁気共鳴画像法（functional magnetic resonance imaging：fMRI）においては高い空間解像度と時間解像度で，放射性物質や造影剤を使うことなく，非侵襲的に検査を行うことが可能なことから，精神疾患の臨床においても，有望な生物学的検査法としてその期待は大きい。また，拡散テンソル画像を用いた白質ネットワーク異常の検討や，MRスペクトロスコピー（magnetic resonance spectroscopy，MRS）を用いた脳内物質の変化の検討も可能である。

　MRIを用いた脳画像研究は，その技術の発展に伴い急速に進み，気分障害でみられる脳形態，あるいは機能異常が明らかにされつつあるが，今後これらの知見を，臨床的に有用な情報として活用していけることが強く望まれている。

　一方，気分障害でも，大うつ病性障害と双極性障害では，病態，病因，治療法において共通点もあるものの，大きく異なる部分も多い。これら2つの疾患の生物学的基盤を区別することは，鑑別診断や，病態に応じた新規治療法の開発においても重要である。本稿では，その異同についても着目しながら，気分障害におけるこれまでのMRI研究の知見を概説し，今後MRIを気分障害の診断や治療法の選択などに臨床応用していくために必要とされる研究や，研究を行ううえで考慮するべきポイントについて考察したい。

A．MRIによる気分障害の形態画像所見

1．3D-T1強調画像（体積測定）

　MRIを用いて特定の脳領域の体積を検討する際には，その領域をマニュアルでトレースし，囲ま

れた関心領域のボクセル数をカウントする方法が従来行われてきたが，近年では，MRI画像の信号値に体積情報を持たせた画像を作成し，その信号値をすべてのボクセルごとに比較するvoxel-based morphometry (VBM) という手法を用いた研究も行われるようになっている。

　まず，双極性障害と大うつ病性障害の双方で一致して報告されている脳形態変化として重要なのが，膝下部帯状回における体積減少である。この所見は，家族歴をもつ気分障害を対象としたDrevetsら[1]の研究により注目されたが，その後も気分障害に特異性をもって再現されており，最近のメタ解析でも，気分障害では両側の膝下部帯状回の体積が小さいことが示されている[2]。また，特に左の膝下部帯状回の体積減少は家族歴と関連すること，病初期から認められ年齢との相関がみられないことなどから，この膝下部帯状回における形態異常は気分障害の素因との関連が示唆されている。

　眼窩前頭皮質も，相反する報告はあるものの，大うつ病性障害および双極性障害の双方で比較的一致して灰白質体積が減少していることが報告されている[3]。眼窩前頭皮質は，情動の制御や社会的行動において重要な役割を果たしていることが示唆されており，気分障害に共通の情動制御障害に関与している可能性が考えられる。

　海馬は大うつ病性障害において知見が集積している領域である。死後脳研究の結果とも一致して，大うつ病性障害において海馬体積を測定した研究は，多くが体積減少を報告しており，2つのメタ解析でも，うつ病では両側の海馬体積が減少していることが示されている[4,5]。海馬体積減少のメカニズムは十分解明されていないが，うつ病患者で認められるコルチゾールレベルの上昇が海馬において有害作用をもたらすことが示唆されており，海馬体積はうつ病の未治療期間と負の相関を示すことが報告されている。さらに最近の研究は，うつ病患者を3年間観察した結果，海馬体積が減少したこと，および治療により寛解した群はこの減少が少なかったことを報告している。

　双極性障害の海馬体積に関しては，減少しているという報告も散見されるが，健常者と差がないとするものが多く，逆に増加しているという報告もあるなど，現在のところ一致した見解は得られていない。

　扁桃体は知覚対象の生物学的重みづけに関与し，情動反応を誘発する神経基盤と考えられており，うつ病相においては，ネガティブな情動が生じるよう扁桃体がバイアスをかけている可能性が示唆されている。気分障害を対象に扁桃体の体積を健常者と比較した研究では，双極性障害においては大きいとするものがやや多く，大うつ病性障害では小さいとするものが多いが，いずれも反対の結果や，差がないとする研究も多くあり，一致した見解は得られていない[3]。その理由としては，罹病期間，治療歴のような対象の臨床的な多様性に加えて，扁桃体が複数の核の集合体であることや，体積測定に際して周辺領域との境界が一部不明瞭であるといった測定上の問題も考えられる。

2．T2強調画像（皮質下高信号）

　T2強調画像における皮質下高信号は気分障害で多くみられる所見であるが，その臨床的意義や

背景は，発症年齢および躁病相の有無によってやや異なっている。例えば，高齢発症の老年期大うつ病性障害では，健常者や若年発症の大うつ病性障害患者と比較して，MRIのT2強調画像で高信号を示す5mm以上かつ，T1強調画像で低信号を示すような潜在性脳梗塞の頻度が明らかに多く，こうした患者は気分障害の家族歴が少ないことなどから，脳血管障害がうつ病の発症や病態に大きく関与していると考えられている。また，こうした患者では，抗うつ薬への反応性が悪く，遷延しやすい傾向があるとともに，せん妄やパーキンソニズムなどの副作用を呈しやすく，うつ症状改善後も思考速度の低下を中心とした認知機能障害を認めることなどが明らかとなっており[6]，MRIで潜在性脳梗塞の有無と程度を評価することは臨床的意義も大きいと考えられる。

一方，双極性障害では若年者であっても皮質下におけるT2強調画像での高信号領域が，健常者と比べて有意に多いことが報告されており，最近のメタ解析の結果でも，双極性障害での頻度は健常者の約2.5倍であると推定されている[7]。皮質下の高信号は健常者においても認められる非特異的な所見で，脳血管障害以外に脱髄，グリオーシス，血管周囲腔の拡大などを反映していると考えられており，その神経病理学的意義は明らかではないが，老年期大うつ病性障害の場合と異なり家族歴との関連も示唆されるなど，双極性障害の素因に何らかの関与をしている可能性がある。もちろんすべての双極性障害患者で白質高信号がみられるわけではなく，現段階ではその臨床的意義もはっきりしないが，スライス厚を薄くし，fluid-attenuated inversion recovery（FLAIR）法による撮像も行うなどして感度を高めるとともに，今後も臨床的特徴や神経病理学的研究との対応を進めていくべき所見の1つと考えられる。

3．拡散テンソル画像

白質の異常が気分障害の神経回路障害の一因となっている可能性が考えられている。拡散テンソル画像は水分子の拡散異方性の程度を表すFrictional Anisotropy（FA）と，見かけの拡散の大きさを表すApparent Diffusion Coefficient（ADC）を指標として，白質ネットワークの異常を検出できることから，気分障害の神経回路障害における白質異常の関与を検証しうる方法といえる。気分障害の拡散テンソル画像に関する最近の総説によると，大うつ病性障害，双極性障害ともに前頭葉，側頭葉における白質異常（FA値低下）の存在が示唆されている[8]。

B．MRIによる気分障害の機能画像所見

1．fMRI

　fMRIでは，脳賦活に伴う血流変化を間接的に測定することで，ある刺激や課題遂行時の脳賦活部位を画像化することが可能である．また，患者群と健常者群のfMRIデータをStatisitical Parametric Mapping（SPM）などのソフトウェアを用いて統計的に比較することにより，疾患に特異的な脳機能異常を明らかにする試みが行われている．

　われわれは，これまでの健常者を対象とした研究から，左前頭前野や前帯状回などを賦活することが知られている言語流暢性課題を用いて気分障害における脳賦活機能の検討（**図1**）を行ってきた．

　その結果，大うつ病性障害では左前頭前野の賦活が健常者と比較して有意に低く，課題成績が低下していること，寛解直後も前頭前野の賦活機能は十分改善していないことが明らかとなった．また，回復期の老年期大うつ病性障害についても検討を行った結果，1回のみのエピソードの群では健常者と差を認めないが，再発を繰り返す群では前帯状回の賦活が有意に低下していることが明らかになった．これらの結果は寛解期における継続療法の必要性や，反復性うつ病の回復期における

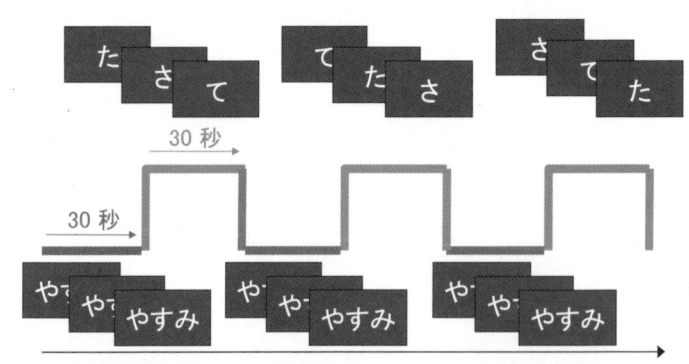

言語流暢性課題と対照課題を30秒ごとに3回繰り返すブロックデザイン

言語流暢性課題
　3秒に1回提示される'た'，'て'，'さ'の 頭文字で始まる単語を心の中で思い浮かべる．（例えば'た'であれば'たんぼ'など）
対照課題
　3秒に1回提示される'やすみ'という文字に合わせて，'やすみ'と心の中で繰り返す．

図1　言語流暢性課題を用いた脳賦活機能検査法

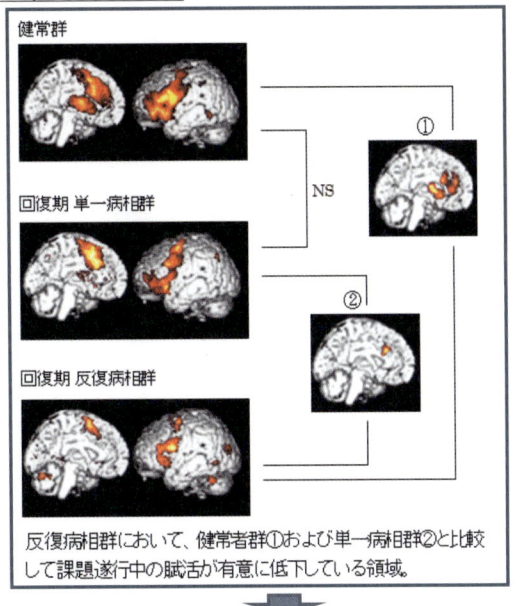

図2 言語流暢性課題を用いた研究結果のまとめ

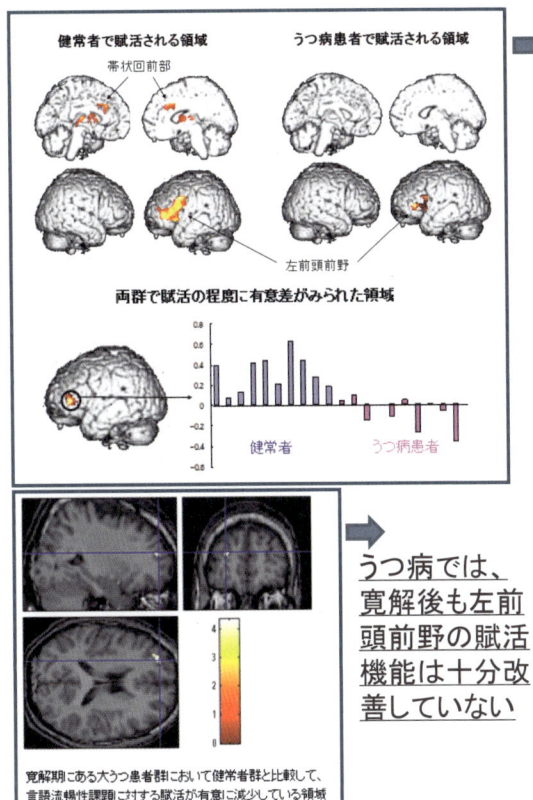

長期間の維持療法の必要性を示唆するものと考えられた[9]（図2）。

　情動の処理に関連した脳機能異常をターゲットにした研究も多く行われるようになっており，大うつ病性障害における扁桃体の過活性が再現性をもって報告されている。扁桃体は前頭前野の多数の領域と相互に連絡があり，これらの機能的結合が情動的行動の制御を可能にしていることが示唆されているが，大うつ病性障害では情動制御を行う際にこの機能的結合に異常をきたしていることも示されている。

　双極性障害のfMRI研究においても，扁桃体の過活性および背外側前頭前野の低活性が報告されている。躁状態の患者を対象とした研究でも前頭前野による扁桃体過活性の制御障害が示唆されており[10]，認知─情動相互作用に関する神経回路における何らかの障害は，気分障害に共通の病態として存在すると考えられる。

　また，fMRIの最近の動向として，非常に低い周波数（<0.1 Hz）でのfMRI信号の揺らぎを解析の対象として，課題を行っていない安静状態における自発的な脳活動パターン（Default Mode Network）を明らかにする試みも行われるようになっている。解析方法としては，特定の関心領域を設定してその関心領域のfMRI信号と相関する脳領域を検出する方法や独立成分分析を用いて脳

内にある独立な回路網を検出する方法に加えて，安静時における各領域での脳活動の大きさの指標として fractional amplitude of low frequency fluctuation（fALFF）を算出する方法なども提唱されている。気分障害を対象とした研究も行われるようになっており，大うつ病性障害および双極性障害の双方で皮質—辺縁系の機能的結合が低下していること，大うつ病性障害では膝下部前帯状回と Default Mode Network との機能的結合が増加していることなどが報告されている。

2. MRS

双極性障害では，プロトン MRS により，前頭前野や海馬の N アスパラギン酸（N-acetylasparate：NAA）低下が報告されている他，コリン含有化合物，myo-イノシトールの異常が示唆されている。また，リン MRS を用いた研究では寛解期における細胞内 pH 低下や，うつ状態でのクレアチンリン酸（PCr）の低下が報告されており，ミトコンドリア機能障害との関連が想定されている。

一方，大うつ病性障害の MRS 研究では，主に前頭葉においてγアミノ酪酸（GABA）およびグルタミン酸とグルタミンの混合シグナル（Glx）の低下が報告されている。また，最近の総説は Glx は大うつ病で減少している一方，双極性障害では増加しているこを示唆している[11]。

C．補助診断や治療反応予測を目指した MRI 研究

MRI を補助診断に応用することを目指した研究も，徐々に行われるようになってきている。最近では，Fu らが 3 段階に強度を調節した悲しみの表情刺激を用いた fMRI 実験を行い，サポートベクターマシンの手法を用いて，84％の感度と 89％の特異度で，患者群と対照群を判別できたことを報告している[12]。

治療反応性予測に関する研究も fMRI を用いて多く行われており，治療前の扁桃体の過活性は抗うつ薬と認知行動療法に双方に対する良い治療反応性を予測すること，前帯状回の過活性は抗うつ薬に対する良い治療反応性を，低活性は認知行動療法に対する良い治療反応を予測することなどが示唆されている[13]。

予備的ではあるが，形態画像を用いて治療反応性を予測する試みも行われており，形態画像においては，両側の海馬体積が大きいこと，前帯状回の体積が大きいことが抗うつ薬に対する良い治療反応性と関連すること，老年期非精神病性うつ病で抗うつ薬治療により寛解しなかった群は，拡散テンソル画像における FA が前頭葉および辺縁系の多くの領域において寛解群と比較して低値であったことなどが報告されている[14]。

表 1　気分障害における主な MRI 所見

	大うつ病性障害	双極性障害
T2 強調画像	高齢発症で皮質下高信号 （脳血管障害を反映）	皮質下高信号 （神経病理学的意義は不明）
3D-T1 強調画像	膝下部前帯状回体積減少 海馬体積減少	膝下部前帯状回体積減少
拡散テンソル画像	前頭葉，側頭葉の白質 における FA 値低下	前頭葉，側頭葉の白質 における FA 値低下
fMRI	前頭前野低活性 扁桃体過活性 前頭葉―辺縁系の機能的結合低下	前頭前野低活性 扁桃体過活性 前頭葉―辺縁系の機能的結合低下
MRS	主に前頭葉における GABA 低下 Glx 低下	NAA 低下 寛解期に PH 低下 うつ状態で PCr 低下 Glx 増加

D．先行研究のまとめ

　これまでの MRI を用いた脳画像研究の結果（表1）から，①気分障害では扁桃体など辺縁系の過活性と，行動や情動のコントロールを行う前頭前野の低活性，およびこれらの領域の相互調節障害が生じていること，②このような機能的異常を引き起こす要因として，3D-T1 強調画像での膝下部前帯状回や海馬（大うつ病性障害）における形態変化，T2 強調画像での高信号や拡散強調画像での FA 値低下に反映されるような白質の障害などが関与していること，③MRS により脳内物質の変化を検討することで，大うつ病性障害と双極性障害の病態の違いを捉えられる可能性があること，などが示唆されている．さらに，扁桃体などの辺縁系の過活性が抗うつ薬に対する良い治療反応性と，前頭葉や前帯状回など情動制御に関与する領域の低活性が認知療法の良い治療反応性と関連するとともに，海馬や前帯状回の萎縮や白質の障害などの形態画像で捉えられるような変化は，抗うつ薬などによる治療に反応しにくい指標となる可能性も，治療反応性に関する研究により示唆されている．

E．今後の研究の方向性

　ここまで述べたように，これまでの MRI 研究から，気分障害の脳機能および形態変化に関する一

定の知見が得られているが，このような示唆が，ただちに臨床に応用できるわけではない．以下に臨床応用を念頭においた現時点でのMRI研究の問題点と今後の研究の方向について考察する．

　まず，MRIが臨床検査となるためには，気分障害に特徴的な所見が同様の方法（撮像条件や解析方法）で，多くの患者において確認される必要があるが，現状では各施設により磁場強度も含めてMRI検査に用いるパラメーターが異なっているうえ，論文にアクセプトされているある程度洗練された解析方法においても，異なる閾値やフィルター，標準脳テンプレートが用いられている．また，性別や服薬状況，IQ，年齢，発症年齢，家族歴，併存疾患など，脳の形態や機能に影響を与えると考えられる患者特性も研究により大きく異なっている．

　このような問題点に対処するには，多くの医療機関・研究機関が同一のプロトコールで研究を進めることが必要と考えられ，そのためには検査の実施がある程度容易であることが求められる．われわれの研究グループでは，fMRIとさまざまな情動—認知課題を用いて，うつ病の病態解明を目指した研究を行ってきたが，短時間で施行でき（約3分），患者群でも比較的実施が容易であることから，前述のように言語流暢性課題遂行中のfMRIを主に認知機能に関わる前頭葉や前帯状回の賦活機能を簡便に調べる方法として用いている．現段階で標準プロトコールとして提案できるレベルのものではもちろんないが，今後他の施設での結果なども蓄積され，補助診断としての可能性が検証されることを期待したい．

　しかし，このような単純な課題であっても，刺激提示のシステムを構築し検査を行うことは，多くの臨床病院では容易ではない．このようなことを念頭におくと，まずはT2強調画像，3D-T1強調画像，安静時fMRIなど，患者の負荷が少なく，解析は別として撮像自体が多くの施設で比較的容易な検査を，研究機関・医療機関でできる限り方法（撮像条件や解析方法）を統一したうえで，しっかりした患者背景（気分障害のサブタイプ，年齢および発症年齢，性別，IQ，服薬状況，罹病期間，家族歴，併存疾患など）と合わせてデータベースを作り，気分障害の臨床検査としての有用性を検討していくことも必要かもしれない．

おわりに

　MRI研究による知見が蓄積されたことにより，気分障害が脳の構造的あるいは機能的異常によるものであることが明らかとなり，気分障害に対する誤解や偏見を軽減する意味では一定の役割を果たすとともに，バイオマーカーとしての可能性を秘めたMRI所見がいくつか報告されてきている．

　しかし，MRI装置や解析手法の不均一性など，研究方法の多様性から，これらのMRI知見を個人の患者に適用できるような臨床検査に応用できる段階には至っていない．

　今後，MRIを用いた脳形態および機能の測定が，鑑別診断や治療反応性予測などに有用な臨床検査として確立され，気分障害に苦しむ方々の助けになるためには，多施設において，ある程度共通したプロトコールでの研究が行われる必要があると考えられる．本稿がその議論の土台として，少しでもお役に立てば幸いである．

文　献

1) Drevets WC, Price JL, Simpson JR Jr, et al.：Subgenual prefrontal cortex abnormalities in mood disorders. Nature 386：824-827, 1997
2) Hajek T, Kozeny J, Kopecek M, et al.：Reduced subgenual cingulate volumes in mood disorders：a meta-analysis. J Psychiatry Neurosci 33：91-99, 2008
3) Konarski JZ, Mclntyre RS, Kennedy SH, et al.：Volumetric neuroimaging investigations in mood disorders：bipolar disorder versus major depressive disorder. Bipolar Disord 10：1-37, 2008
4) Campbell S, Marriott M, Nahmias C, et al.：Lower hippocampal volume in patients suffering from depression：a meta-analysis. Am J Psychiatry 161：598-607, 2004
5) Videbech P & Ravnkilde B：Hippocampal volume and depression：a meta-analysis of MRI studies. Am J Psychiatry 161：1957-1966, 2004
6) 藤川徳美：無症候性脳梗塞と vascular depression．脳卒中 26：670-674，2004.
7) Kempton MJ, Geddes JR, Ettinger U, et al.：Meta-analysis, database, and meta-regression of 98 structural imaging studies in bipolar disorder. Arch Gen Psychiatry 65：1017-1032, 2008
8) Sexton CE, Mackay CE & Ebmeier KP：A systematic review of diffusion tensor imaging studies in affective disorders. Biol Psychiatry 66：814-823, 2009
9) 岡田　剛，岡本泰昌，山脇成人：fMRIでみるうつ病の脳機能．臨床精神医学 37：773-777，2008
10) Foland LC, Altshuler LL, Bookheimer SY, et al.：Evidence for deficient modulation of amygdala response by prefrontal cortex in bipolar mania. Psychiatry Res 162：27-37, 2008
11) Yuksel C & Ongur D：Magnetic Resonance Spectroscopy Studies of Glutamate-Related Abnormalities in Mood Disorders. Biol Psychiatry 68：785-794, 2010
12) Fu CH, Mourao-Miranda J, Costafreda SG, et al.：Pattern classification of sad facial processing：toward the development of neurobiological markers in depression. Biol Psychiatry 63：656-662, 2008
13) DeRubeis RJ, Siegle GJ & Hollon SD：Cognitive therapy versus medication for depression：treatment outcomes and neural mechanisms. Nat Rev Neurosci 9：788-796, 2008
14) MacQueen GM：Magnetic resonance imaging and prediction of outcome in patients with major depressive disorder. J Psychiatry Neurosci 34：343-349, 2009

〈岡田　剛〉

4. MRIを用いた多施設共同研究へ向けた技術開発

はじめに

　近年の脳神経画像技術の進歩は瞠目に値するが，ことに精神医学においては，ヒトの脳構造・脳機能が非侵襲的に精査可能な磁気共鳴撮像装置（MRI）の到来により，精神疾患の病態理解に関わる重要な知見が数多く提示されてきている．また，エビデンスに基づく医療という視点においても，診断補助・予後予測などの場面で，画像技術の応用に大きな期待が寄せられている．

　今後，精神疾患の病態に関わる要因の同定や仮説検証を行う研究に一層の弾みをつけるうえでは，MRI画像のような研究リソースを今以上に充実させ，これを包括的に利用しながら研究を推進することが重要と考えられる．ただし，個別の研究グループが一定の研究目的にしたがってMRI画像を短期間に多数取得することは容易でない．また，病態解明に真のブレークスルーをもたらすためには，統計学者・コンピュータサイエンティスト・基礎神経科学者らとの連携も必須である．

　このような背景のもと，近年，複数施設が共同でMRI画像を収集し，大規模な画像データベースの構築を目指した活動が国内外で始まっている．学際的交流のもと，撮像プロトコールやデータ管理，解析手法の標準化も併せて進められており，将来大型臨床研究を行うための基盤整備という点で極めて意義深い活動といえる．本稿では，この分野におけるこれまでの試みをまとめ，今後の課題や見通しについて検討を行う．

A．多施設共同による脳画像研究の意義

　脳画像データを多施設共同で収集し，データベースを構築した場合，これを活用することで精神医学，ひいては脳科学全般が受ける恩恵としてはどのようなものが考えられるだろう．

　研究効率の面からいうと，従来よりも大きなサンプルサイズが短期間で達成可能となる点が大きい．統計学的なパワーが大きくなれば，これまで同定の難しかった，軽微だが意味のある解剖学的・機能的差異も検出できるようになる可能性がある．発生頻度が稀な疾患のケース，長期にわたる縦断研究で被験者の脱落が深刻なケースにおいても，複数施設が共同してデータ収集を行うことで検討可能なデータが増え，研究効率の向上が期待できる．

検討の幅の面から見ると，サンプル数の桁が増えることで，疾患の細かなサブタイプ別の脳形態・脳機能の検討が可能となり，疾患の病態生理がより明らかになることも期待される。年齢・性別から血液等バイオマーカー・遺伝子多型に至るまで，疾患と関連するさまざまな要因との間で多変量解析の実行が容易となることも重要である。

さらにデータベースに蓄積された画像から，当初の目的とは異なる新たな研究の展開も期待できる。例えば，異なる年齢層を対象としたプロジェクトで得られた脳画像を1つのデータベースに集約しておけば，後になって幅広い年齢層における脳形態変化を探索することが可能になる。あるいは新たに実施する疾患研究で，健常対照群の画像データを新規に収集する必要性が減り，研究期間の短縮やコストの節約に繋がる可能性もある。このように脳画像データベースを構築することは，精神医学研究を新たな次元で展開するうえで，貴重な足場を提供する可能性がある。

B．海外における多施設共同型・画像研究の動向

脳画像データを研究資産として捉え，その品質を管理しながら蓄積し，今後の研究や教育に活かそうという発想は国内外で認識され始めている。本節では，過去10年間に行われた，その嚆矢とも言うべき活動を幾つか取り上げる。

1．Biomedical Informatics Research Network（BIRN）

BIRNは，米国国立衛生研究所・国立研究資源センターからの助成を受け，2001年に設立されたコンソーシアムで，米国の複数の研究機関が高速ネットワーク回線上で画像・臨床データを共有しながら共同で医学研究を推進するための支援を行っている[1]。BIRN Coordinating Centerはその中核組織として，ネットワーク情報基盤の整備，データを運用するためのソフトウェアの開発と提供，データレポジトリの運営などを統括している。そのもとで，testbedと呼ばれる特定の検討目標を掲げた多施設共同型の研究プロジェクトが存在し，例えば，うつ病やアルツハイマー病などで見られる記憶障害と脳形態異常との関連を探索するMorphometry BIRNや，統合失調症で起こるさまざまな脳機能障害を精査し，その治療法を探索することを目的としたFunction BIRNなどがある（後述）。これらのtestbedは，全米10ヵ所以上の著名な大学・研究機関が連携しながら画像研究を推進しているところに特徴がある。発足当初の数年間は，いかなる指標を用いて，いかにデータ品質を良好に保つかという観点から精力的に研究開発が行われていた。その過程で確立されたプロトコールによってデータが収集・蓄積され，近年は実質的な成果が報告され始めている[2]。

2. Alzheimer's Disease Neuroimaging Initiative（ADNI）

　ADNIは，米国で2005年に始まったアルツハイマー病の大規模臨床研究である[3,4]。アルツハイマー病患者・その前駆段階と考えられている軽度認知障害者・健常高齢者を対象として，MRI画像検査・臨床評価・神経心理検査が，約半年ごとに最大3年間実施されている。ADNIの主たるミッションは，脳画像の代用マーカーとしての有用性を確立することであるが，チェックの済んだデータを研究者向けに公開するという公共性も有している。ADNIにおいても，多施設で脳画像を収集する際に問題となる機種内・機種間差を補正する手法が開発され，ユーザに提供されている。研究成果の中間報告では，脳画像のバイオマーカーとしての有用性だけでなく，補正の有効性も報告されている。

C．わが国における多施設共同研究へ向けた技術開発の試み

　米国で先行したBIRNやADNIのような多施設共同型の画像研究プロジェクトは，近年，わが国においても高まりを見せ始めている。例えば米国発のADNIは，現在世界4極で準備もしくは開始されているが，日本はその一翼を担っており，2007年からJapanese ADNI（J-ADNI）が始動している。研究デザインは米国版を踏襲しながらも，画像の収集・補正法に関してはJ-ADNI独自の検討が並行して進められ，わが国における多施設脳画像研究のインフラ整備に向けて大きな貢献をもたらしている。本節ではこれを含め，わが国で現在までに行われてきた技術開発を幾つか紹介する。

1．MRI画像補正

　MRIを用いた多施設共同研究では，使用されるMR装置のメーカーや機種が統一されている可能性は低い。したがってハードウェアの性能や，そこから得られるデータの品質にもばらつきが予想され，これをコントロールするための技術開発が求められる。ADNIでは，複数装置で得られた画像データを組み合わせるだけでなく，同一装置を長期間にわたって使用する場合においても重要となる，画像品質と再現性を高く維持するための補正手法が色々開発され，使用されている。ここでは，画像品質と解析結果に影響を与えうる要因を挙げ，ADNIで用いられている補正手法について論じる。

　画像品質に影響を与える要因として重要なものには，体動などに起因する画像のぶれ，信号むら，歪みなどが挙げられる。体動などによって画像にぶれが生じると，灰白質・白質・脳脊髄液の境界

| 処理前 | 処理後 | 差 分 |

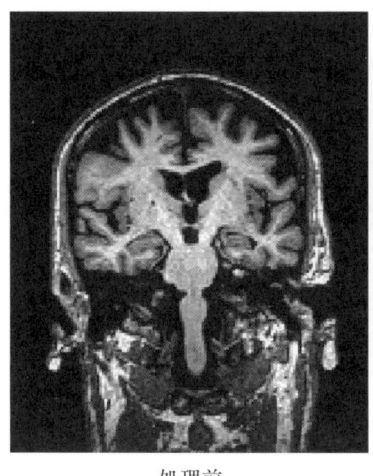

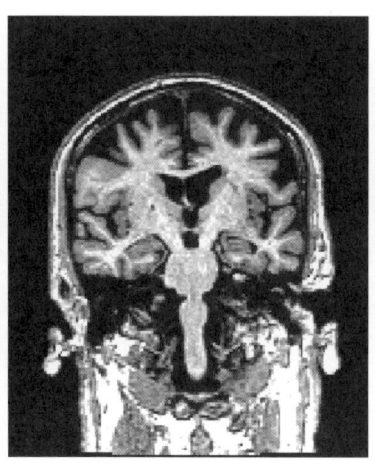

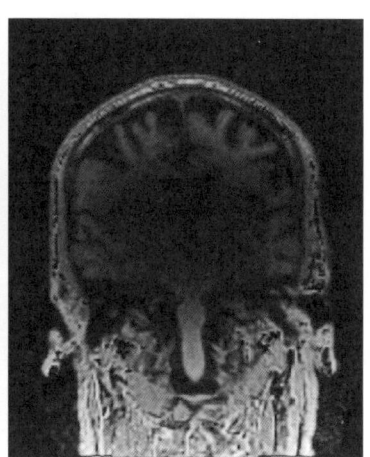

図1 信号むらと歪み補正処理の1例

やコントラストが不明瞭となり，視認性が低下する。また，コンピュータを用いた形態解析においては，閾値処理やヒストグラムの解析時に多大な影響を及ぼすため，解析の精度・信頼性が低下してしまう。信号むらは，多チャンネルコイルの感度むらや照射ラジオ波の不均一性などによって起こるとされているが，体動などによるぶれと同様に画像処理を行う際の閾値処理などに大きな影響を及ぼし，解析精度を低下させる原因の1つとなる。また画像の歪みは，傾斜磁場の非直線性などによって起こるとされているが，得られた画像が最初から歪んでしまっていては，そのうえで測定した脳の容積が，程度の大小はあれ，正しい値から遠ざかるのは言うまでもない。

　これらはいずれも同一装置内ですら起こりうる問題で，設備や性能の違う複数の装置間では一層注意すべき問題である。ADNIでは，全研究参加施設からのデータを中央管理し，品質管理・品質保証を行うとともに，むらや歪みに関しては各種補正手法を適用して施設間差を減らし，解析精度を向上させようとする試みが行われている。

　図1は，元データに信号むらと歪みの補正処理を行った後の画像である。信号むらに関しては一部の装置を除き，3次元T1強調画像を得る際にB1-calibrationスキャンと呼ばれる信号むら補正用の画像を追加で取得して補正に用いている。また，この手法以外にも，後述するNon-parametric non-uniform intensity normalization（N3）という画像処理方法[5]で信号むらを取り除く処理が行われている。

　画像の歪みに関しては，Gradwarpと呼ばれる手法によって補正が行われている。これは，傾斜磁場のデザインから予測される歪み情報をMR装置メーカーから事前に取得し，これを逆展開することで歪みを補正する手法である。ADNIではこの手法に加え，ファントムを使用してvoxel driftと呼ばれる直線的な伸縮の補正を行っている[6]。

　これらの補正手法はJovicichiら[7]やLeowら[8]によってバリデーションが行われており，各種形態解析手法への影響も検討されている[9,10]。

ここで紹介した手法は撮像の時点ごと，つまり横断的な信号むらと歪みの補正であるが，経時変化を解析する際にはさらに時点間の補正を行い，解析精度の向上を図る場合がある。脳容積変化を定量化できる Boundary Shift Integral という手法では，2時点の画像を重ね合わせたうえで容積変化の計算が行われるが，この際，萎縮が見込まれる領域を除いた脳実質内における，2時点間の信号値の変化を補正することにより，解析結果の標準偏差が減少することが報告されている[11]。また，時点ごとにファントムを用いた直線的な伸縮の補正を行うのではなく，拡大縮小を許しながら2時点の画像を重ね合わせてしまった方が，解析のばらつきが減少するという報告もある[12]。脳萎縮のパターンは脳全体の単純な拡大・縮小では説明されないので，このような処理を行っても萎縮を過小評価することはほぼないと考えられると論じられている。

以上，脳容積解析における多施設脳画像研究での問題点と補正法について簡単に紹介したが，実際に研究を行ううえでは，データチェックやフィードバック体制，施設ごとの装置の情報管理なども，研究成果を上げるための重要な要因となることを指摘しておく。

2．N3 を用いた信号値不均一補正の実際

MRI 画像では種々の要因により，同じ組織（灰白質，白質）でも部位によって信号値に差が出ることが知られている。視察では，この「信号値不均一」は大きな問題になることはないが，近年よく利用されるようになってきている Voxel Based Morphometry（VBM）ではこの信号値不均一が問題となる。VBM においては，最初に脳の T1 強調画像を灰白質・白質・脳脊髄液に分割するが（segmentation），まず信号値をもとに分割し，その後各組織の確率画像をもとにさらに分割化の精度を高めている。信号値の不均一が強い場合，分割する際に白質の一部が灰白質と誤判定されてしまうことが起こり得る。このため信号値の不均一補正は，より頑健で適切な分割化画像を得るために重要である。

この信号値不均一補正は，VBM の前処理段階で内部的にも行われているが，他の信号値不均一補正プログラムを用いた方がより適切な結果が出ることが報告されている[13]。補正プログラムはいくつか発表されているが，最も広く知られているものの1つとして，カナダのモントリオール神経学研究所（MNI）で開発された N3 がある[14]。N3 の特徴としては，灰白質・白質・脳脊髄液といった各組織の情報を事前に入力する必要がないこと，どのようなパルスシーケンスでも補正ができることがあげられる。一方，短所としては，使用環境（オペレーティングシステム）が Linux に限られること，Linux へのインストールにも手間がかかること，画像形式が MNI で開発されているプログラムが扱うことのできる MINC 形式に限られていることがあげられる。われわれは，Windows ユーザでも気軽に Linux を使えるようなカスタマイズした Linux を公開しているが[15]，このなかに N3 が既にインストールされており，近年画像解析の世界の標準になりつつある NIfTI 画像があれば補正ができるようになっている。

N3 を用いると実際にどの程度信号値不均一が補正されるだろうか。**図2**に信号値不均一補正前

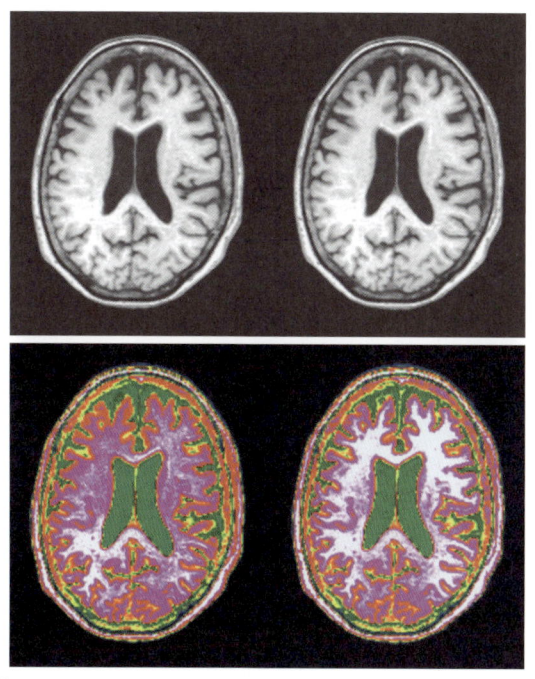

図2 N3による信号値不均一補正前後のT1強調画像
左：信号値不均一の補正前，右：信号値不均一補正後。N3による補正により，白質の信号分布がより均一になっていることがはっきりとわかる。

後のMRI画像および，比較のためにカラー表示させたものを示す。白黒画像でははっきりとしないものの，カラー表示をさせることにより，補正後画像では白質の信号値分布がより均一になっていることがはっきりとわかる。

次に信号値不均一補正によって，より適切な結果が得られた例を示す。図3はアルツハイマー病患者のMRIを経時的に3回撮像し，SPM5（Statistical Parametric Mapping software 5）を用いて灰白質画像を抽出し，灰白質容積を算出し，信号値不均一補正がどの程度影響があるかを検討したものである。N3による信号値不均一補正を行った画像では，経時的に灰白質容積が減少していることがわかるが，N3での補正を行わなかった画像では3回目の撮像において灰白質容積が2回目に比べて増加しているという矛盾した結果が得られている。これにより，より頑健な結果を得るためには信号値不均一補正が必要であることがわかる。

信号値不均一補正では，MRIの機種間差を減らすことのできる可能性も有している。7人の健常者ボランティアに対して同時期にSiemensのHarmonyおよびVisionの異なるMRI装置で撮影を行い，信号値不均一補正前後でSPMによるT1強調画像の分割化の結果，灰白質容積がどの程度変化するかを測定した。結果を表1に示す。N3補正を行わない場合のHarmonyとVisionの機種間

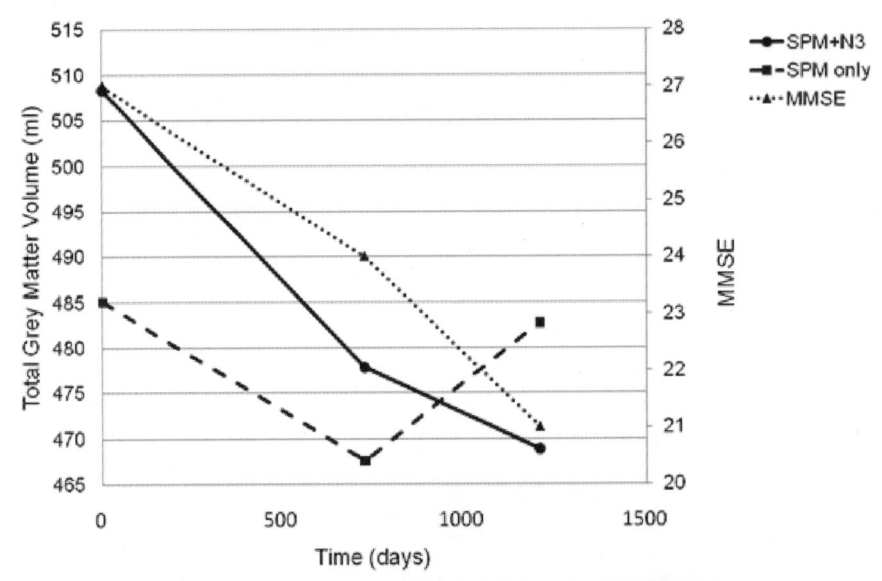

図 3 アルツハイマー病患者の縦断的な灰白質容積変化

N3補正をした場合，経時的に灰白質容積は減少を示すが，N3補正をしない場合，3回目の灰白質容積は2回目に比べて増加しているという結果となってしまっている。

表 1 N3補正がMRIの機種間差に及ぼす影響

	補正前 (ml)			補正後 (ml)		
Subject	Harmony	Vision	差分	Harmony	Vision	差分
1	702.23	677.91	24.32	683.85	677.55	6.30
2	687.24	681.23	6.01	663.71	663.59	0.12
3	762.40	765.17	2.77	740.40	757.58	17.18
4	702.55	693.17	9.38	679.92	687.50	7.58
5	747.26	712.20	35.06	713.89	698.21	15.68
6	749.80	738.35	11.45	720.63	728.40	7.77
7	666.16	654.44	11.72	640.32	646.69	6.37
差分平均		14.38±11.34			8.71±5.88	

N3補正により，HarmonyとVisionの機種間差が減少していることがわかる（共にMPRAGEシーケンスで撮影）。

差の差分平均は14.38±11.34 mlであったのに対し，N3補正を行った場合の差分平均は8.71±5.88 mlと減少していた。個々に見ても7例中6例で差分が減少しており，機種間差を減少させる可能性が示唆されている。しかし，筆者の経験では，ベンダーが異なる場合，ここまでの減少が見られない場合もあり，今後のさらなる検討が必要である。

D．装置間差を考慮しない形態計測の試み

　ADNIでは，データ収集から解析まで，さまざまな条件統制や画像補正を行うことでMR装置の機種間差の克服を目指し，多施設共同型の脳画像研究を推進している．こうした努力は，画像解析についての理解の深まりや新たな技術の開発にもつながる貴重なものといえる．

　一方，標準プロトコールに則って撮像されなかった複数施設（機種）の既存データを組み合わせ，一定の制約下で解析を試みることにも，それなりのニーズと価値があるように思われる．このようなやや乱暴な発想は，疾患による脳形態の変化が，スキャナーの違いの影響よりも大きなものであれば，多施設データの使用によるサンプル数増大がもたらす統計学的パワーの増大によって軽微な群間差を検出可能となる，という仮説に基づくものである．先行研究では，小児欠神てんかんの多施設VBM研究により，その実行可能性が報告されている[16]．このような検討が実際に行われることは少ないと思われるので，われわれの若干の試みについて，以下に簡単に紹介する．

　対象はA施設における健常者25人（平均年齢28.1±6.9歳）と統合失調症患者25人（28.3±6.4歳），B施設における健常者25人（平均年齢29.2±6.2歳）と統合失調症患者25人（30.8±5.6歳）であり，いずれの群も男性13人，女性12人からなっていた．A施設のMRI装置はSiemensのVision（1.5T），B施設はPhilipsのIntera（1.5T）であった．SPM5によって健常者群と患者群を比較すると，A施設（図4A），B施設（図4B）ともに前頭側頭領域を中心に患者群で灰白質濃度の減少が認められた．A施設とB施設のデータ間で比較を行うと，広範囲の領域に施設間差が認められ（図5），各施設における群間差よりも強いものであった．しかし，両施設のデータを併せ，施設を共変量に含めて，健常者群と患者群を比較すると，施設ごとの比較より広範囲に差が認められた

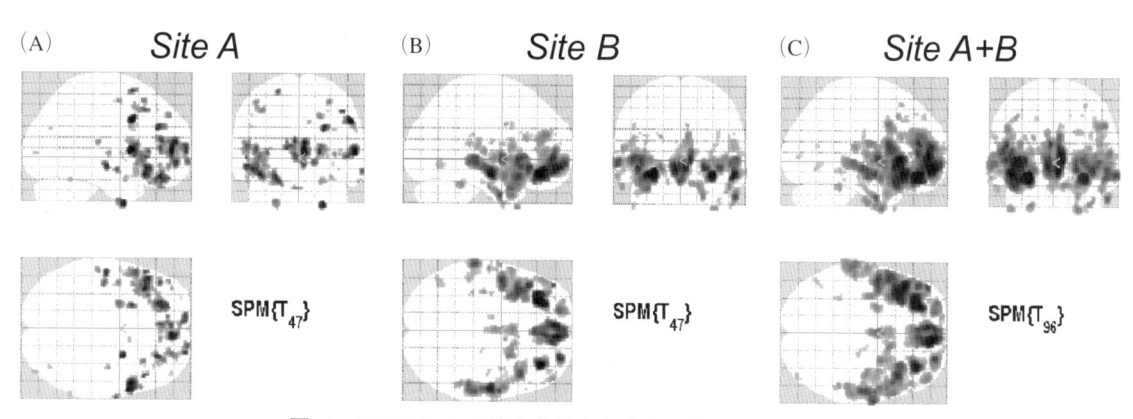

図4　SPM5による統合失調症患者群と健常者群の比較
　A施設（A），B施設（B），A施設とB施設のデータを併せたもの（C）における患者群における灰白質密度の減少を示す．

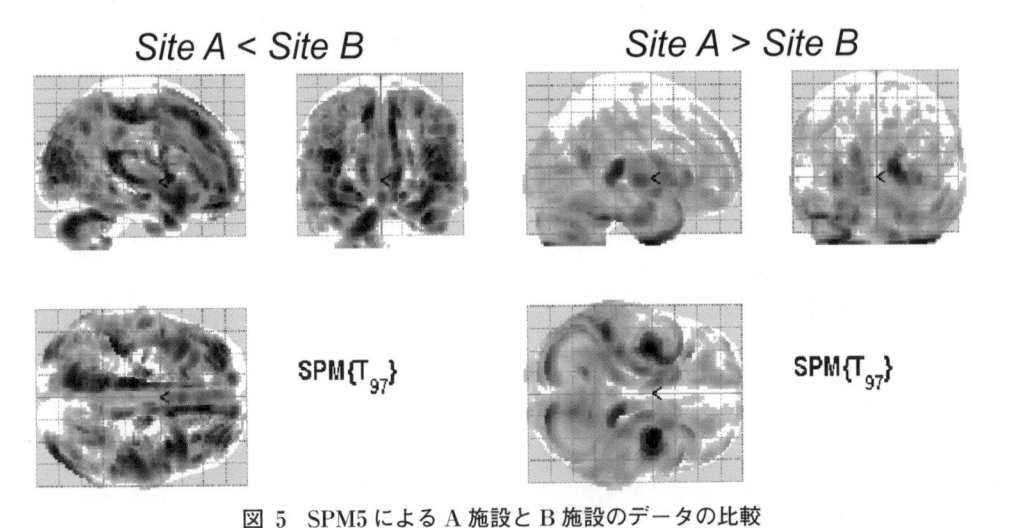

図5 SPM5によるA施設とB施設のデータの比較

(図4C)．差が認められたのは，統合失調症における灰白質濃度の減少として妥当と思われる領域であり，顕著に認められた施設間差の影響をほとんど受けていないと思われた．

上記の実験的試みの結果は，異なる施設の既存のMRIデータを併せて群間比較に用いることがある程度可能であることを示唆している．このようなやり方は，その結果の解釈に注意が必要であり，推奨されるものではないが，目的によっては一考に値するかもしれない．実際に行う場合には，各施設がほぼ同数の患者群と対照群のデータを持つことが必要と考えられる．

E．多施設共同によるfunctional MRI研究の可能性

ここまでMRIの脳形態画像における多施設共同研究の可能性を論じてきたが，脳機能画像についても同様の試みが始まっている．先に述べたBIRNの一部門では，FBIRN（FIRST BIRN：Functional Imaging Research Schizophrenia Testbed BIRN）とよばれる統合失調症の多施設共同fMRI研究が行われている．提携する施設数は年度によって若干の変動があるが，発足以来，全米各地でMRIを保有する10以上の研究施設が常に参加している．大規模コンソーシアム研究事業の特長を生かし，MRI物理学者・コンピュータサイエンティスト・神経科学者・心理学者・臨床家など，それぞれ異なる学術的背景を持つ研究者が専門のチームを組み，多施設MRIデータを統合するキャリブレーション，適切な認知課題の作成，アップロードされたデータ処理の自動化，臨床データの管理などを分担している．最初のプロジェクト（Phase 1）ではtraveling subjectsとよばれる実験協力者のグループが，FBIRNに参加する全米の施設を訪問して同じfMRIプロトコールによる撮像

を受け，各施設のfMRI信号の特性が研究された．2005年度から開始されたPhase 2では，各施設がそれぞれの地域で健常者・統合失調症患者の実験協力者を募集し，記憶課題（SIRP：Sternberg Item Recognition Paradigm）と聴覚課題（AOD：auditory oddball detection）に対するデータが収集された．その成果は2009年に発刊されたSchizophrenia Bulletin第35巻に特集が組まれている．

FBIRNにおける最大の難題は，形態画像とは異なる機能画像特有の性質を考慮して，どのように多施設間のデータ統合を行うかにあったが，Stanford大のGloverらを中心としたキャリブレーション・チームにより，fMRI信号の施設間の変動を最小化する努力がなされている．まず，ヒトの脳の灰白質とT1，T2特性を類似させたagar phantomを作成し，またWeisskoffら[17]のプロットを発展させてfMRI信号の安定性・画質を評価する手順を標準化させている．それに加え，呼吸停止時のfMRI信号計測から，認知課題に伴うfMRI信号変化を補正するプロトコルが開発されている．課題によるfMRI信号変化は，神経活動に伴う酸素代謝と脳血流量変化に対して血管拡張性の要素による修飾が加わったものと考えることができるが，血管拡張性は個人・脳領域によって異なる．血管拡張によるfMRI信号変化は，呼吸停止によるhypercapnia状態でも同様に起きるため，課題条件によるfMRI信号と比較することによって，血管拡張性の違いによる要因を除外することができる．この手法を用いると，被験者間の分散を24％解消することができたという報告がなされている[18]．また，California大SanDiego校のLieuらを中心としたグループにより，Arterial Spin Labeling（ASL）シーケンスの開発が行われている．ASLは脳血流量を測定することができるため，fMRI信号に寄与する要因のひとつを独立に計測し，fMRI信号のキャリブレーションに応用できる．

今後，日本におけるfMRIの多施設共同研究を促進するうえでは，FBIRNを手本にする点が多いと思われる．臨床研究におけるfMRI技術の適用は，多数の専門分野の知識を必要とする総力的なプロジェクトであり，FBIRNに所属する研究者がそれぞれの強みを生かして分業化することで全体の作業効率を向上させている点は，われわれも参考にするべきところが多いと思われる．fMRIデータは，施行される認知・知覚課題ごとに新しい意味を持つため，統合失調症のように既に多施設共同研究が進んでいる疾患に関しても，今後日本で進めていく意義は十分にあると思われる．これまで述べたとおり，分業を基軸としたFBIRNの研究体制は能率的であるが，一方で過度の専門性は，チーム間の意思疎通や実行面のエラー修正において支障になることもある．一般的に日本の研究体制では，研究者個人に多分野にわたる貢献が求められることが多いが，今後日本においても統合と分業のバランスをとった多施設共同研究体制を作ることが重要となるであろう．

おわりに

本稿では，MRI画像を多施設で共同して収集し，厳密な品質管理の下でデータベースを構築し，今後の精神医学研究を発展させることの意義，ならびにわが国の現時点における準備状況について概観した．個人情報保護など倫理的な側面にも十分配慮しつつ，研究資産としての脳画像データが十分蓄積され，今後新たな医学研究が展開されることに期待したい．

文　献

1) Keator D, Grethe JS, Marcus D, et al.：A national human neuroimaging collaboratory enabled by the Biomedical Informatics Research Network（BIRN）. IEEE Trans Inf Technol Biomed 12：162-172, 2008
2) URL http://www.birncommunity.org/about/publications/
3) Mueller SG, Weiner MW, Thal LJ, et al.：Ways toward an early diagnosis in Alzheimer's disease：the Alzheimer's Disease Neuroimaging Initiative（ADNI）. Alzheimers Dement 1：55-66, 2005
4) URL http://www.adni-info.org/
5) Sled JG, Zijdenbos AP & Evans AC：A nonparametric method for automatic correction of intensity nonuniformity in MRI data. IEEE Trans Med Imaging 17：87-97, 1998
6) Jack CR Jr, Bernstein MA, Fox NC, et al.：The Alzheimer's Disease Neuroimaging Initiative（ADNI）：MRI methods. J Magn Reson Imaging 27：685-691, 2008
7) Jovicich J, Czanner S, Greve D, et al.：Reliability in multi-site structural MRI studies：effects of gradient non-linearity correction on phantom and human data. Neuroimage 30：436-443, 2006
8) Leow AD, Klunder AD, Jack CR Jr, et al.：Longitudinal stability of MRI for mapping brain change using tensor-based morphometry. Neuroimage 31：627-640, 2006
9) Han X, Jovicich J, Salat D, et al.：Reliability of MRI-derived measurements of human cerebral cortical thickness：the effects of field strength, scanner upgrade and manufacturer. Neuroimage 32：180-194, 2006
10) Jovicich J, Czanner S, Han X, et al.：MRI-derived measurements of human subcortical, ventricular and intracranial brain volumes：Reliability effects of scan sessions, acquisition sequences, data analyses, scanner upgrade, scanner vendors and field strengths. Neuroimage 46：177-192, 2009
11) Lewis EB & Fox NC：Correction of differential intensity inhomogeneity in longitudinal MR images. Neuroimage 23：75-83, 2004
12) Clarkson MJ, Ourselin S, Nielsen C, et al.：Comparison of phantom and registration scaling corrections using the ADNI cohort. Neuroimage 47：1506-1513, 2009
13) Acosta-Cabronero J, Williams GB, Pereira JM, et al.：The impact of skull-stripping and radio-frequency bias correction on grey-matter segmentation for voxel-based morphometry. Neuroimage 39：1654-1665, 2008
14) Sled JG, Zijdenbos AP & Evans AC：A nonparametric method for automatic correction of intensity nonuniformity in MRI data. IEEE Trans Med Imaging 17：87-97, 1998
15) Nemoto K, Dan I, Rorden C, et al.：Lin4Neuro：a customized Linux distribution ready for neuroimaging analysis. BMC Med Imaging 11：3, 2011
16) Pardoe H, Pell GS, Abbott DF, et al.：Multi-site voxel-based morphometry：Methods and a feasibility demonstration with childhood absence epilepsy. Neuroimage 42：611-616, 2008
17) Weisskoff RM：Simple measurement of scanner stability for functional NMR imaging of activation in the brain. Magn Reson Med 36：643-645, 1996
18) Thomason ME, Foland LC & Glover GH：Calibration of BOLD fMRI using breath holding reduces group variance during a cognitive task. Hum Brain Mapp 28：59-68, 2007

（笠井清登，川﨑康弘，鈴木道雄，根本清貴，橋本龍一郎，八幡憲明，山下典生）

5．PETの精神疾患への応用

A．はじめに―検査の原理・概念

　PET（positron emission tomography）は，ポジトロン（陽電子）を放出する放射性同位元素で標識した各種の化合物（トレーサー）を生体内に投与し，その経時的動態や分布をPETカメラよって断層画像として描出するという，非侵襲的かつ定量的な核医学的検査方法である。放射性同位元素として生体分子を構成する炭素や酸素などの元素が使用できるので，水，ブドウ糖，神経伝達物質など，生体内で重要な役割を担っている物質を構造を変えることなく標識することができる。また，標識する物質の選択によって，局所脳血流，糖代謝，神経伝達物質受容体，トランスポーターなど，多様な生体機能を画像化し定量化することが可能であり，他の方法では測定不能な生体内の分子情報が得られる。

　統合失調症をはじめとする精神疾患の病態解明や治療評価，新たな治療薬の開発への応用が進められており，例えば，われわれは統合失調症におけるドーパミン（DA）神経系の高次脳機能への関わりに注目し，大脳皮質を中心とした線条体外DA神経伝達の計測を世界に先駆けて行い[1,2]，また，気分障害に関しては，抗うつ薬の作用部位であるセロトニントランスポーター（5-HTT）の定量法を開発し，気分障害における変化と，抗うつ薬による5-HTT占有率を世界で初めて報告した[3]。本稿では，これらの成果を中心として，PETによる脳機能イメージングの，精神疾患の診断，治療への応用の可能性について概説する。

B．PET検査の実際

1．トレーサーの条件

　PETによる in vivo での脳機能測定において，使用するトレーサーは末梢静脈内から投与するため，脳血流関門を容易に通過できるものでなければならない。さらには，脳内では代謝されないこ

とや脳内からの排泄が速やかであること，末梢での代謝物は水溶性で脳内に入らないことなど，in vitro で用いるリガンドとは異なる特性が求められ，使用するトレーサーの設計が重要となる。また，目的とする受容体などに対して選択性が高く，かつ親和性も高く，in vivo での特異結合の割合が高い化合物が求められる。実際に，in vitro の受容体結合研究で有効なトレーサーが必ずしも in vivo での計測に使用可能であるとは限らず，ラット・サルといった動物，さらにヒトに投与して脳内結合動態の評価を行って有効性の確認を行う必要がある。

2．PETで測定可能な機能・検査

PET で測定可能な脳神経伝達機能には，大別すると前シナプスと後シナプスの機能があり，前者については主に神経伝達物質の生成やトランスポーター，後者については受容体に関するものがある。受容体やトランスポーターについてはその密度（Bmax）とトレーサーの解離定数（K_D）の比である結合能（Binding potential，BP＝Bmax/K_D）を測定する。一方，神経伝達物質生成についてはその生成速度定数を測定する。

In vivo においては，in vitro と異なり，シナプス間隙において恒常的に内在性神経伝達物質が存在している状態であるため，それらの伝達物質の増減の影響を受けて，標的となる分子への結合を競合することで結合性が変化するようなトレーサーを使用することにより，間接的に内在性物質の定量を行うこともできる。その主なものは，ヒトの動機づけや報酬，快刺激への反応などとの関連や，統合失調症の病態生理との関連について多数報告がみられるドーパミン D2 受容体（D2R）に結合する [^{11}C] raclopride に関する報告であり，PET を用いて行われたドーパミン放出量の研究は，内在性伝達物質によって結合が阻害される競合阻害モデルを基礎に検討されている。

PET の撮像時間については，使用するトレーサーにより異なるものの，およそ60分～90分である。換言すれば，被験者の負担なども考慮し，この程度の時間内に受容体への結合能が測定できるような薬物動態を示すトレーサーを使用することが重要ともいえる。トレーサーは半減期の短い放射性同位元素で標識されているため，トレーサー合成後に速やかに検査を行うことができるという即時性が極めて重要である。

3．PETのデータ解析方法について

a．結合能の定義について

In vitro と同様に，In vivo においてもトレーサーの標的となる受容体への特異結合を計測することが重要であり，このための指標が結合能（BP）である。In vivo における BP は，平衡状態におけるトレーサーの特異結合の，他の参照における放射能濃度（血漿など）に対する割合であり，3種類ある[4]。すなわち，BP_F は，組織における特異結合の，血漿中の遊離成分に対する割合であり，BP_P は血漿中の遊離成分とタンパクに結合した成分の総和に対する割合，さらに，BP_{ND} は，組織中の

nondisplaceable な結合に対する割合である．つまり，BP_pはトレーサーの血漿中タンパクへの結合成分（f_p）について補正はされておらず，$BP_p = BP_F \times f_p$である．また，BP_{ND}においては，nondisplaceable な組織コンパートメントにおけるトレーサーの遊離成分（f_{ND}）は考慮されておらず，$BP_{ND} = BP_F \times f_{ND}$である．$BP_{ND}$のみは血漿中のデータを必要とせず最も簡便に求めることができ，一般的に有用とされている．

b．コンパートメントモデル

　PETを用いた動態計測では，組織の放射能濃度の時間的変化が測定されるが，この時系列データをトレーサーの特性に応じたモデル解析を通じて定量的に評価することが可能となる．PETによって測定される放射能濃度は，遊離トレーサー成分，特異結合成分，それに非特異結合成分における放射能濃度の総和である．測定された放射能濃度に占めるそれぞれのトレーサーの成分の割合は時間的に変化する．また，実際の受容体・トランスポーターなどの分布に加えて，トレーサーの脳からの洗い出し，血液脳関門を通じた輸送などが放射能濃度に影響を与える．PETによって測定された放射能分布は組織の生理機能に依存しており，これらの関係を結びつけるのが解析モデルで，モデル内のパラメータを求めることによって生理機能の定量化が可能となる．厳密な解析では，動脈採血により得られるデータを用いた，コンパートメント・モデル（CM）による速度論的解析が行われている（図1a）．

　ここでは，その脳内動態が3CMで表される［^{11}C］raclopride を例としてCMによるBP_{ND}を求める方法を説明する．

　各コンパートメントは，血漿，脳内遊離トレーサーおよび非特異的結合（これらは速やかに平衡が成り立つものとして同一のコンパートメントとして扱う），レセプターへの特異的結合，と定義される．C_p，C_{ND}，C_Sは各コンパートメントの放射能濃度を表す．各コンパートメント間の速度定数

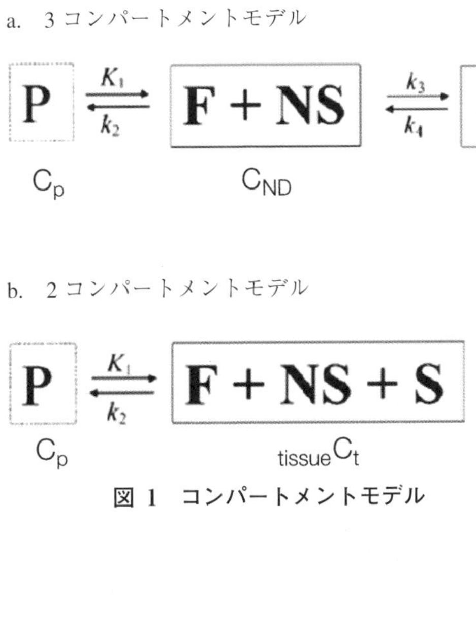

a．3コンパートメントモデル

$$P \xrightleftharpoons[k_2]{K_1} F+NS \xrightleftharpoons[k_4]{k_3} S$$

C_p　　　　　C_{ND}　　　　　C_S

b．2コンパートメントモデル

$$P \xrightleftharpoons[k_2]{K_1} F+NS+S$$

C_p　　　　　tissueC_t

図1　コンパートメントモデル

は，K_1からk_4まで定義され，K_1，k_2が血漿と脳の間の移行速度定数，k_3，k_4が脳内遊離トレーサーおよび非特異的結合のコンパートメントと特異結合のコンパートメントとの間の移行速度定数である。これらの各コンパートメントの放射能濃度と移行速度定数の間には，以下のモデルが成り立つ。

$$dC_{ND}(t)/dt = K_1 C_p(t) - (k_2 + k_3) C_{ND}(t) + k_4 C_S(t) \quad (1)$$
$$dC_S(t)/dt = k_3 C_{ND}(t) - k_4 C_S(t) \quad (2)$$
$$C_T(t) = C_{ND}(t) + C_S(t) \quad (3)$$

ここで，C_TはPETで測定される脳内総放射能濃度である。また，C_{ND}を基準とする結合能BP_{ND}は，

$$BP_{ND} = k_3/k_4 \quad となる。$$

すなわち，ダイナミック撮像データと血漿中トレーサー濃度（入力関数）から各速度定数を求めるわけであるが，前述の通り，BP_{ND}の計算そのものは血漿中のデータを必要としない。

さらに，遊離コンパートメントと特異結合コンパートメントに速やかな平衡が成立するため分離不要と仮定できる場合には，2CMに単純化することも可能であり（**図1b**），さらに変数が少なくノイズの影響が少ないとされている。2CMは，3CMにおける速度定数k_3，k_4がないモデルであり，推定できるパラメータはK_1とk_2のみである。これら2つのパラメータからBPを求めるため，Distribution Volume（平衡時における組織単位重量あたりの放射能濃度を血漿中の放射能濃度で割った値：DV）からBPを推定することができる。平衡時における遊離トレーサー（f）と非特異結合トレーサー（ns）の密度が脳全体にわたって等しいと仮定すると，DV_{f+ns}は受容体が乏しい参照領域（REF）から推定することが可能であり（$DV_{f+ns} = DV$ referenceと仮定する），関心領域（ROI）におけるDV_{ROI}とDV_{REF}から次のような式でBP_{ND}は表される。

$$BP_{ND} = (DV_{ROI}/DV \text{ reference}) - 1$$

このように，CMに基づいて行う解析は最も一般的であり，精度が高く，BPは，PETのダイナミック撮像データおよび動脈血漿中のトレーサー濃度データから，非線形最少二乗法の手続きで各速度定数を求めることで計算することができる。また採血を必要としない数学的モデルとして以下の方法が考案されており，目的とする受容体・トランスポーター等の密度が極めて低い参照領域としての脳部位（小脳など）が存在する場合は，大変有用な解析法となる。

c．Peak equilibrium法

標的とする受容体・トランスポーターなどに特異的に結合するトレーサー濃度Csがピークに到

達した時点では，dCs (t)/dt = 0 であるため，上記 (2) より次の式が成り立つ。

$C_s(t)/C_{ND}(t) = k_3/k_4$

ここで，これらの標的とする受容体・トランスポーターの密度の極めて低い参照領域の放射能濃度 C_R を C_{ND} のかわりに用いると BP_{ND} を計算することができる。

d．Simplified reference tissue model（SRTM）

SRTM では，受容体が存在しない脳領域を参照領域として設定し，関心領域（ROI：region of interest）と参照領域はともに 2CM によって表されると仮定する。例えば，D2R の密度が極めて低い小脳を参照領域とし，その放射能濃度 C_R を用いると，次のような式が成り立つ。

$C_T(t) = R_1/C_R(t) + (k_2 - R_1 \cdot k_2/1 + BP_{ND}) \cdot C_R(t) \otimes e^{(-k2 \cdot t/1 + BP_{ND})}$

これにより，ダイナミック撮像データのみから非線形最小二乗法の手続きで BP_{ND} を計算することができる。

C．精神疾患における応用例

1．統合失調症

a．ドーパミン（DA）神経系に関して

統合失調症では，その陰性症状や認知機能障害の背景に前頭前野の DA 機能障害が関わることが指摘されてきた。ヒトの大脳皮質領域においては，D1R が D2R と比較して密度が高く，大脳皮質における DA 神経伝達には D1R が主要な役割を果たしていると考えられている。われわれは，未服薬もしくは服薬中断後無服薬の統合失調症患者で D1R 結合が有意に低下していることを見出し，前頭前野の D1R が主要な陰性症状と負の相関を示していることを見出した。さらに認知機能との関連という観点からも，前頭葉機能の指標である Wisconsin card sorting test の成績が不良なほど BP が低いことを明らかにし[1]，ヒトにおいて初めて D1R の役割を示すとともに，統合失調症の認知機能障害の分子メカニズムの解明における画期的な成果となった。

一方，D2R は，その密度としては線条体外では線条体の 2～8％にすぎないが，抗精神病薬の力価は D2R への親和性と比例するなど，D2R の病態生理への関わりが予想されてきた。われわれは，小

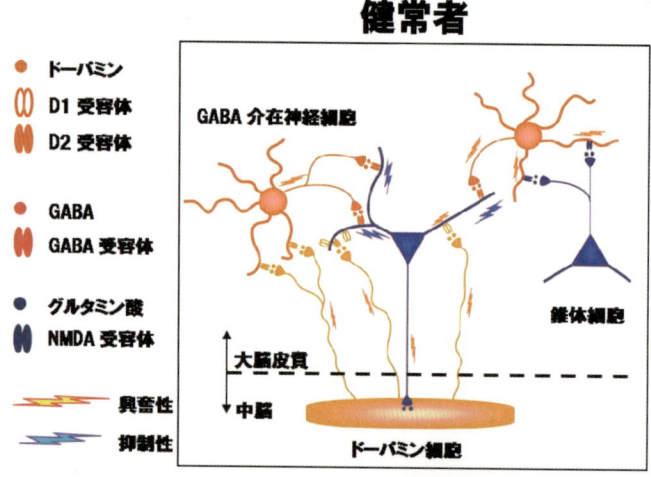

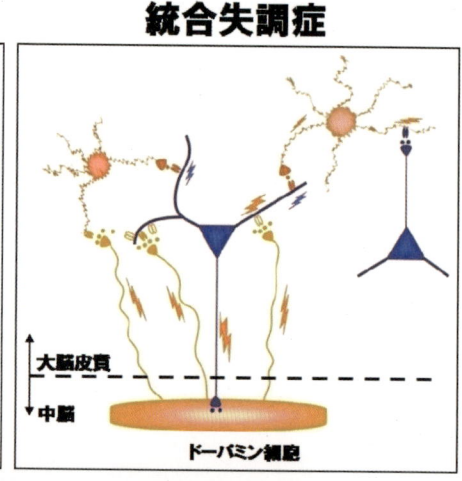

図2 健常者（左）と統合失調症（右）の前部帯状回における神経細胞間相互関係

大脳皮質のグルタミン酸作動性錐体細胞は中脳のドーパミン（DA）神経に興奮性の信号を送り，DAはGABA介在神経上のD2受容体を介してGABAの放出を促進し，錐体細胞に抑制性の信号を送るフィードバック機構を形成している．GABA介在神経にはNMDA受容体を介したグルタミン酸による抑制性GABA放出促進回路もある．統合失調症では，D2受容体を発現するGABA介在神経に異常が起こり，DA放出の調節不全をきたしていると考えられる．

脳を参照領域としたSRTMにて，[^{11}C] FLB457を用いて，未服薬統合失調症患者の前部帯状回においてD2R結合の有意な低下と陽性・陰性症状評価尺度（PANSS）陽性症状との負の相関を見出した[2]．この所見は，内在性DA放出の増加の反映なのか，あるいはD2R密度の低下によるものなのか，という2つの可能性が考えられたが，サルを用いたメタンフェタミン負荷によってDA放出量を増加させて[^{11}C] FLB457の結合を負荷前後で評価し，負荷前後で有意差を認めなかったことから，DA放出との競合阻害はなく，[^{11}C] FLB457の結合の減少はD2R密度の減少を反映しているものと考えられた．前部帯状回におけるD2R密度の低下は，DAの過剰な伝達による2次的なダウンレギュレーションとの解釈もありうるが，同様に過剰なDA伝達が存在すると想定される線条体ではD2Rの低下の報告はないことから考えると，一次的な異常である可能性が高いと考えられる．統合失調症やその発症リスクの高い対象者におけるMRI研究では前部帯状回の体積減少などの形態異常を認め[5]，その要因としてシナプスの剪定（pruning）異常といった神経発達の異常によることが示唆されていることから，この脳領域のD2R密度の低下も神経の発達障害に起因していることが想定される．この脳領域における細胞レベルにおいては，D2Rは錐体細胞とgamma-amino butilic acid（GABA）介在神経の両者に発現していることが確認されており，動物実験においてはDAの放出がD2Rを発現しているGABA介在神経によって制御されていること，さらにはGABAの抑制性機能の低下が統合失調症の病態の背景にあるとの仮説も報告されており[6]，われわれの前部帯状回における所見は，この脳領域における，D2Rを発現したGABA介在神経の機能異常と脳内DA神経伝達のフィードバック制御機構の異常を反映するものと考えることができる[7]．

(図2)。統合失調症の陽性・陰性症状は，認知機能と関連するという報告もあれば，症状に関わらず認知機能障害は存在するとの報告もあるものの，この脳領域が，注意，遂行機能等の認知機能に関わるという報告からは，その機能異常が陽性症状の発現にも寄与していると推察することができる。

また，統合失調症においては，視床の異常がしばしば指摘されており，この脳領域においてはD1RよりもD2Rが相対的に多く，特に背内側核や前核で[^{11}C]FLB457の集積が認められる。われわれは，統合失調症における視床の下位領域のD2Rについて検討を行い，背内側核と視床枕におけるD2R結合の有意な低下と陽性症状との負の相関を見出した[8]（図3a）。前部帯状回とこれらの視床核は神経線維連絡を有し，統合失調症の死後脳研究では背内側核から前頭前野への投射神経の減少も報告されており，視床核と前部帯状回におけるDA神経伝達の異常は関連していることが想定される。

統合失調症のDAシナプス前機能に関しては，DAの前駆物質であるL-[β-^{11}C]DOPAの取り込みを指標としてDA生成能が測定でき，われわれは左尾状核におけるDA生成能の亢進を見出した。一方，線条体外の領域におけるDA生成能について，視床においてPANSS総得点と正の相関を示し，右側頭葉では陽性症状尺度と正の相関を示した[9]。これらの結果は，線条体外でのDA生成能と症状の相関を初めて示したものである。

一方，DAの再取り込み機能を担っているドーパミントランスポーター（DAT）は，コカインなどの依存性薬物の作用点として知られているが，統合失調症における役割は明らかではない。これまでの線条体における報告では，統合失調症では変化がないとするものが多い。われわれは，[^{11}C]PE2Iを用いて視床におけるDATの定量解析を行い，統合失調症における視床で有意な増加を初めて見出し，DATとPANSS総得点との間には正の相関を認めた[10]。このように，統合失調症のDAシナプス前機能について，視床においてはDA生成能，DATともに症状と正の相関を示していることから，DA代謝回転の亢進を示唆するものと考えられる。

b．セロトニン（5-HT）受容体

統合失調症の死後脳研究および非定型抗精神病薬の薬理効果に関する検討から，5-HT受容体の統合失調症の病態への関与が注目されている。一方，気分障害においては，5-HT$_{1A}$受容体の受容体密度の減少とその不安・抑うつ症状との関連が示唆されており[11]，われわれは，これらの症状との関連に着目し，[carbonyl-^{11}C]WAY-100635を用いて統合失調症における5-HT$_{1A}$受容体の検討を行った。結果，統合失調症では扁桃体において結合能の低下を認め，不安・抑うつ症状を中核とする陰性症状が重篤であるほど，この受容体の結合能の顕著な低下が認められた[12]。扁桃体は，特に恐怖をはじめとした陰性情動刺激によって不活されることが知られているが，われわれは恐怖条件におけるこの部位の賦活が選択的セロトニン再取り込み阻害薬（SSRI）や抗精神病薬で減弱することを見出しており，このことからは，扁桃体においては，5-HT神経系とDA神経系が相補的に機能している可能性が示唆されていると考えられる。また，われわれは扁桃体に隣接する海馬においては，5-HT$_{1A}$受容体が記憶機能に抑制的に働いており，D2Rが促進的に働いていることを見出し

ており[13]，統合失調症の症状・情動的認知・記憶といった認知機能障害の発現における両神経系の関連が重要な意義をもっていることが予想される。

c．中枢性ベンゾジアゼピン受容体

統合失調症の病態仮説にかかわる GABA 神経系に関して，さまざまな報告がある一方，現在のところ生体での計測条件を満たすトレーサーがない。しかし，GABAa 受容体と複合体を作っている中枢性ベンゾジアゼピン受容体の5つのサブユニットのうち，α5 サブユニットに選択性の高い[^{11}C] Ro15-4513 の結合を検討したところ，前頭前野と海馬において陰性症状尺度との相関が認められた[14]。中枢性ベンゾジアゼピン受容体は錐体細胞の樹状突起に発現しており，このことは先にわれわれが見出した D1R の変化と陰性症状との負の相関[1]と共通する細胞レベルの病態を見ている可能性もあり興味深い。

d．抗精神病薬による統合失調症治療と PET

抗精神病薬は脳内の D2R を遮断するため，D2R に選択的なトレーサーを用いた際，抗精神病薬によって競合阻害が起こり，トレーサーの結合は低下する。このことを利用して，抗精神病薬がどの程度 D2R に結合しているかを，投与前後でのトレーサーの BP の減少率から，占有率という指標で評価できる。

占有率（％）＝100×(無服薬時の BP－服薬時の BP)／無服薬時の BP

Farde ら[15]は，内服治療中の統合失調症患者における，線条体の D2R 占有率を ^{11}C-raclopride を用いて測定し，70％以上で臨床効果が発現し，80％以上では錐体外路症状が発現頻度が高まると報告しており，この副作用発現と占有率との関連は，現在最も確立された臨床指標である。

Pilowsky らは，[^{123}I] epidepride を用いて非定型抗精神病薬のクロザピンの D2R 占有率を検討し，この薬剤が脳部位により占有率が異なり，線条体外領域の D2R を選択的に遮断することで，定型抗精神病薬に比較して優れた作用を発現しているという "limbic selectivity" という概念を提唱した[16]。その後，他のリスペリドンやオランザピンなどの非定型抗精神病薬でも線条体と大脳皮質領域の D2R 占有率の差があることが報告されているが，われわれはこれら2剤に関しては，脳部位による受容体密度の差異を考慮するなど，より詳細な検討を行うことにより，線条体と線条体外での占有率には差がない，すなわち，limbic selectivity は見出されないということを示した[17)18]。なお，クロザピンについては，低い占有率でも治療効果が得られる可能性があるなど，その特性が不明確な面もある。

総じて，D2R 占有率を用いた抗精神病薬の評価により，例えば抗精神病薬の至適用量を決定したり，副作用としての錐体外路症状に対する抗コリン薬の併用の必然性を判断したりするという点において，臨床上極めて有用な情報がもたらされるものと期待できる。

2. 気分障害

a. セロトニントランスポーター

　5-HTT は, SSRI をはじめとする抗うつ薬の作用点であることなどから, 気分障害の病態への関与が想定されている。われわれは, このトランスポーターに選択的に結合するトレーサーとして [^{11}C] McN5652 による定量法を確立し, これを用いて, 未服薬および服薬中断後無服薬の気分障害患者 (大うつ病性障害, 双極性障害) の 5-HTT を健常者と比較した。結果, 視床では患者にて健常者と比較し高い BP を示したが, この結果は, 選択的なトレーサーによる初めての気分障害の定量測定結果である[3] (図 3b)。視床における 5-HTT の結合の増加はこののちも複数追試されており, このことは, シナプス間隙における 5-HT の再取り込みが増加することを示唆するものであり, 抗うつ薬の作用機序を考えても, 病態生理と深くかかわることが推論される。

　うつ病の発症には, いわゆる執着気質やメランコリー親和型性格といった病前性格が関与していることが示唆されてきた。この観点から, われわれは, 5-HTT に選択的でさらに定量性のよい DASB を用いて, 健常者を対象として自記式の性格検査である改訂版 NEO-Personality inventory (NEO PI-R) との相関を検討した。結果, 視床における 5-HTT 結合と神経症傾向の相関, さらに神経症傾向のうち, 抑うつについての下位項目との相関を認めた[19]。このことと, 気分障害におけるこの脳領域の 5-HTT の増加を併せ考慮すると, 視床における 5-HTT の機能が, 気分障害の病前性格, ひいては発症に深く関わっている可能性が考えられる。

b. 気分障害とドーパミン受容体

　かねてより, 気分障害の病態仮説として, 5-HT とノルエピネフリンについての議論が行われてきたが, DA 系の関与の可能性も指摘されている。われわれは, [^{11}C] SCH23390 を用いて, 双極性障害患者での D1R 結合を調べたところ, 健常者と比較し, 前頭葉皮質にて D1R 結合は低下していた[20]。この脳領域の D1R に関しては, 情動, 意欲などに関する機能と関連していると考えられており, その意味では, D1R の機能低下は, 気分障害の中核症状としての意欲低下など, いわば精神運動制止に深くかかわるものなのかもしれない。また, 難治性気分障害の効果的な治療の 1 つとして電気けいれん療法 (ECT) があげられるが, この作用機序には不明な点が多い。そのような中, われわれはうつ病と DA の関連の可能性から, ECT 前後での D2R の変化を [^{11}C] FLB457 を用いて検討した。結果, 前部帯状回にて ECT 後には D2R 結合能が低下していた[21]。この結果は, ECT による DA 放出の増加に伴う, ダウンレギュレーションと解釈でき, したがって, 意欲・快楽に関わると考えられている, この脳領域における DA 伝達の変化が ECT の作用メカニズムの 1 つであるということを示したといえる。

(a) 統合失調症患者の視床下位領域の D2 受容体結合と陽性症状との相関

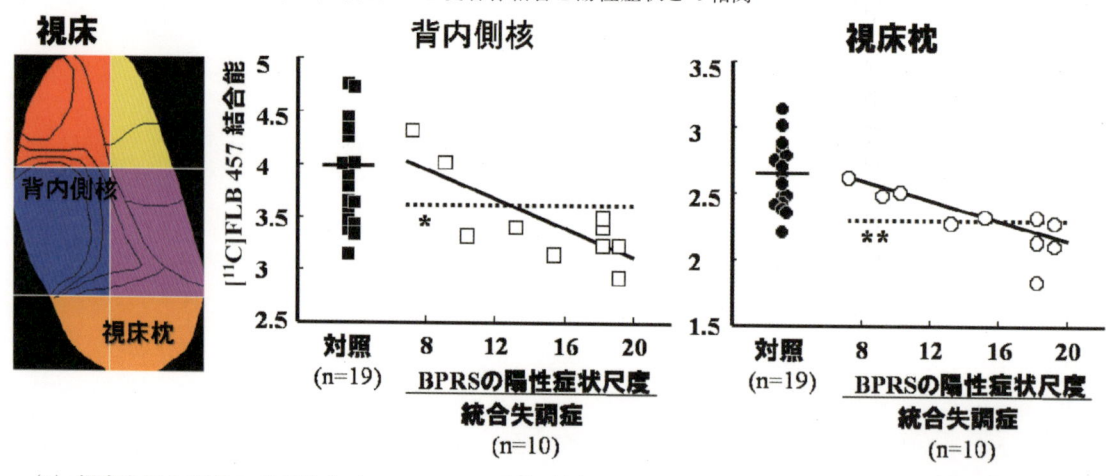

図3

(b) 視床を通る断面の ［11C］（＋）McN5652 の分布（左）と気分障害患者の視床における 5-HTT 結合（左）

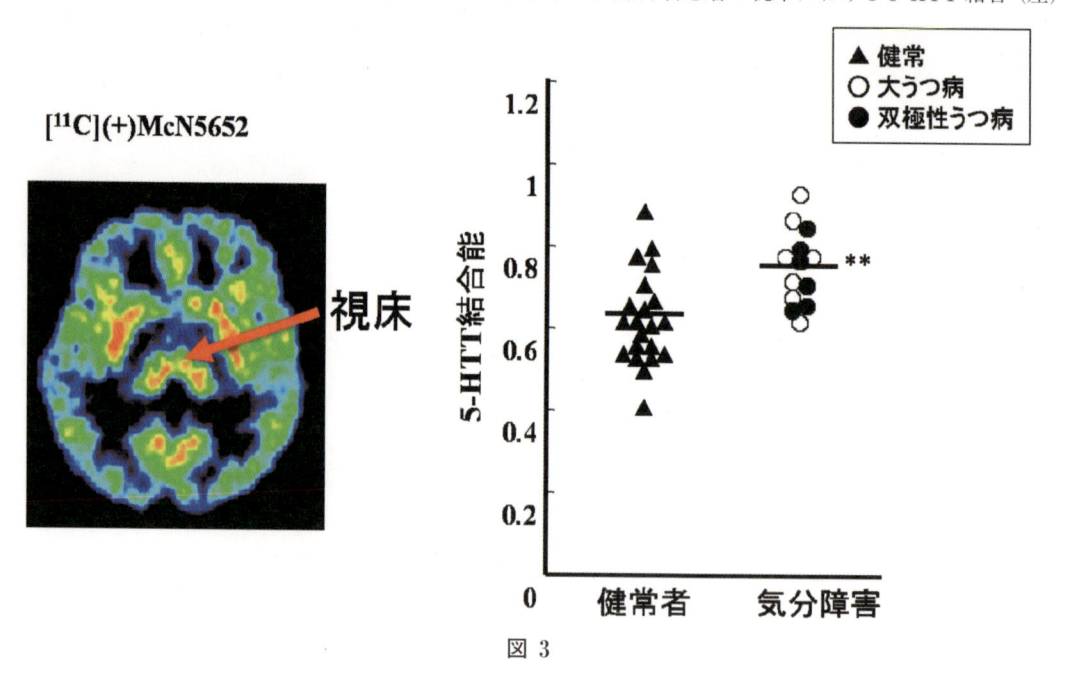

図 3

c．気分障害の薬物療法に関して

　5-HTT の占有率測定は，前述の D2R 占有率と同様の原理で測定することができる．われわれは，［^{11}C］McN5652 を用いてクロミプラミンとフルボキサミンの視床における占有率を測定した．現在のところ，SSRI 服用にて寛解状態の患者による検討から，5-HTT 占有率としては 80％以上程度が治療域であると考えられているが，われわれの検討の結果では，抗うつ薬投与により，5-HTT 占有率は用量依存的に上昇し，約 80％に達する時点の容量は，クロミプラミンで約 10 mg，フルボキサミンでは約 50 mg であった（図 4a）．このことからは，SSRI については，5-HTT が臨床用量にてす

(a) フルボキサミン（点線）とクロミプラミン（実線）の単回経口投与による 5-HTT 占有率

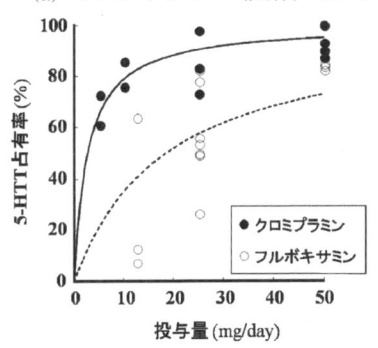

(b) デュロキセチン単回経口投与時の視床における 5-HTT 占有率（左）とデュロキセチン 60 mg 7 日間連続投与後の 5-HTT 占有率（実線）と血中濃度（点線）の経時的変化（右）

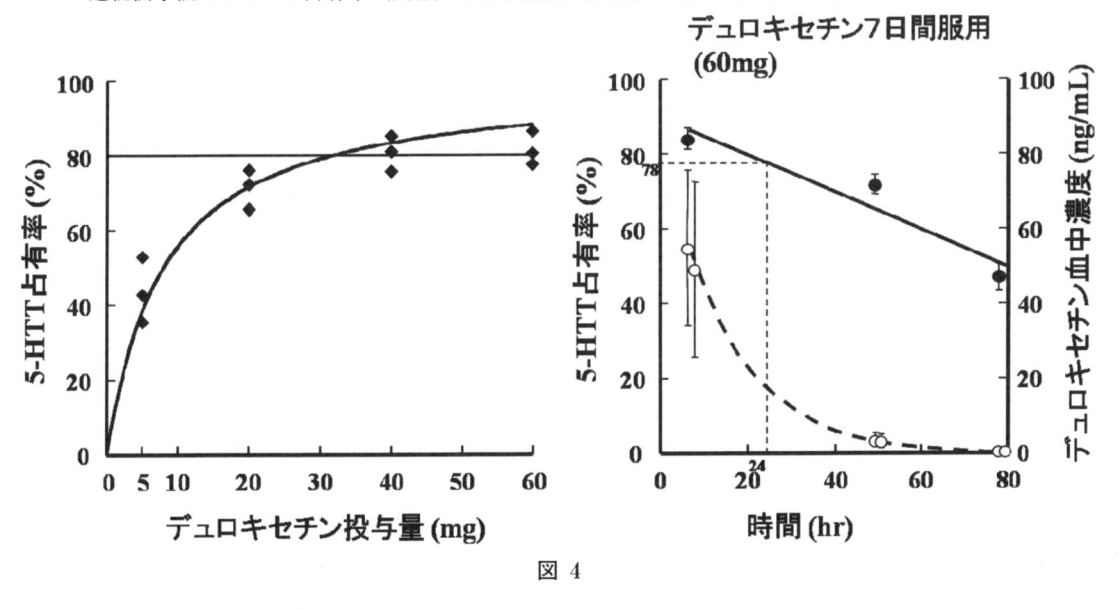

図 4

でに十分に占有されているため，それ以上の増量による劇的な効果は期待しがたいという知見に符合する．一方，クロミプラミンのような三環系抗うつ薬については，低容量で 5-HTT 占有率は高値であるものの，ノルアドレナリンなど他の神経系にも作用点をもつため，用量を上げることにより他の神経系の薬理作用が発現してくることが期待できるという可能性が考えられる．

創薬という観点からも，われわれは 2010 年 4 月に上市された抗うつ薬のデュロキセチンの第 1 相臨床治験において，これらの占有率測定を応用した用量設定試験を行った．結果，80% 以上の 5-HTT 占有率に到達するには 40 mg 以上の用量が必要であり，また，同剤を 60 mg，7 日間内服後の占有率の時間的変化からは，24 時間でも占有率は約 80% であったことからは（図 4b），1 日 1 回投与という使用法が可能であることも示唆された[22]．このように，占有率測定は，抗うつ薬においてもその開発や至適用量・用法の設定の際に極めて有用である．

結　語

　以上，PETによる精神疾患の病態研究，治療評価・開発にわたる応用について概説した．これらの成果の背景にあるのは，*in vitro*での検討に始まり，最終的にヒトにおける*in vivo*での研究に有用な，すなわち，ヒト生体内での特異結合に問題がない高品質のトレーサーの開発であり，実際にはこのようなトレーサーの開発は限られている現状がある．したがって，今後の*in vivo*の薬理生化学の発展が期待されるところである．

　今後の展望としては，特異的な生化学的指標の評価が可能なPET画像と，精神疾患における成果の集積してきているMRIによる脳灰白質の構造画像，脳内ネットワークの構築を担う白質領域のイメージングである拡散テンソル画像，機能的MRIによる認知機能評価といった，異なるイメージングモダリティの成果を同一被験者にて評価し，その成果を統合していくことが有用と考えられる．また，従来より，遂行機能，注意，記憶といった認知機能障害が精神疾患で損なわれていることが指摘されているが，より実生活面に近い場面での対人関係能力の異常など，いわゆる社会的認知機能の障害も報告されており，MRIによる脳構造異常との関連を調べた研究もみられる[5]．このような，より患者の実生活に即した場面での認知機能の神経基盤を，上記のような複数のイメージングによって評価していくことは，社会技能訓練や作業療法などの，薬物療法以外の治療の作用機序解明や，新たなリハビリテーションプログラムの開発に資するものとなっていくであろう．

文　献

1) Okubo Y, Suhara T, Suzuki K, et al.：Decreased prefrontal dopamine D1 receptores in schizophrenia revealed by PET. Nature 385：634-636, 1997
2) Suhara T, Okubo Y, Yasuno F, et al.：Decreased dopamine D2 receptor binding in the anterior cingulate cortex in schizophrenia. Arch Gen Psychiatry 59：25-30, 2002
3) Ichimiya T, Suhara T, Sudo Y, et al.：Serotonin transporter binding in patients with mood disorders：a PET study with [^{11}C] (+) McN5652. Biol Psychiatry 51：715-722, 2002
4) Innis RB, Cunningham VJ, Delforge J, et al.：Consensus nomenclature for in vivo imaging of reversibly binding radioligands. J Cereb Blood Flow 27, 1533-1539, 2007
5) Fujiwara H, Hirao K, Namiki C, et al.：Anterior cingulate morphology and social cognition in schizophrenia：a study of gray matter, white matter and sulcal morphometry. Neuroimage 36；1236-1245, 2007
6) Lewis DA, Hashimoto T, Volk DW：Cortical inhibitory neurons and schizophrenia. Nat Rev Neurosci 6：312-324, 2005
7) Takahashi H, Higuchi M, Suhara T：The role of extrastriatal dopamine D2 receptors in schizophrenia. Biol Psychiatry 59：919-928, 2006
8) Yasuno F, Suhara T, Okubo Y, et al.：Low dopamine D2 receptor binding in subregions of the thalamus in schizophrenia. Am J Psychiatry 161：1016-1022, 2004
9) Nozaki S., Kato M., Takano H, et al.：Regional dopamine synthesis in patients with schizophrenia using L-[β-^{11}C] DOPA PET. Schizophr Res 108：78-84, 2009
10) Arakawa R, Ichimiya T, Ito H, et al.：Increase in thalamic binding of [^{11}C] PE2I in patients with schizophrenia：a positron emission tomography study of dopamine transporter. J Psychiatry Res 43：1219-1223, 2009

11) Drevets WC, Frank E, Price JC, et al.：PET imaging of serotonin 1 A receptor binding in depression. Biol Psychiatry 46：1375-1387, 1999
12) Yasuno F, Suhara T, Ichimiya T, et al.：Decreased 5-HT$_{1A}$ receptor binding in amygdala of schizophrenia. Biol Psychiatry 55：439-444, 2004
13) Yasuno F, Suhara T, Nakayama T, et al.：Inhibitory effect of hippocampal 5-HT$_{1A}$ receptors on human explicit memory. Am J Psychiatry 169：334-340, 2003
14) Asai Y, Takano A, Ito H, et al.：GABAA/Benzodiazepine receptor binding in patients with schizophrenia using [^{11}C] Ro15-4513, a redioligand with relatively high affinity for α5 subunit. Schizophr Res 99：333-334, 2008
15) Farde L, Norddtrom AL, Wiesel FA, et al.：Positron emission tomographic analysis of central D1 and D2 dopamine receptor occupancy in patients ; treated with classical neuroleptics and clozapine：Relation to extrapyramidal side effects. Arch Gen Psychiatry 49：538-544, 1992
16) Pilowsky LS, Mulligan RS, Acton PD, et al.：Limbic selectivity of clozapine. Lancet 350：490-491, 1997
17) Ito H, Arakawa R, Takahashi H, et al.：No regional difference in dopamine D2 receptor occupancy by second-generation antipsychotic drug risperidone in humans：a positron emission tomography study. Int J Neuropsychopharmacol 12：667-675, 2009
18) Arakawa R, Ito H, Okumura M, et al.：Extrastriatal dopamine D2 receptor occupancy in olanzapine-treated patients with schizophrenia. Eur Arch Psychiatry Clin Neurosci 260：345-350, 2010
19) Takano A, Arakawa R, Hayashi M, et al.：Relationship between neuroticism personality trait and serotonin transporter binding. Biol Psychiatry 62：588-592, 2007
20) Suhara T, Nakayama K, Inoue O, et al.：D$_1$ dopamine receptor binding in mood disorders measured by positron emission tomography. Psychopharmachology 106：14-18, 1992
21) Saijo T, Takano A, Suhara T, et al.：ECT decreases dopamine D2 receptor binding in the anterior cingulate in patients with depression：A PET study with [^{11}C] FLB457. J Clin Psychiatry 71：793-799, 2010
22) Takano A, Suzuki K, Kosaka J, et al.：A dose-finding study of duloxetine based on serotonin transporter occupancy. Psychopharmacology 185：395-399, 2006

（藤原広臨，須原哲也）

6. 脳画像解析ソフトの利用法

　MRI，PET をはじめとした種々の脳神経画像を用いた研究が普及するにつれ，世界各国でさまざまな脳画像解析ソフトが開発され，発表されている。これらの中には商用ソフトウェアもあるが，大半は無償で利用できるソフトウェアであり，研究の裾野が広がる一因になっている。その一方で，種々のソフトウェアが乱立している感もぬぐえず，かつ，ほとんどのソフトウェアはインターネットで配布されていることから，画像解析をはじめようとする研究者はどのソフトをどこから入手すればよいのかわからないことも多い。本稿では，画像解析ソフトの入手方法，画像解析に必要なコンピュータのスペック，画像解析の一連の流れを説明した後，現在広く普及して用いられている画像解析ソフト，SPM のインストールと動作の実際について述べる。

A．画像解析ソフトの入手方法

　画像解析ソフトは世界のさまざまな大学，研究所で開発されており，それぞれのウェブサイトで配布されている。かつてはすべてのソフトウェアがネット上で散在している状況であったため，ユーザーは検索エンジンを用いてソフトウェアをあちこち探さざるを得なかった。この状況を改善するため，近年，いくつかの画像解析ソフトのポータルサイトとしての役割を果たすサイトが出てきている。

1．NITRC（the Neuroimaging Informatics Tools and Resources Clearinghouse）
http://www.nitrc.org/

　国立衛生研究所の神経科学研究計画部門（National Institutes of Health Blueprint for Neuroscience Research）によって運営されているサイトである。主要なソフトウェアはほぼこちらに登録されつつある。検索機能やフォーラムも充実している。更新は頻繁に行われており，最新の情報を入手することができる。

2．I Do Imaging：Free Medical Imaging Software　http://idoimaging.com/

　Andrew Crabb 氏によって運営されている個人サイトであり，無償で利用できる画像ソフトウェアを検索することができる。個人運営のため，更新はそれほど頻回ではないものの，ユーザーのニーズにあったサイト構築がされている。

B．画像解析に必要なコンピュータのスペック

　画像解析ソフトウェアの多くは，高い CPU の能力を要求し，さらに，大容量のメモリを必要とするものが多い。特に高性能のワークステーションを必要とするソフトウェアにハーバード大で開発されている Freesurfer があるが，Freesurfer のウェブサイト（http://surfer.nmr.mgh.harvard.edu/）には，システム要件として CPU は 2 GHz 以上，メモリは最低限 4 GB と記載されている。これを指標にコンピュータの選定を進めていけばたいていのソフトウェアパッケージは問題なく動くと考えられる。なお，近年の基本ソフト Operating System（OS）には 32 bit 版と 64 bit 版の 2 つがある。32 bit 版 OS はメモリが 4 GB（Windows では 3 GB）までしかメモリを利用できないという制約があるため，いくつかのソフトではメモリ不足でソフトウェアが動かないという状況が発生する。これから画像解析ソフトを始めようとする研究者には，64 bit 版 OS を強くお勧めする。また，Linux でしか動かないものも多い。日本では Linux の敷居はまだまだ高いが，64 bit Linux で環境を構築することによってほとんどの画像解析ソフトを使うことができる。

C．画像解析の一連の流れ

　画像解析を行うにあたっては，1 つのソフトウェアパッケージを利用するよりは，むしろ，複数のソフトウェアを利用することが多い。ざっと以下の 5 つの流れで解析は進んでいくと考えてよい。

1．DICOM 画像を閲覧し，画像が適切に撮影されているかを確認する

　このステップは重要であるが，しばしば見過ごされているものである。MRI や PET スキャナー

で撮影された画像は，たいてい DICOM 形式で保存されることが多い。このため，DICOM ビューワーがあると，撮影された状態での画像を確認することができる。MRI 撮像時の撮影視野（Field of View：FOV）が小さい場合，折り返しとよばれるアーチファクトが発生し，FOV 外の領域が画像内に折り返されることがある（例：矢状断画像で鼻の部分だけが頭部の後ろに移ってしまう）。また，大きな脳梗塞は形態画像の分割化 segmentation の際のエラーに直結する。これらは一例一例視察で確認するしかなく，面倒な作業であるが，頑健な結果を得るためには重要である。筆者は解析にかかる前にまず DICOM の状態で画像を確認している。筆者が使用したことがあり，使い勝手がよいと感じたフリーの DICOM ビューワーとしては，Windows ならば，

Onis フリー・エディション（http://www.onis-viewer.com/），

MicroDicom（http://www.microdicom.com/），

RadiAntViewer（http://www.radiantviewer.com/）

などがある。

Mac では Osirix（http://www.osirix-viewer.com/）が一番人気である。

2．画像形式を使いたい解析ソフトの入力形式に変更する

DICOM 形式は 1 スライス 1 ファイルであるため，画像解析にそのまま使うには面倒が多い。このため，DICOM 形式から他の形式に変更するという作業が必要となる。これまで，画像解析では Analyze 形式が広く普及していたが，左右の情報が保持できないなどいくつかの短所があった。最近，それらの短所を改善した NIfTI 形式が画像解析の新たな標準になりつつある。DICOM 形式から NIfTI 形式にコンバートするソフトウェアとしては，

MRIConvert（http://lcni.uoregon.edu/~jolinda/MRIConvert/），

(X) MedCon（http://xmedcon.sourceforge.net/Main/HomePage），

LONI debabeler（http://www.loni.ucla.edu/Software/Debabeler），

dcm2nii（http://www.cabiatl.com/mricro/mricron/dcm2nii.html）

などがある。

3．画像を AC-PC ライン（前交連—後交連ライン）にあわせる

画像解析ソフトの多くは，画像の中心が前交連 anterior commissure にあることが前提となっており，テンプレート画像は AC-PC ラインが水平になるようになっている。画像解析ソフトのほとんどは，このため，解析にかける画像の中心を前交連に設定し，脳の傾きを適切に設定することが重要となる。

4．前処理 preprocessing を行う

　脳画像を用いて統計解析を行うためには，まず形態・大きさが異なる個々人の脳を何らかの指標を用いて標準化することが必要となる．このことを「解剖学的標準化 spatial normalization」という．また，灰白質の容積変化を知りたいときには，灰白質だけを抽出する必要がある．これを「分割化 segmentation」という．その他に，解剖学的標準化では吸収しきれない個人差を減らすこと，画像をより統計解析にフィットするように信号値を正規分布に近く分布させることを目的として「平滑化 smoothing」が行われることもある．

　関心領域がある場合，その関心領域の数値だけを取り出すこともあるかもしれない．

5．統計解析を行う

　前処理が終わったデータをもとに統計解析を行う．探索的に全脳を対象とした解析を行いたい場合は，標準化（および平滑化）が終わった画像を用いて統計解析を行う．前処理において，ある関心領域の数値だけを取り出した場合は，SPSS や SAS，R といった統計解析ソフトウェアで統計を行うこともできる．

D．SPM のインストール

　SPM は Functional Imaging Laboratory, University College London のメンバーによって開発されている統計画像解析パッケージである．PET，fMRI といった脳機能画像の解析や形態画像の解析手法の 1 つである VBM（Voxel Based Morphometry）を行うことができる．SPM に関する資料は非常に豊富であり，インターネットで公開されているが，日本語による資料はまだまだ少ないのが現状である．このため，本稿では，確実に SPM を動作することができるようにするための方法を説明する．

1．ハードウェアと OS

　前述のように，脳解析ソフトは CPU とメモリによるところが多く，SPM も例外ではない．周波数が 2 GHz 以上の CPU，および 4 GB 以上のメモリが望ましい．なお，OS は 64 bit 版を推奨する．なお，SPM は Windows，Mac OSX，Linux のいずれでも動作する．

2．MATLAB の入手

　SPM は行列演算ソフトである MATLAB 上で動作する。このため，MATLAB の導入は必須である。どの MATLAB のバージョンで SPM が動くかは，http://en.wikibooks.org/wiki/SPM/Which_version_of_MATLAB に記載がある。2010 年 9 月時点で最新の SPM8 を動かすためにはバージョン 7.1 以上が必要である。なお，64 bit 版 OS が利用可能な場合，MATLAB も 64 bit 版を利用しないとコンピュータの性能を十分に引き出すことができないので注意が必要である。Windows7 の 64 bit 版に対応している MATLAB のバージョンは 7.8 以降である。

3．SPM8 のダウンロード

　SPM8 は SPM のダウンロードページ（http://www.fil.ion.ucl.ac.uk/spm/software/download.html）から入手することができる。SPM8 本体は spm8.zip として配布されている。また，アップデートが定期的に公開されている（ftp://ftp.fil.ion.ucl.ac.uk/spm/spm8_updates/）ため，これも確認し，アップデートが公開されているならば，ダウンロードする。

4．ダウンロードした SPM8 の解凍（展開）

　ダウンロードした SPM8 を，OS によった方法で解凍もしくは展開する。重要な点は，SPM8 を展開する先のディレクトリまたはフォルダ名に空白が入らないこと，また日本語などの 2 バイト文字が入らないことである。

a．Windows の場合
　C:¥spm のように C ドライブの直下にディレクトリを作るとエラーが起きにくい。この中に先ほどダウンロードした spm8.zip をコピーし，そこで展開する。そうすると，C:¥spm¥spm8 というディレクトリが作成される。そのうえで，もし，spm_update_rxxxx.zip というアップデートファイルがあるならば，これを C:¥spm¥spm8 に展開する。これにより，アップデートファイルが上書きされる。

b．Linux/Mac OS X の場合
　SPM をインストールしたいディレクトリに spm8.zip と spm8_updates_rxxxx.zip をコピーする（xxxx はアップデートのリビジョン番号となる）。ここでは/home/foo/spm/にコピーしたとする（foo は実際はログイン名）。Mac OS X では/User/foo/spm/となる。
　ターミナル（シェル）を立ち上げ，以下のようにタイプする。

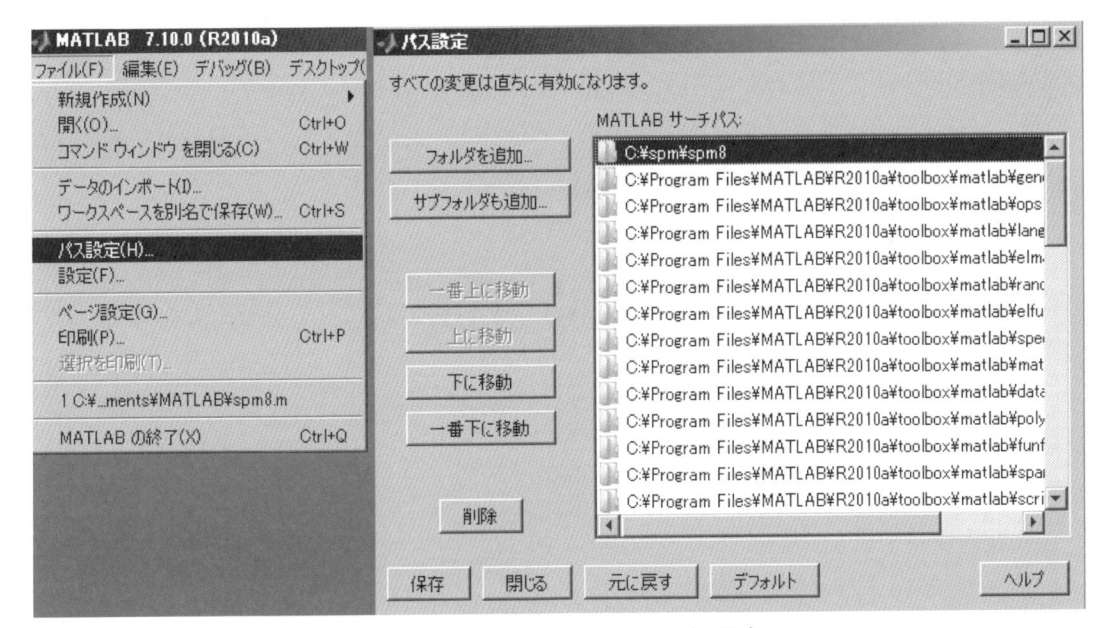

図1　GUIによるMATLABのパス設定
ファイル→パス設定→フォルダを追加で，SPM8を展開したディレクトリを指定する。

$ cd/home/foo/spm

$ unzip spm8.zip

$ unzip -o spm8_updates_rxxxx.zip -d spm8

　これで，SPM8がハードディスクに展開される。

5．MATLAB上でのパス設定

　これだけではまだSPM8は起動しない。MATLABに，SPM8がどこにあるかを伝える必要がある。このことを「パス設定」という。パス設定にはGUIを使う方法とMATLABのコマンドウィンドウを使う方法の2つがある。

a．GUIからの設定方法

　MATLABのメニューから［ファイル→パス設定］を選択し，「フォルダを追加」からSPMのパス（Windowsならば"C:¥spm¥spm8"，Mac OS Xならば"/Users/foo/spm/spm8"，Linuxならば"/home/foo/spm/spm8"）を設定する（図1）。なお，「サブフォルダを追加」は選ばないようにする。SPM8が誤作動することが指摘されている。

b．MATLABコマンドウィンドウからの設定方法

　MATLABのコマンドウィンドウから以下を入力する。

```
≫ addpath c:¥spm¥spm8
```
（Mac OS X ならば "/Users/foo/spm/spm8"，Linux ならば "/home/foo/spm/spm8"）

6．インストールが正しくできたかの確認

　MATLAB コマンドウィンドウから以下を入力する（なお，この機能が正しく動作するためには，MATLAB 自身がインターネットに接続できる必要がある）。

```
≫ spm_check_installation（'full'）
```

　この結果，正しければ "No local change or out-of-date files" と表示され，エラーがある場合は，以下のような出力が認められる。

```
≫ spm_check_installation（'full'）
```
File(s) missing in your installation：
*@meeg/selectchannels.m
*config/spm_cfg_eeg_fuse.m
（中略）
File spm.m is not up to date（r3958 vs r3401）
File spm_ADEM.m is not up to date（r3901 vs r3058）

　ここで問題がなければ，SPM8 は問題なく起動できる。起動はいたって簡単であり，MATLAB のコマンドウィンドウから，

```
≫ spm
```
と入力するだけである。

7．新たなアップデートがないかの確認

　SPM は定期的にアップデートされており，これまではその都度 SPM のホームページを確認する必要があった。SPM8 の r4010 からアップデートを確認するためのスクリプトが搭載された。spm_update で確認できる。

　もし，現在利用している SPM8 が最新ならば

```
≫ spm_update
```
　　　　Your version of SPM is up to date.

となり，もし，新たに利用できるバージョンがあるならば，以下のような表示となる。

```
≫ spm_update
```
　　　　A new version of SPM is available on：
　　　ftp://ftp.fil.ion.ucl.ac.uk/spm/spm8_updates/
　　　（Your version：3408-New version：4010）

E．SPMを用いた画像処理—前処理にかけるための準備

　この節では実際にSPMを用いてどのように画像解析にとりかかっていくのかを説明していく。ここでは，SPMで画像を確認し，AC-PCラインにあわせるところまでを説明する。解析の初歩の初歩にあたるが，理解が大切なところでもある一方で，このところを丁寧に説明しているリソースはさほどないために，あえてAC-PCの設定にページを割くこととする。形態画像の解析の場合，この後に分割化，解剖学的標準化，平滑化と前処理を行い，そして統計解析に入っていく。2010年3月にエジンバラでSPMの開発者たちによってSPMコースが開催された。筆者はその際に配布されたVBMのテキストを，著者であるJohn Ashburnerの許諾を得て日本語に翻訳した。現在，このVBMチュートリアル日本語版はPDF化されて筆者のウェブサイトで公開されている。(http://www.nemotos.net/?p=242) 本節以降のステップは，VBMチュートリアル日本語版を参照されたい。

1．画像の確認（*Display*ボタン）

　*Display*ボタンを押し，そして画像を1つ選択する。これによって，その画像の3つの断面が表示される。画像が正しいフォーマットならば，以下のように表示される（図2）。

- 左上には，冠状断画像が表示され，頭頂部が画像の上側にあり，頭の左側が画像の左側に表示される。
- 左下には，水平断画像が表示され，前頭部が画像の上にあり，頭の左側が画像の左側に表示される。
- 右上には，矢状断画像が表示され，前頭部が画像の左側に表示され，頭頂部が画像の上側に表示される。被験者を左側から見ているようになる。

　この3方向からの画像の下には，いくつかのパネルが表示されている。左にあるパネルには，十字線の交点がある位置および交点においての画像の信号値が表示される。その下には，画像の位置合わせをするための入力画面がある。この画面でAC-PCラインをあわせていく。

2．画像の回転と平行移動

　図2の左側を見ると，矢状断画像で頭が上を向いてしまっている。また，冠状断画像では頭がごくわずかだが右に傾いている。さらに，水平断画像では頭が左に傾いている。これらの角度補正は，*pitch, roll, yaw* に数値を入力することで行う。角度はラジアンで入力する。180°＝3.14radである。その次に平行移動によって十字線の交点にACを持って行く。この平行移動のために *right, for-*

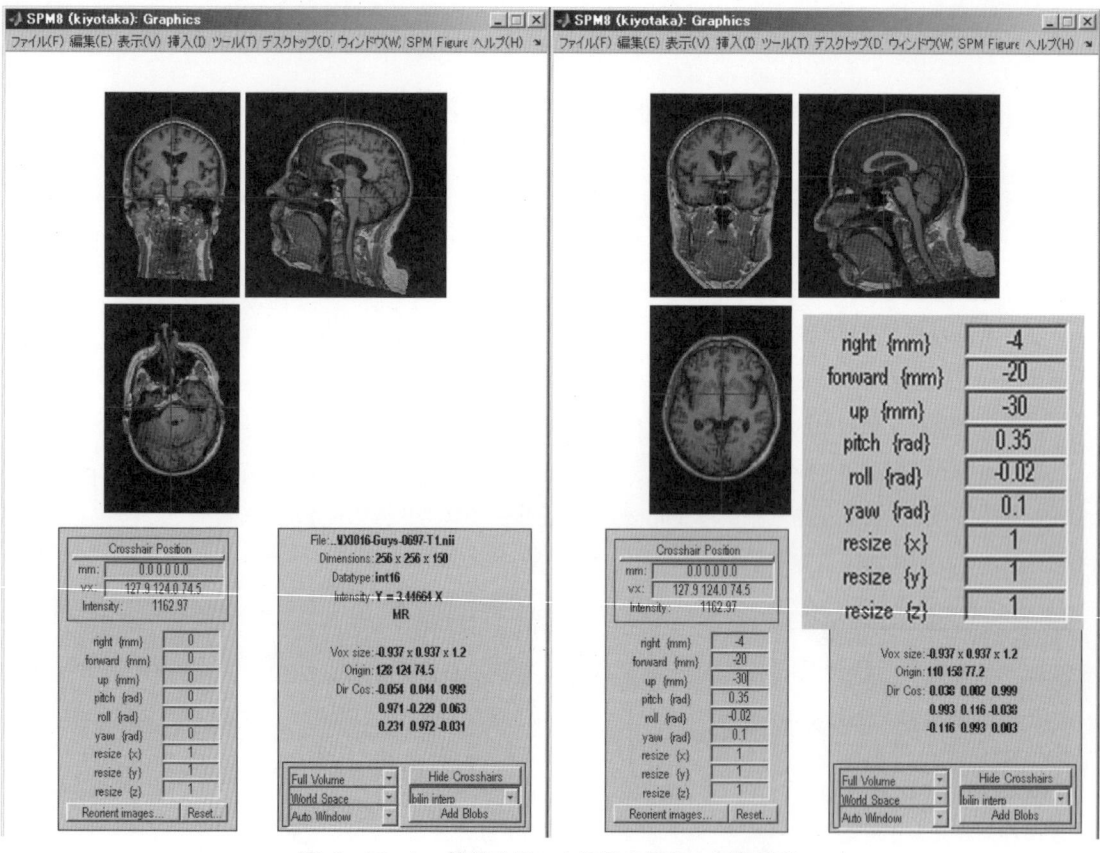

図2 Display機能を用いた画像の回転と平行移動
左：回転および平行移動前の画像　右：画像の原点がACに設定された画像
　左下のウィンドウにある right, forward, up, pitch, roll, yaw に数値を入れながら傾きの補正および平行移動を行っていく．右側にはこの場合，どのような数値を入れたかを示してある．

ward, up に数値を入力する．この角度補正および平行移動を実際の画像に反映させるためには，一番下にある "*Reorient images...*" ボタンを用いる．ここでは複数の画像を選択することができる．つまり，複数の画像に対して一度に同じパラメータでの平行移動と回転を行うことができる．ある施設の MRI スキャナーで撮影した場合，頭の傾きはたいてい同じような角度になることが多い．このため，筆者は，pitch に関しては1例を確認して補正する際に全例に適用している．
　なお，この平行移動については神経質になる必要はない．SPM の開発者の1人，John Ashburner は前処理をする画像は，SPM についているテンプレートから距離にして約5 cm 以内，角度は約20度（≒0.35rad）以内になっていれば大きなエラーは起きないとしている．実際，平行移動よりも傾きが適切に補正されていないことでエラーが出ることを経験するため，被験者がテンプレートに比べていずれかの方向に傾きすぎていないかということは十分に検討することが必要である．

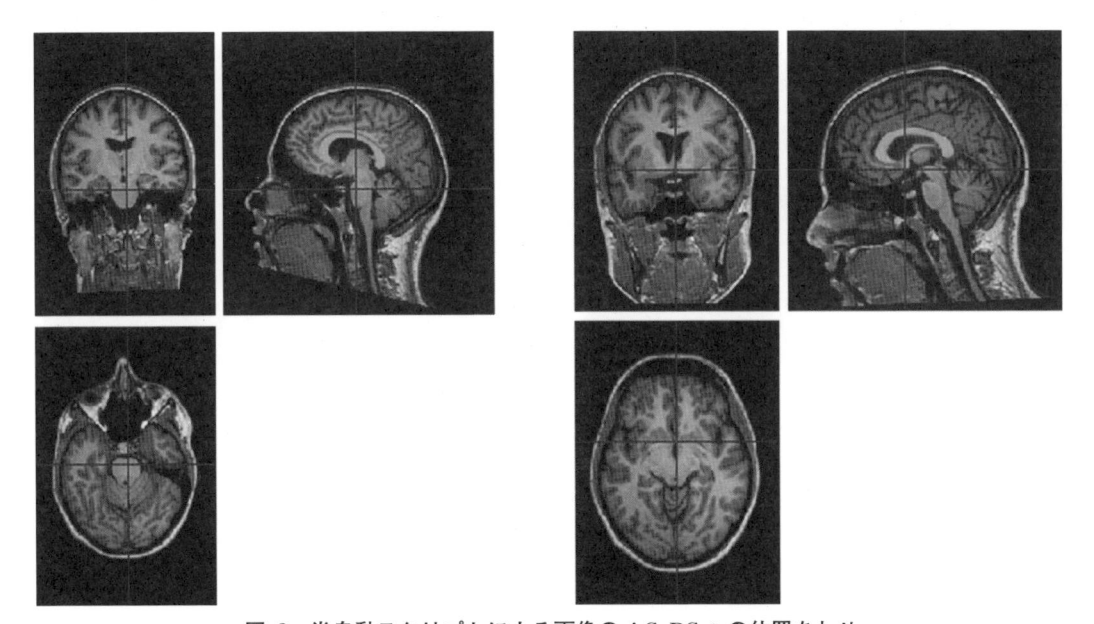

図3　半自動スクリプトによる画像のAC-PCへの位置あわせ
左：スクリプト適用前　右：スクリプト処理後
auto_reorientスクリプトを実行させることにより十字線の交点にACが来ており，AC-PCラインも水平になっていることがわかる。

3．MATLABスクリプトを用いた半自動AC-PC補正プログラム

　前節で説明した*Display*機能を用いた被験者画像の回転と平行移動は時間を要するものである。Carlton Chu氏がこの位置あわせを半自動で行うスクリプトをSPMのメーリングリストで発表した（https://www.jiscmail.ac.uk/cgi-bin/wa.exe?A2=SPM;5819d056.0810）。このスクリプトには若干のバグがあったため，それを修正し，SPM8でも動くことを確認したものを筆者のウェブサイトで公開している（http://www.nemotos.net/?p=122）。使用方法はいたって簡単である。まず，ウェブサイトに掲載している auto_reorient.m をダウンロードしてSPM8のディレクトリに保存する。その後，MATLABのコマンドウィンドウから，データが保存してあるディレクトリに移動する。（SPMの左上のウィンドウにある"*Utils...*"ボタンから"*CD*"を選び，移動することもできる）その後，MATLABのコマンドウィンドウから

≫ auto_reorient

とタイプすると，画像を選択する画面が立ち上がり，選択した画像に対し，自動でACの同定とAC-PCラインが水平になるような脳の傾きの補正が行われる。ある1例に対してこのスクリプトを用いた結果を図3に示す。スクリプトを使用することにより，脳の傾きが適切に補正され，かつ，画像の原点がACにきていることがわかる。現在，筆者はこのスクリプトを用いてAC-PCの大まかな位置あわせを行い，その後，1例1例確認して微調整を行うようにしている。

おわりに

　脳画像解析ソフトはユーザーインターフェースが独特なものも多く，慣れるまでは辛抱が必要である。しかし，リソースは多くあり，丁寧な検索によって多くの情報を得ることができる。しかし，日本語での情報量が非常に少ないことも事実である。今後，さまざまな情報が日本語で利用できるようになることで，精神科においても脳画像解析に携わる研究者のコミュニティがより充実していくことを願ってやまない。

（根本清貴）

7. 脳磁図（MEG）の精神疾患診断への応用

A. 概　論

　脳磁図（Magnetoencephalography；MEG）は，脳内の電気活動に伴って発生する磁場活動を脳磁場計測装置を用いて記録する方法である。非侵襲的な装置であるため同一被験者に対して繰り返しの測定が可能である。ミリセカンド単位の優れた時間解像度を有し，理想的な条件下ではミリ単位での優れた空間解像度をもっている点で，核磁気共鳴画像法（Magnetic resonance imaging；MRI）や脳波（Electroencephalogram；EEG），近赤外線分光法（Nearinfraredspectroscopy；NIRS）などの他の脳機能検査法にはない特徴をもっている。

　EEGは従来から精神疾患における研究で用いられてきたが，脳の一部位から発生した電位が脳およびそれを覆う組織（頭皮，頭蓋骨，髄膜など）を含む体積導体を介して頭皮上に投射されており，EEGは広範囲から記録されたものである。それに対して，MEGは体積導体とは無関係に頭皮上に作られた磁界を測定しているため発生源の特定がしやすいことが特徴である。このようなMEGの特性を活かすことで，脳の各部位で起こっている神経活動を，細かい時間経過の中で検討することが可能であり，精神疾患についてネットワークの変化を綿密に捉えることができる可能性がある。一方でデメリットもあり，MEGのシステム自体が高価であり運用・維持に多額の費用がかかること，motion artifactの影響を受けやすく被験者の動きが制限されることなどがある。また，MEGの方法論的な限界として，磁場を検出するためには，配列にある程度の規則性をもった神経細胞の一群（数万個以上）が同期して興奮することが必要であるため，精神疾患との関連が想定される部位であっても，放射状の配列を示す構造については測定できない。

　脳磁図研究者たちの長年の努力により，2004年4月1日から脳磁図検査が「D236-3 神経磁気診断」という項目で，中枢神経疾患の手術部位の選択や手術方法の選択を行う場合に限り，保険適用（5000点）となっている。またそれを受けて，臨床神経生理学会脳磁図ガイドライン作成委員会より「臨床脳磁図検査解析指針」が発表されている[1]。しかしながら精神科領域においては，MEGは研究段階に留まっているのが現状である。

　MEGの研究手法は，主に聴覚刺激，視覚刺激，体性感覚刺激などの感覚刺激やオドボール課題，ミスマッチネガティビティー課題（Mismatch Negativity；MMN），Go-Nogo課題など認知課題に対する反応を加算平均して行われる誘発脳磁場研究と，安静時の自発磁場活動や事象関連同期・脱

同期現象を解析する律動脳磁場研究に分けられる。現在までに MEG を用いて行われた精神疾患の研究は統合失調症を対象としたものが多く，他の精神疾患における研究は散見される程度である。

本稿で期待されていることは，その検査の感度や特異度，State marker か Trait marker か，治療反応予測，診断など臨床的な実用性について記載することであるが，疾患横断的な研究や前方視的な研究は少なく，現時点でこれらの要求を満足する研究成果は未だあげられていない。そこで，現在までに行われた研究を概観し，群馬大学と東京大学で行った MMN 課題を用いた MEG 研究について紹介する。

B. 統合失調症の MEG 研究

統合失調症の病態生理に関する MEG を用いた研究は数多く報告されている。

統合失調症において，EEG を用いた研究としては MMN がよく行われている。MMN の振幅の減少は統合失調症で繰り返し示されているが，その磁場成分である MMNm についても複数の報告がある。Yamasue ら（2004）は 13 人の統合失調症患者を対象に，言語を用いた MMNm と MRI を測定し，健常者と比較している[2]。結果，左半球の言語音 MMNm の磁場強度（magnetic counterpart of global field power；mGFP）は側頭平面の灰白質体積と相関することを発見した。この結果は，左側頭平面の構造異常が統合失調症患者で言語関連の処理の機能異常の基礎をなす可能性があること

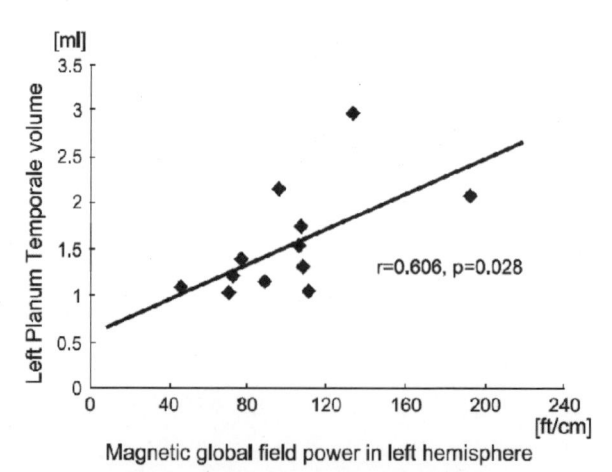

図 1 MMNm 課題における左側頭の磁場強度と左側頭平面の MRI 体積の相関
左側頭の磁場強度と MRI 体積が正の相関をしている。　　　　　（Yamasue H, et al. Neuroimage 2004[2]）

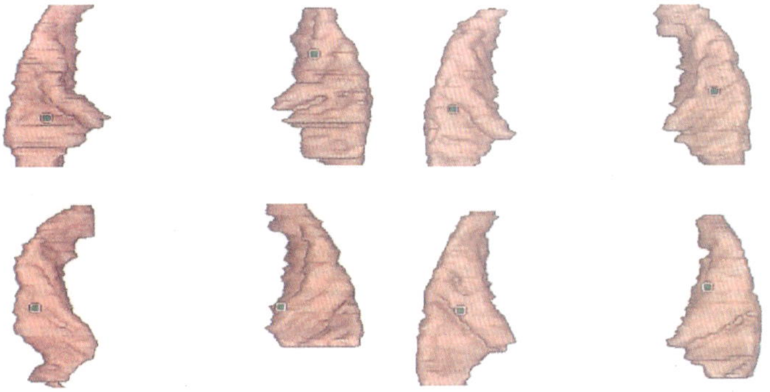

図2 MRIから再構成した左右上側頭回の図
図中の緑の点はMEGにより推定されたN1m成分の位置を示している。統合失調症の男性では健常者と比較して側性の程度が減少しているが，統合失調症の女性ではむしろ側性の程度が増加しているのが分かる。左上段；健常者の男性，左下段；統合失調症患者の男性；右上段；健常者の女性，右下段；統合失調症患者の女性。

(Reite M, et al. Arch Gen Psychiatry 1997[4])

を示唆している。

　Ahveninenら（2006）は一卵性および二卵性双生児の健常者および統合失調症を対象に，EEG, MEGを用いて，MMN（MMNm），N100（N1m），P50（P1m）を調べている[3]。統合失調症患者ではP50, N100, MMNそしてMEG反応であるP1mが減少していた。またP50とN100は統合失調症に罹患していない双子においても健常者に比して減少していたが，一方でMMNは健常者との有意差が認められなかった。このことから早期の聴覚成分であるP50/P1mとN100振幅減少は，統合失調症の聴覚皮質における遺伝的な異常を示唆し，一方でMMNの異常は状態に依存した神経変性を優位に反映しているかもしれないと結論づけている。このように聴覚の早期成分およびMMNは統合失調症の遺伝的素因，疾病による変化などを評価できる，すなわちtrait marker, state markerとして各々利用できる可能性が示唆される。

　さらに聴覚反応の初期成分については，Reiteら（1997）が妄想型統合失調症，健常者を対象に，聴覚刺激に対して100 ms前後に出現するN1mのダイポール推定を行い，同時にMRIを測定し，診断，性差について検討している[4]。結果N1mの電流源は健常者では側性（lateralization）を示したのに対して，男性の統合失調症では側性の程度が減少していた（図2）。一方で女性の統合失調症では側性の程度がむしろ増加していた。Ahveninenらの論文を踏まえてこの結果を考察すると，統合失調症発症につながる遺伝的素因の聴覚野における表現は男女の性差が存在することを意味しているかもしれない。

　疾患横断的な研究はほとんどないが，Reiteら（2010）は統合失調症，統合失調感情障害，健常者を対象に聴性定常反応（auditory steady state responses；SSR）を測定し，比較している。統合失調

感情障害は健常者と比較して，左半球では同様の反応を示し，右半球ではむしろ大きい反応を示したとしている[5]。一方で統合失調症では両半球とも健常者より反応が低下している。統合失調症および統合失調感情障害の鑑別は，臨床上困難なことが多く，このような研究は鑑別困難な疾患の診断に寄与できる可能性を示している。

C．気分障害の MEG 研究

1．大うつ病性障害の MEG 研究

大うつ病性障害，双極性障害の MEG 研究は未だ数少ない。近年発表された論文について紹介する。

大うつ病性障害に関しては近年空間フィルター法を用いた解析による報告が出てきている[6, 7]。Cornwell（2010）らは大うつ病性障害を対象に virtual Morris water maze を行っている間の MEG 反応を測定し，空間フィルター法を用いて θ 活動を検討している[6]。大うつ病性障害では右海馬前部と海馬傍回において，課題中のシータ活動が減弱しており，課題成績が海馬の左後部と正の相関をしていたと報告している（図3）。このことからうつ病で報告されている海馬の構造異常がこの機能異常の背景にあるのではないかと考察している。

治療反応性予測に関しては，Salvadore ら（2009）がドラッグフリーの大うつ病性障害を対象に，治療抵抗性の大うつ病性障害患者に抗うつ効果をもつとされるケタミン投与による抑うつ症状の変化と投与前に測定した MEG 反応の関係を検討している[7]。MEG 測定は表情認知課題を用い，男女の恐怖の表情を2組，幾何学的な図形を2組，それぞれ120回の刺激を行い，30回ずつのブロックに分けて解析している。健常者は刺激の繰り返しに対して吻側部前部帯状回（rostral ACC）の活動が減少していくにもかかわらず，大うつ病性障害では増加していた（図4）。

また吻側部前部帯状回の活動が抑うつ症状の改善の程度と正の相関をし，扁桃体の活動が負の相関をすることを報告している（図5）。この結果は治療前の MEG 測定により治療反応性を予測できる可能性を示している。

2．双極性障害の MEG 研究

双極性障害の検討は数少ない。Reite ら（1999）は精神病症状を伴う双極性障害，精神病症状を伴わない双極性障害，健常者を対象に，体性感覚誘発電位を用いて，体性感覚野の側性（lateralization）を調べている[8]。精神病症状を伴わない双極性障害，健常者では体性感覚野の側性が認められたが，

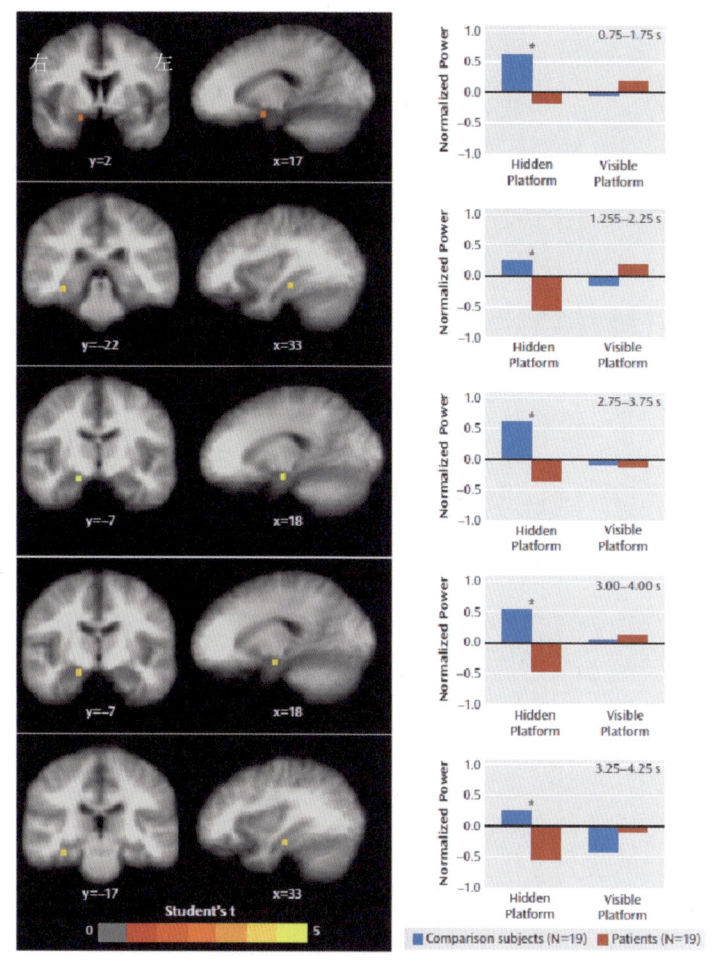

図3 左図；大うつ病性障害と健常群のMEG活動に群間差がある部位をMRIに重ねた図
　右海馬前部と海馬傍回において違いがみられることがわかる。
右図；それぞれの条件における大うつ病性障害（赤）と健常者（青）の平均θ活動
　健常者ではHidden Platform（安全を確保するための台が見えていない場合）では海馬が大きく活動するのに対し，大うつ病性障害では活動が減弱する。

（Cornwell BR, et al. Am J Psychiatry 2010[6]）

精神病症状を伴う双極性障害では側性が消失していたとしている（**図6**）。統合失調症においても側性の減少は報告されており，側性の異常は精神病性障害の一般的な特徴である可能性を示唆している。

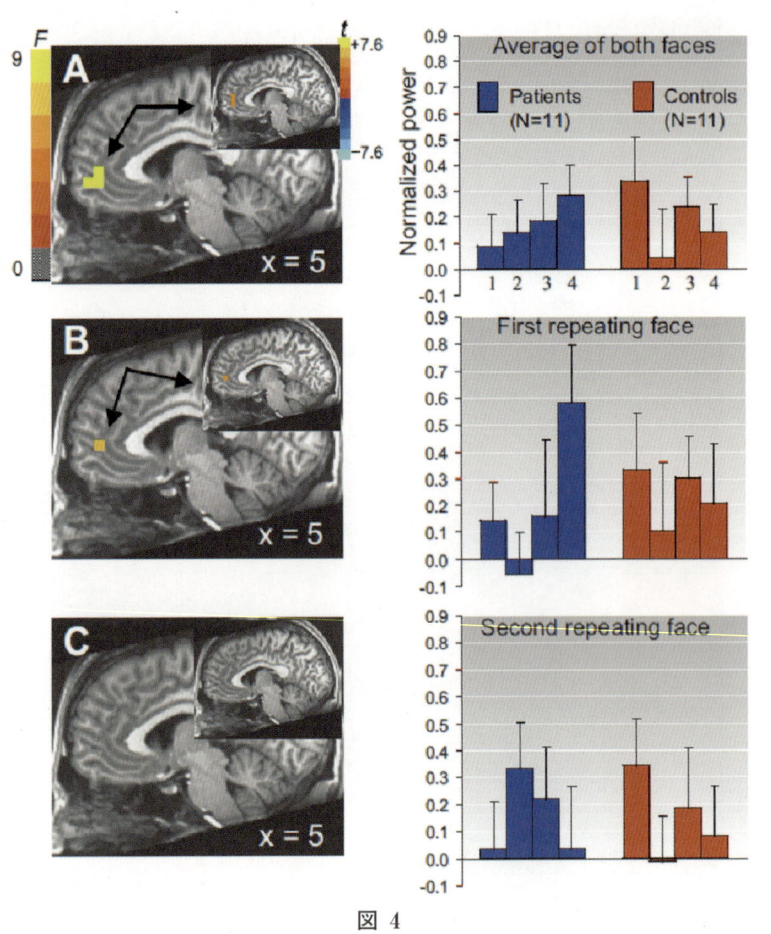

図4
A：大うつ病性障害と健常群における恐怖顔に対する ACC の反応の比較（1回目と2回目の顔の平均値）。
B：1回目の恐怖顔に対する ACC の反応の比較。
C：2回目の恐怖顔に対する ACC の反応の比較。
　右図は 30 回のブロックに分けた時のそれぞれの平均値。1回目の恐怖顔の呈示では，健常者では徐々に ACC の反応が減弱するのに対して，大うつ病性障害では逆に増加する。
(Salvadore, et al. Biol Psychiatry 2009[7])

D．他の精神疾患の MEG 研究

1．PTSD の MEG 研究

　他の疾患に目を向けると，Adenauer ら（2010）は，心的外傷を経験した PTSD 群，非 PTSD 群，および心的外傷経験なし群を対象とし，視覚課題を用いて比較した[9]。PTSD 群では中立もしくは

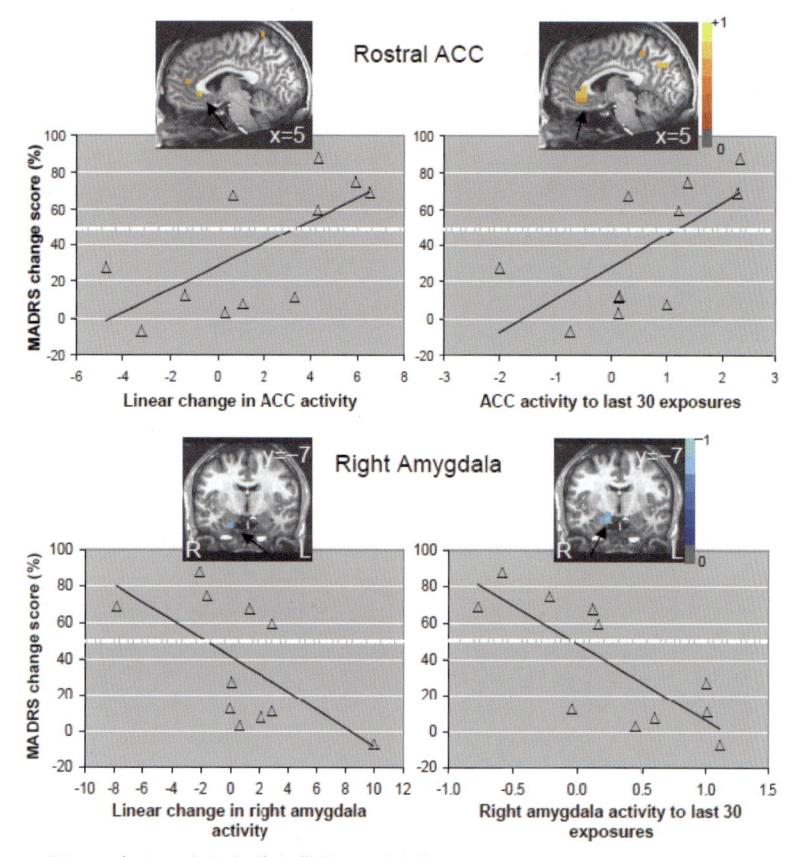

図5　左上；吻側部前部帯状回の活動と Montgomery Asberg Depression Rating Scale（MADRS）によりケタミン注入前とケタミン注入 230 分後に評価した抑うつ症状の変化の相関，右上；最後の 30 回の活動と抑うつ症状の変化の相関，左下；右扁桃体の活動と抑うつ症状の変化の相関，右下；最後の 30 回の活動と抑うつ症状の変化の相関。吻側部前部帯状回の活動と MADRS の変化は正の相関を示し，扁桃体の活動と MADRS の変化は負の相関を示している。　　　　　　　　　（Salvadore, et al. Biol Psychiatry 2009[7]）

喜び刺激に比較し，嫌悪刺激で 130～160 ms の早期の反応では右前頭前野の活動が上昇し，206～256 ms の遅い反応では頭頂—後頭領域の反応の減弱を示したとしている（図7）。

　Adenauer らは，この結果で認められる早期の右前頭前野の活動上昇は嫌悪刺激に対する警告反応の増強であり，以降の頭頂—後頭領域の反応の減弱は感情的処理からの回避傾向を反映していることを意味していると解釈している。

2．強迫性障害の MEG 研究

　強迫性障害を対象にした研究もいくつか報告されている。Maihofner ら（2006）は安静時の自発

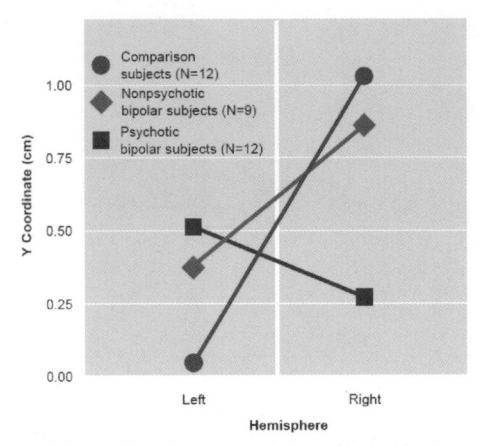

図6 それぞれの群の左右半球ごとのY軸平面上の体性感覚野における電流源の位置
健常者，精神病症状を伴わない双極性障害では側性を示したのに対して，精神病症状を伴う双極性障害では側性が減少している。青；精神病症状を伴う双極性障害，緑；精神病症状を伴わない双極性障害，赤；健常者。
(Reite M, et al. Am J Psychiatry 1999[8])

脳活動をMEGで測定し，速い活動（12.5～30 Hz）と遅い活動（2～6 Hz）に分けて解析した[10]。ダイポールの数は健常群と変わらなかったが，遅い活動は左背外側前頭前野に集積したとしており，OCDの病態生理には前頭前野と側頭葉の自発脳磁場活動の変化があると結論づけている。

E．群馬大学，東京大学で行ったMEG研究

1．われわれの行った検査プロトコール[11,12]

精神疾患の検査の開発に当たっては，疾患横断的に比較できることが重要である。また病態生理の違いを検討するうえで，複数の認知要素が混在する課題は，得られた結果の解釈が難しくなる。特に精神疾患においては意欲が状態により大きく変動し，また意欲を定量的に評価することも難しい。この観点から，後述するように被験者の意欲に左右されない自動的な成分であるミスマッチフィールド（mismatch field；MMNm）の測定を課題に選んで研究を行っている。

MMNmは同一で繰り返しのシークエンス（標準刺激）が提示されている状況において，標準刺

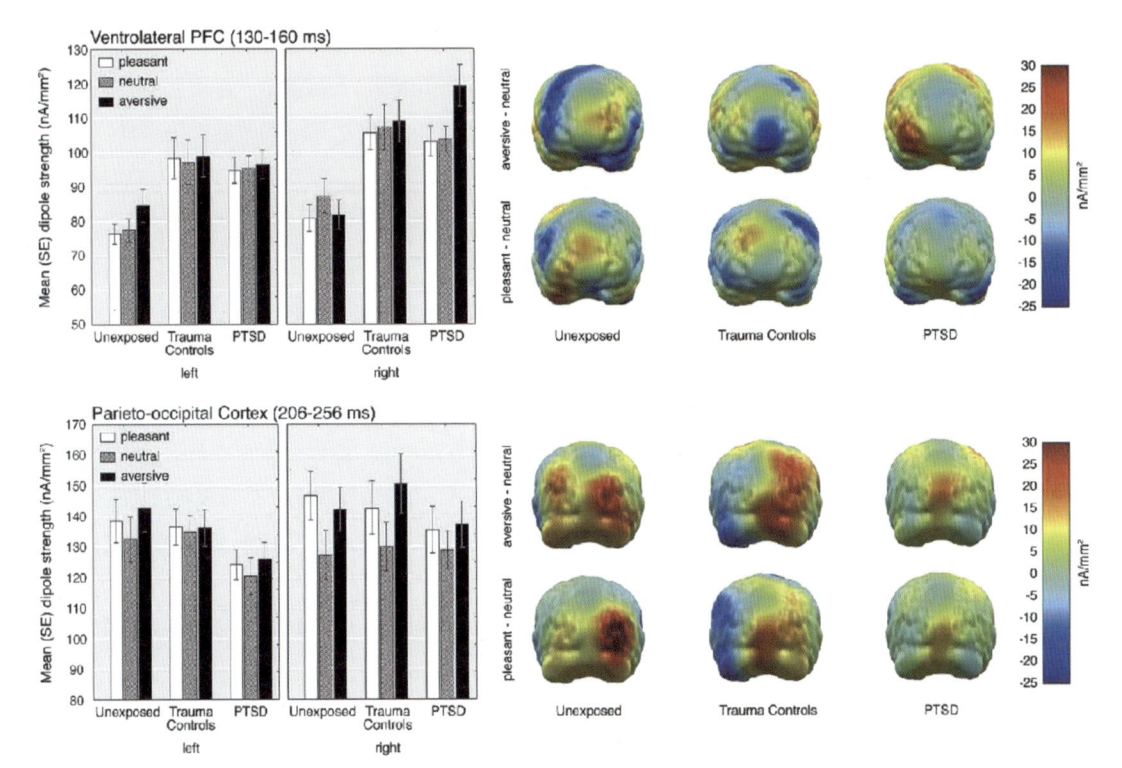

図7 右：条件（嫌悪-中立，喜び-中立）を比較した電流活動の脳地図，左：腹外側前頭前野（130～160 ms），頭頂後頭皮質（206～256 ms）のダイポール強度の比較

嫌悪-中立の比較において，PTSD群では，130～160 msの時点では腹臥位側前頭前野の活動が上昇しており，206～256 msの時点では頭頂-後頭の活動が減弱している。

(Adenauer H, et al. Biol Psychiatry 2010[9])

激とは異なる刺激（逸脱刺激）があったおよそ150～200 ms後に誘発される磁場フィールドである。MMNmは，提示時間（duration），周波数（frequency），強度（intensity）などさまざまな種類の音響の特徴の違いをもった逸脱刺激において発生することが知られている。

Näätänenらによれば，繰り返す聴覚刺激に対する反応として，自動的に刺激の物理学的特徴を表現する記憶痕跡（memory trace）が生じる。新しい入力が痕跡と合致しなかったとき，MMN発生過程が活性化される。このようにMMNは聴覚感覚記憶レベルで文脈処理に関わる情報処理過程の電気生理学的な視標である。MMNは聴覚入力から注意が逸れている時でさえ誘発され，MMNの背景にある発生過程が自動的であることを示唆している。MMNは注意の焦点の外で起こった聴覚刺激の変化に対して無意識的に注意を切り替える初期において重要な役割を果たしているかもしれないといわれている。

a．課題の構成

課題は，今まで統合失調症で研究蓄積のある純音刺激を用いた課題と母音刺激による課題を用い

た。

　群馬大学では，純音刺激の持続時間（duration deviant condition）と周波数（frequency deviant condition）の変化により誘発されるMMNm（標準刺激：持続時間；50 ms・周波数；1000 Hz・提示確率；83.3％，持続時間逸脱：持続時間；100 ms・周波数；1000 Hz・提示確率；8.3％，周波数逸脱：持続時間；50 ms・周波数；1200 Hz・提示確率；8.3％）と母音のカテゴリー変化に対して誘発されるMMNm（vowel category change condition）とした（標準刺激：日本語母音「あ」・持続時間；250 ms・提示確率；10％，逸脱刺激：日本語母音「お」・持続時間；250 ms・提示確率；90％）。

　東京大学では純音の持続時間逸脱（標準刺激：持続時間；100 ms・周波数；1000 Hz・提示確率；90％，持続時間逸脱：持続時間；50 ms・周波数；1000 Hz・提示確率；10％），母音の持続時間逸脱（標準刺激：日本語母音「あ」・持続時間；150 ms・提示確率；90％，逸脱刺激：日本語母音「あ」・持続時間；100 ms・提示確率；10％），母音のカテゴリー変化（標準刺激：日本語母音「あ」・持続時間；150 ms・提示確率；10％，逸脱刺激：日本語母音「お」・持続時間；150 ms・提示確率；90％）に対して誘発されるMMNmを用いた。

　刺激間間隔（Inter stimulus interval；ISI）は群馬大学では445±15 ms，東京大学では510±20 msとした。聴覚刺激のシークエンスは，標準刺激と逸脱刺激が提示確率に従ってランダムに提示されるが，それぞれの逸脱刺激は少なくとも1つの標準刺激が先行して提示されるように構成した。聴覚刺激は磁場を作らないプラスチックチューブを用いて提示した。母音のカテゴリー変化で用いた母音は，日本語のネイティブスピーカーの音声を用い，NeuroStimシステム（NeuroScan, USA）によりデジタル化され，音声強度を群馬大学では80 dB，東京大学では70db，rise/fallを10 msに編集した。母音の周波数スペクトラムは以下の通りであった（「あ」；(F) 0＝140, F1＝760, F2＝1250, F3＝2750, F4＝3600 Hz，「お」；F0＝140, F1＝480, F2＝770, F3＝2820, F4＝3600 Hz）。純音刺激の周波数は1000 Hzであり，母音刺激のフォルマントの周波数の中央値とほぼ等しくした。

　検査中は注意の統制のため，被験者は刺激を無視するための視覚課題を行った。写真はシールドルーム内のスクリーンに，シールドルームの外からプロジェクターを用いて提示した。聴覚刺激，視覚刺激ともカウンターバランスをとった。

b．データ収集

　データはELEKTA社製の全頭型脳磁図計（群馬大学では204ch，東京大学では122chのグラジオメーター）を用いてシールドルームで記録した。被験者はヘルメット型の脳磁計の中に頭を入れ，椅子に腰掛けた状態で測定を行った。MEGのエポックは標準刺激と逸脱刺激それぞれ別に加算平均を行った。最初の10回の刺激は自動的に加算から除外した。3000fT/cmを超える過剰なエポックは加算から除外した。それぞれ条件は，artifactにより除外された反応を除いて，100回の逸脱刺激が加算されるまで行った。加算の数は以前の研究で採用されたものに従い，信号/雑音比の間のバランスと言語音に対する反応におけるMMNの慣れの効果を考慮した。

c．MRI 測定

すべての被験者で，1.5T MRI を用いて，3D 構成するのに十分な薄さのスライス（群馬大学では 2 mm，東京大学では 1.5 mm）で矢状断画像を撮像した。MEG の座標系は耳介前部と nasion により MRI 座標系とあわせた。

d．解　　析

・Magnetic counterpart of global field power（mGFP）

左右半球の側頭部の 54ch を用いて，条件ごとに mGFP を計算した。MMNm の波形は，逸脱刺激の反応から，標準刺激の反応を引き算し，計算した。MMNm の頂点潜時は 100～250 ms の mGFP の最大振幅とした。群馬大学では P1m も解析対象とし，頂点潜時は 40～100 ms の標準刺激の mGFP 波形の最大振幅とした。P1m，MMNm とも区間内に明らかなピークが同定できなかった時は，解析の対象から除外した。

・ダイポール推定

それぞれの条件下で，P1m，MMNm の ECDs（Equivalent Current Dipoles）を計算した。ダイポール推定は MRI 像から構成された球型頭部モデルと側頭脳領域の領域（群馬大学では 54ch，東京大学では 44ch）を利用して，それぞれの半球ごとに行った。P1m の ECDs はそれぞれの条件の標準刺激から推定した。MMNm の ECDs は逸脱刺激の反応から標準刺激の反応を引いた引き算波形から推定した。

ダイポールは P1m，MMNm とも mGFP で求められた潜時と同じ潜時に関して推定を行った。ダイポールは GOF（Good of fitness）が群馬大学では 70％以上のもの，東京大学では 60％以上のものを解析に含めた。

2．結　　果（図 8，図 9）

図 8 は大うつ病性障害・双極性障害の結果，図 9 は統合失調症の結果を示している。mGFP による解析では，大うつ病性障害と双極性障害は MMNm の振幅の低下を示し，特に双極性障害では MMNm 潜時の延長が認められた。双極性障害の MMNm 潜時の延長は純音課題（時間逸脱）で特に明らかであった。一方で P1m の振幅に関しては，大うつ病性障害が健常群よりも振幅が低下している傾向があるという結果であったが，MMNm と比較すると 3 群間の差がはっきりしなかった。大うつ病性障害では P1m，MMNm のダイポールの位置は健常群と差がなかった。双極性障害においては，P1m のダイポールの位置は差がないものの，左半球の MMNm のダイポールの位置は健常群より下方に位置していた。また mGFP の振幅，潜時とも，ハミルトンうつ病評価尺度（HRSD），ヤング躁病評価尺度（YMRS）などの症状評価尺度，抗うつ薬，抗不安薬，睡眠薬などの薬剤とは相関が認められなかった。

統合失調症に関しても，すべての条件下で MMNm の mGFP の低下を示した。特に母音のカテゴ

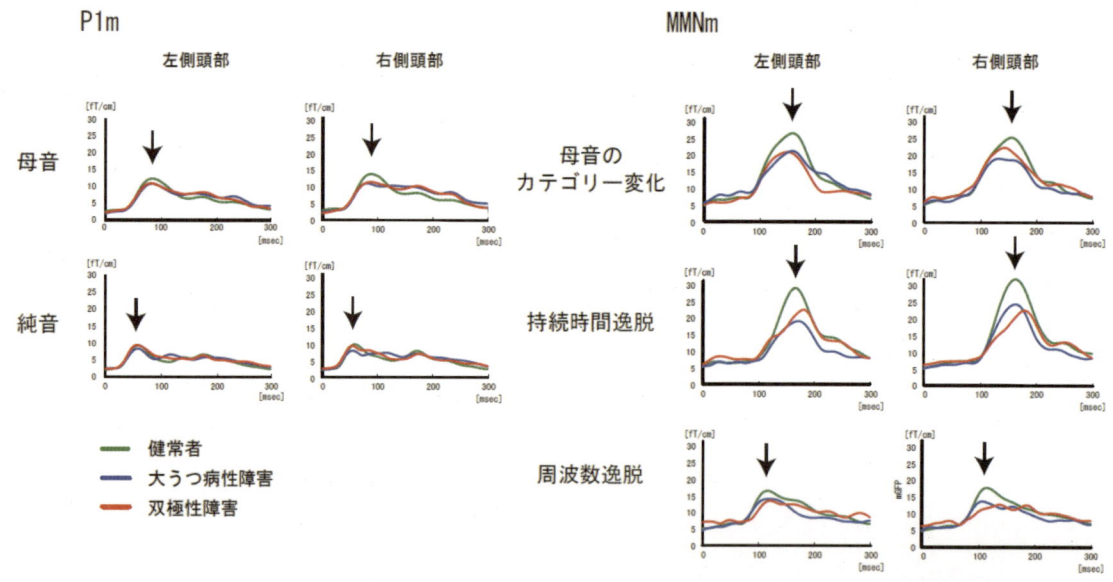

図8 大うつ病性障害と双極性障害のP1m(左)とMMNm(右)のmGFPの加算平均波形

リー変化に対して誘発されるMMNmの低下が認められた。また統合失調症群のMMNmの潜時は左半球で遅延していた。ダイポールの位置は母音の持続時間逸脱で右半球のダイポールの位置が健常群より外側に，母音のカテゴリー変化では左半球のMMNmがより上方に位置していた。MMNmの強度および潜時は年齢，罹病機関，抗精神病薬の服薬量，陽性・陰性症状評価尺度（PANSS）の点数とも相関が認められなかった。

ただし，いずれの疾患の検討においても，ダイポールの位置に関しては，被験者数が少なく，全脳の大きさを検討していないため，予備的な検討と位置づけられる。

3. 考 察

今回の結果では大うつ病性障害，双極性障害，統合失調症とも健常者に対してMMNmの低下を示すという結果であった。しかしながら，大うつ病性障害・双極性障害，統合失調症患者の各々を年齢・性別などの条件を統制して同時に比較しておらず，したがってMMNmの低下を疾患を対比させて論じることは不可能である。大うつ病性障害，双極性障害ともP1mに関しては，強度，潜時ともに有意差がなかったことは，両疾患とも早期の聴覚成分においては異常がないが，前注意レベルの処理において異常があることを示している。

東京大学の研究では，P1mの検討はしていないが，過去のAhveninenらの検討においては，統合失調症では早期の聴覚成分（P50, N100）の異常が示されており，早期の聴覚成分をMMNmと同時に評価することで，診断の参考になりうる可能性を示している。

MMNmの潜時については，双極性障害・統合失調症は健常者と比較して遅延していたが，大う

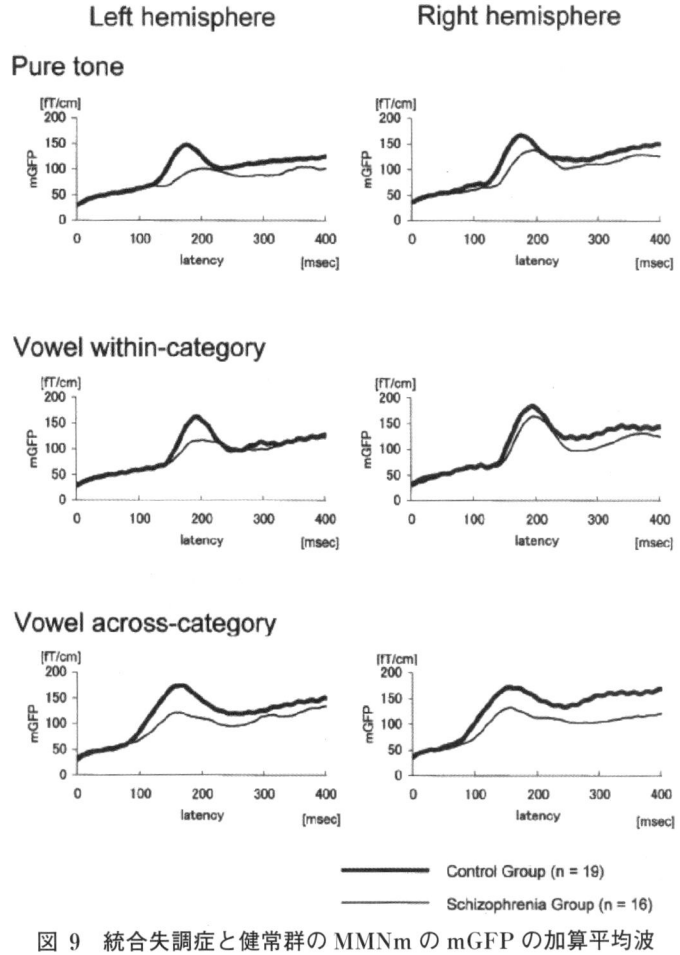

図9 統合失調症と健常群のMMNmのmGFPの加算平均波形
上段；純音（duration deviant），中段；言語音（duration deviant），下段；言語音（カテゴリー変化）
(Kasai K, et al. Schizophr Res 2003[13])

つ病性障害では有意差が見られなかった。また統合失調症では特に言語のカテゴリー変化に対するMMNmの障害が強いことがわかった。

MMNの発生に関してはN-methyl-D-aspartate（NMDA）受容体機能の関与が知られており，統合失調症患者でNMDA受容体グリシン結合部位の内因性アゴニストであるd-serineの血清濃度低下も報告されている[14]。したがって，d-serineとMMNmの相関を検討したり，MMNmのコンポーネントと末梢血採血から得られる生体内物質測定を組み合わせることで診断などの臨床応用の道が開けることも期待される。

今回の検討では，精神病症状を伴う双極性障害，大うつ病性障害を分けて検討していない，明らかな躁状態の患者が含まれていない，状態像ごとに検討できていないなどの限界がある。しかしな

がら各疾患には前注意レベルでの聴覚情報処理に特徴があることがわかった。今後も MEG を長所および短所を理解して臨床応用することにより，診断および病態生理の理解に貢献しうると考えられる。

文　献

1) 橋本勲，柿木隆介，白石秀明，中里信和，長峯隆，渡辺裕貴，日本臨床神経生理学会脳磁図ガイドライン作成委員会：臨床脳磁図検査解析指針．臨床神経生理学 33：69-86, 2005
2) Yamasue H, Yamada H, Yumoto M, et al.：Abnormal association between reduced magnetic mismatch field to speech sounds and smaller left planum temporale volume in schizophrenia. Neuroimage 22：720-727, 2004
3) Ahveninen J, Jaaskelainen IP, Osipova D, et al.：Inherited auditory-cortical dysfunction in twin pairs discordant for schizophrenia. Biol Psychiatry 60：612-620, 2006
4) Reite M, Sheeder J, Teale P, et al.：Magnetic source imaging evidence of sex differences in cerebral lateralization in schizophrenia. Arch Gen Psychiatry 54：433-440, 1997
5) Reite M, Teale P, Collins D, et al.：Schizoaffective disorder-a possible MEG auditory evoked field biomarker. Psychiatry Res 182：284-286, 2010
6) Cornwell BR, Salvadore G, Colon Rosario V, et al.：Abnormal Hippocampal Functioning and Impaired Spatial Navigation in Depressed Individuals：Evidence From Whole-Head Magnetoencephalography. Am J Psychiatry 167：836-844, 2010
7) Salvadore G, Cornwell BR, Colon Rosario V, et al.：Increased anterior cingulate cortical activity in response to fearful faces：a neurophysiological biomarker that predicts rapid antidepressant response to ketamine. Biol Psychiatry 65：289-295, 2009
8) Reite M, Teale P, Rojas DC, et al.：Bipolar disorder：anomalous brain asymmetry associated with psychosis. Am J Psychiatry 156：1159-1163, 1999
9) Adenauer H, Pinosch S, Catani C, et al.：Early processing of threat cues in posttraumatic stress disorder-evidence for a cortical vigilance-avoidance reaction. Biol Psychiatry 68：451-458, 2010
10) Maihofner C, Sperling W, Kaltenhauser M, et al.：Spontaneous magnetoencephalographic activity in patients with obsessive-compulsive disorder. Brain Res 19：200-205, 2006
11) Takei Y, Kumano S, Hattori S, et al.：Preattentive dysfunction in major depression：a magnetoencephalography study using auditory mismatch negativity. Psychophysiology 46：52-61, 2009
12) Takei Y, Kumano S, Maki Y, et al.：Preattentive dysfunction in bipolar disorder：a MEG study using auditory mismatch negativity. Prog Neuropsychopharmacol Biol Psychiatry 34：903-912, 2010
13) Kasai K, Yamada H, Kamio S, et al.：Neuromagnetic correlates of impaired automatic categorical perception of speech sounds in schizophrenia. Schizophr Res 59：159-172, 2003
14) Hashimoto K, Fukushima T, Shimizu E, et al.：Decreased serum levels of D-serine in patients with schizophrenia：evidence in support of the N-methyl-D-aspartate receptor hypofunction hypothesis of schizophrenia. Arch Gen Psychiatry 60：572-576, 2003

（武井雄一，管心，栗田澄江，笠井清登，福田正人，三國雅彦）

8. ガンマ・オシレーションと精神疾患

はじめに

　いまさら言うには及ばないが，精神科診断分類は，症候群分類である．丹念に症候に注目し，類似した兆候を示す一群を集め，同一の病因により引き起こされている群を抽出するということで，治療法が明らかになり医学は発展してきた．しかし，ICD や DSM の登場により，個人的には，微細な症候に丹念に気を配り診療を行うことは少なくなってきているように思う．一方で，精神疾患の脳形態・機能検査は，生物学的指標・治療法の確立，病因解明の手がかりに繋がると思われるので，ICD や DSM を補うアプローチとして極めて重要である．

　例えば，統合失調症と双極性障害が，共通の病因によって引き起こされるものか，異なる病因によって引き起こされるものかについては，専門家によって長い間議論されている．現在では，これらの2つの疾患は，別個の疾患概念として分類されているが，両疾患には共通の候補遺伝子が複数存在することが，疫学調査や家族研究，遺伝的連鎖研究などから示唆されている．一方，両疾患の治療法は異なっており，統合失調症の治療では非定型抗精神病薬を用いるが，双極性障害の治療には気分安定薬が必要なことが多い．したがって，生物学的指標を用いて，精神疾患の共通性・異種性を調べることは，適切な治療方針の決定，病因解明に重要であると思われる．本稿では，神経活動の同期（神経振動）の中でもガンマ・オシレーションについて述べる．

A．概　念

　ガンマ・オシレーション（gamma oscillation）は，ヒトが認知課題を行った時に，30 Hz 以上の高周波数帯域であるガンマ帯域，特に 40 Hz 前後の神経活動の同期が高まる現象のことを指す．このような脳の異なる領域における神経同期発火はヒトの認知処理と関連しているといわれている．大脳皮質では，錐体細胞とインターニューロンの相互連絡が密に成されており，インターニューロンから錐体細胞への抑制性入力がガンマ帯域反応の生成に大きな役割を果たしていると考えられている．ガンマ・オシレーションは，意識的・無意識的な刺激により起こる神経同期的反応であり，ヒトの精神活動を解明するアプローチの1つといえる．

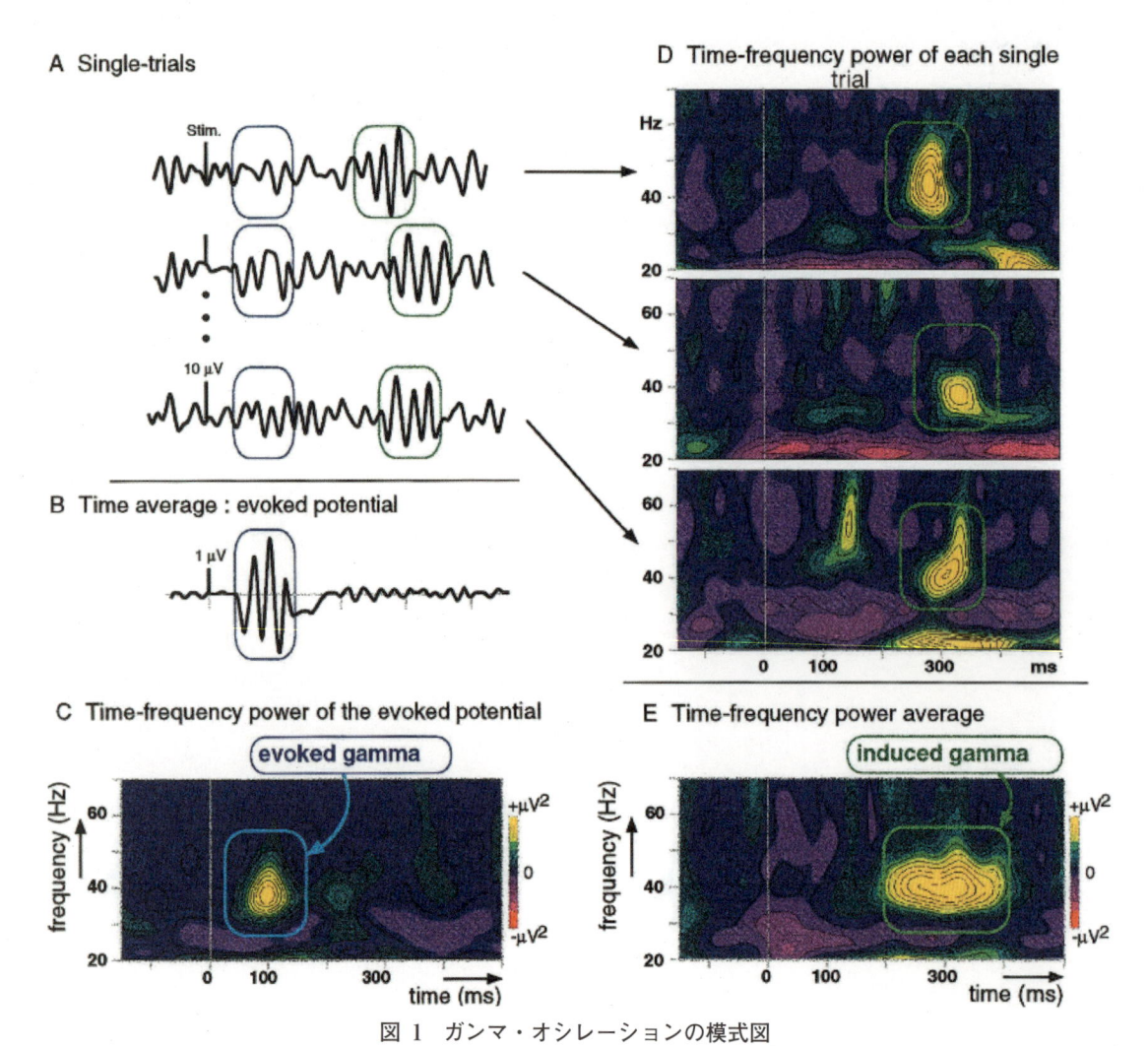

図1 ガンマ・オシレーションの模式図

各試行の反応（A）を加算平均した後（B）に周波数解析することで，刺激に同期したエボークト・オシレーションが得られ（C），各試行ごとに周波数解析を行い（D），その後振幅成分のみを加算することで，インデュースト・オシレーションが得られる（E）。 (文献1より引用)

　ガンマ帯域（30～80 Hz）のオシレーションは，別々の脳部位で処理されている知覚対象の特徴を統合して，まさに完全な1個の対象として知覚するという認知処理に大きく関わっている。また，オシレーションの種類としては，エボークト・オシレーション（evoked oscillation），インデュースト・オシレーション（induced oscillation）がある。エボークト・オシレーションはその出現タイミングが刺激提示と同期している活動であり，刺激提示後早期（150ミリ秒以内）に出現する。一方，刺激提示後比較的後期（200ミリ秒以降）に出現し，出現タイミングは刺激提示とは同期していないが刺激に関連した活動はインデュースト・オシレーションと呼ばれている（図1)[1]。

B. プロトコール

これまで述べてきたようにガンマ・オシレーションを調べることで精神疾患の認知機能を検索し，またこれらの結果を解剖学的，生理学的なニューラル・オシレーションの生成機構と合わせて考えることにより，精神疾患の新たな病態モデルが構築される可能性がある。スタンダードといえる測定方法があるわけではないが，auditory steady-state response（ASSR）に関する報告が多い。また，ASSR 以外の課題を使った研究も行われているので，その点についても言及する。ここでは脳波または脳磁図での記録に関して述べることとする。

1. ASSR

脳波計または脳磁計を用いて聴覚刺激による誘発反応記録を行う。脳磁図であれば磁気シールドルーム内にて測定を行う必要がある。被験者には覚醒，安静開眼の状態を保持してもらう。通常，聴覚刺激として 60〜80 dB SPL（sound pressure level），持続 1 ミリ秒のクリック音を使用する。聴覚刺激はトリガー信号に同期して，シールドルーム内へイヤホンを通じて，両耳へ 500 ミリ秒間クリック音を断続的に提示する。クリック音断続提示の頻度は 20 Hz，30 Hz，40 Hz とし，刺激間隔は 500〜700 ミリ秒とする。刺激提示回数はそれぞれの周波数で 100〜300 回程度のようである（ノイズの少ない施行が 120 回程度は必要）。図 2 に刺激提示の例，クリック音断続提示の頻度の ASSR への効果を示す。健常者では 40 Hz の頻度の際に比較的大きな ASSR 振幅が得られる[2]。

2. ASSR 以外の聴覚課題

われわれの研究[3]では，音声音の聴覚刺激として，母音「あ」（フォルマントの周波数：F0 = 140 Hz，F1 = 760，F2 = 1250，F3 = 2750，F4 = 3600）または，2000 Hz のトーンバーストをランダムに提示した。刺激の長さは 200 ミリ秒（立ち上がり/下がり：10 ミリ秒）であり，イヤピースでの音圧は 60 dB SPL とした。これらの聴覚刺激を記録側と反対の耳に提示して検査を行った。刺激間隔は 1-2 秒のランダムで，それぞれの刺激が 220 回ずつランダムに提示された。被験者には刺激は無視するように教示して記録を行った。結果は後の項で述べる。

3. その他の課題

近年，オシレーションが注目された契機となったのは，Tallon-Baudry らのカニツァの三角形を

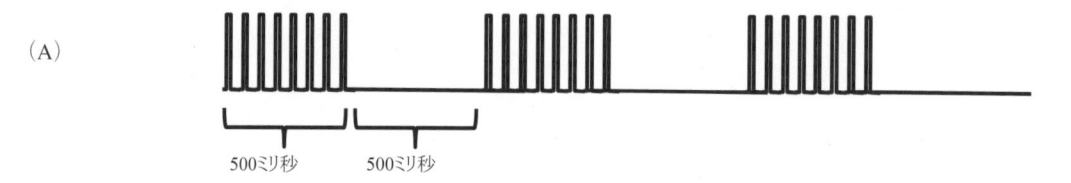

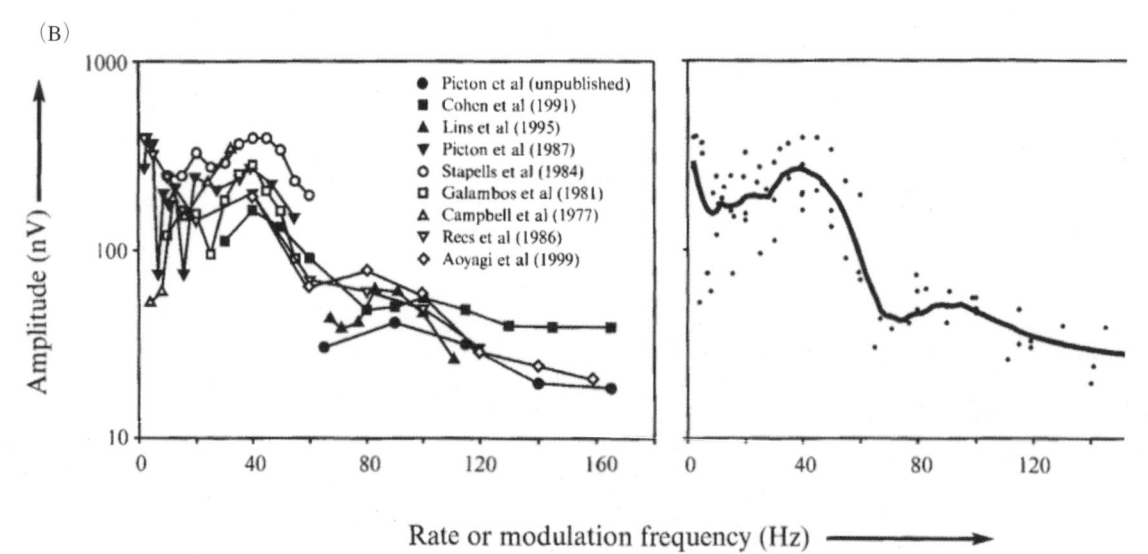

図2 auditory steady-state response（ASSR）

（A）刺激例
われわれは inter-train interval を 500 ミリ秒として，500 ミリ秒の断続クリック音を提示している。
（B）刺激頻度に伴う ASSR 振幅の変化
断続クリック音の頻度を変化させると健常者では 40 Hz の頻度の際に比較的大きな ASSR が記録される。

（文献2より引用）

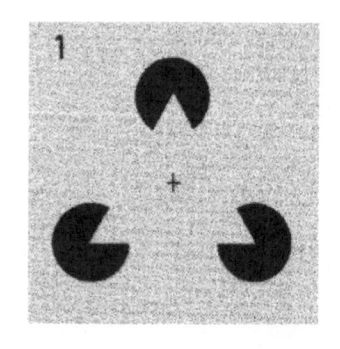

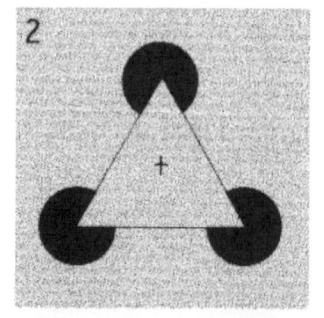

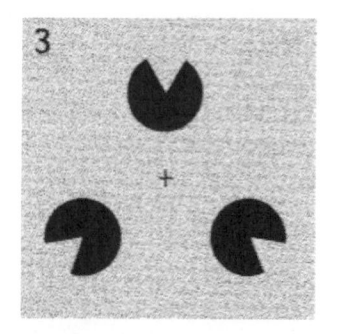

図3 カニツァの三角形

1：仮想的な三角形が認知される刺激
2：三角形が実線で描かれている刺激
3：刺激のパーツは1と同じだが三角形とは認知されない刺激
1, 2 の刺激ではガンマ・オシレーションが増大する　　（文献1より引用）

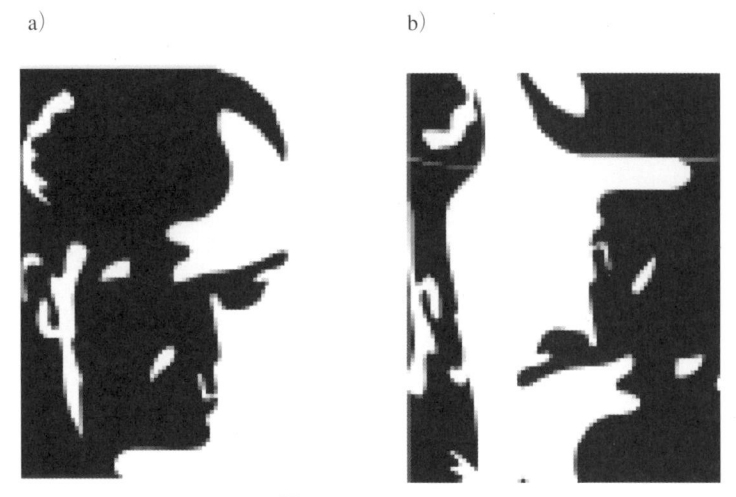

図 4　moony face
a) 顔として認知される画像
b) 同じ構成だが，顔としては認知されない画像
（文献 4 より引用）

用いた視覚課題での報告である[1]。彼らは，図3の1に示すように仮想的な三角形が見える視覚刺激で，ガンマ・オシレーションが増大し，さまざまな脳部位での神経活動の同期性も高まると報告した。この現象は，三角形が見える場合に出現するため，知覚の統合と関連していると考えられている。また，影絵を用いて，顔に見える視覚条件（moony face）と構成は同じだが顔に見えない視覚条件では，moony face においてのみガンマ・オシレーションが増大することが報告されている（図4参照）[4]。詳細な刺激提示の方法はそれぞれの文献を参照していただきたい。

4．研究として行う場合の留意点

a．被験者

研究として，ガンマ・オシレーションを調べる場合には，被験者の選択/除外を行う必要がある。横断的研究であれば，患者群は一定の期間に何名の者をリクルートし，何名が同意をして研究に参加したかを明示したほうがよい。バイアスが少なくなるようにあらかじめリクルートの期間を決めて研究を行うべきである。健常対照者には構造化面接を行い，精神疾患を除外したうえで研究に参加してもらう。被験者数は無論多いほど良いが，ガンマ・オシレーションの研究では，1群が15～40人程度となるデザインが現実的なように思われる。疾患群と健常対照群とのガンマ・オシレーションの違いが検出できる閾値付近にある場合，研究対象者の偏りに結果（有意差を認めるか否か）が大きく左右されるということを考慮しておく必要がある。

b．サンプル評価

　被験者の両親の社会経済状況（socioeconomic status：SES）は調べておくほうがよい。被験者の利き手，IQ も評価したほうがよい。特に音声音に対するガンマ・オシレーションを調べる場合には，利き手をマッチさせるべきである。論文として報告する場合は，対照群と疾患群の背景情報はマッチさせていたほうがよい。

5．測定環境

　脳波でのガンマ・オシレーションを調べるためには，誘発電位を記録できる脳波計が必要である。必ずしも多チャンネル脳波計が必要であるわけではなく，正中部電極（国際 10-20 法の Fz，Cz など）のみで測定を行うこともある。一方，脳磁図（MEG）は脳の神経活動により生じた磁場変化（脳磁気）を捉える装置であり，比較的大掛かりな機器である。ヒトの神経細胞活動により発生する磁界は，地磁気や周囲の磁気の1万～1億分の1程度であるが，周囲の磁界を遮断するシールドルーム，超伝導を利用した SQUID 磁束計（superconducting quantum interference device）を使用することにより，脳磁気が記録できる。近年では，全頭型の多チャンネル脳磁図が用いられている。

　検査環境として，聴覚・視覚呈示装置が必要であり，また刺激提示と同期したトリガ信号を出力する必要がある。刺激前 100～200 ミリ秒，刺激後 300～700 ミリ秒程度の脳波・脳磁気記録は記録するべきであろう。サンプリングレートは高いほうがよいが，解析するべきデータ量が膨大になることに留意する。以前のわれわれの研究では 4000 Hz 程度のサンプリングレートを用いた。1種類の刺激について，およそ 100～200 回程度の提示を行う。インデュースト・オシレーション解析では各エポックのデータ記録は必須であり，エボークト・オシレーション解析でも phase-locking factor（PLF）を検出するために，得られたデータはいわゆる加算平均波形だけでなく，各エポックのデータを記録しておく必要がある。

6．解　　析

　各エポックのデータのうち粗大なアーチファクトが混入しているものは解析から除く。詳細な条件はそれぞれの論文を参照いただきたい。ガンマ・オシレーションを検討するためには，得られたデータの時間周波数解析を行う必要がある。われわれは時間周波数解析の手段としてウェーブレット変換を用いた。ウェーブレット変換は市販のプログラミングソフトウェア MATLAB の Wavelet Toolbox を用いて計算を行った。マザーウェーブレットとして複素 Morlet ウェーブレットを使用した。複素 Morlet ウェーブレットは以下の数式として表される。

$$W(t) = (\pi f_b)^{-0.5} \times \exp(-t^2/f_b^2) \times \exp(2i\pi f_c t) : f_b = f_c = 1$$

（上式の内，t は時間，i は虚数単位，f_b は周波数帯域パラメータ，f_c は中心周波数パラメータ）

ウェーブレット変換でのスケールを設定することにより，任意の周波数のオシレーションを解析できる。ウェーブレット変換により得られた任意の周波数および時間における計算結果，すなわちウェーブレット係数は複素数として与えられる。平均された脳波・脳磁図データをウェーブレット変換することで得られたウェーブレット係数の絶対値の2乗値がパワー値となる。

PLFの算出は，すべてのエポックに対しウェーブレット変換を行う必要がある。特定の周波数の振動の任意の時間における位相同期性は，下記の式で表される[1]。

$$\mathrm{PLF}(t) = |1/N \times \Sigma_N (z(t)/|z(t)|)|$$

（上式の内，t は時間，N は試行数，$z(t)$ は特定の周波数におけるウェーブレット係数を時間の関数として表現したもの，値は複素数となる。）

どのチャンネルのデータを解析するかは難問である。視覚刺激に対する反応であれば視覚誘発反応P1が最大になるチャンネル付近を，聴覚刺激であれば聴覚誘発反応N1が最大になるチャンネル付近を調べる。先行研究を参考にして解析のチャンネルを選択することが妥当であろう。

C．測定例

図5にMATLABのサンプル波形を解析した例を示す。ウェーブレット変換では，時間と周波数の関係がわかり，低周波数と高周波数を同時に解析することが可能である。また，われわれの脳磁図記録による統合失調症者と健常対照者の40 Hz ASSRの時間周波数マップを図6に示す。統合失調症者は，健常対照者・双極性障害者に比べ，40 Hz ASSRのパワー値が低下していることがわかる。

D．精神疾患におけるデータ

1．統合失調症

精神疾患における神経振動の研究では，統合失調症のガンマ・オシレーションの異常が多く報告されている。Kwonら[5]は，40 Hzの頻度のクリック音を提示した際の脳波を測定し，統合失調症患

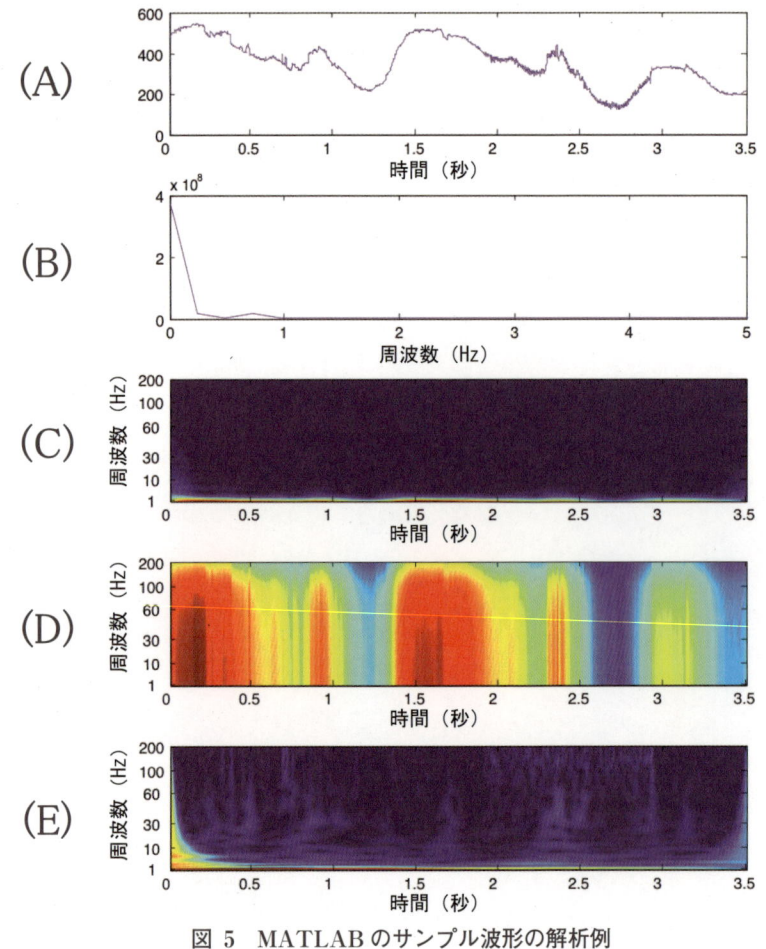

図 5　MATLAB のサンプル波形の解析例
(A) 原信号（MATLAB 2007a サンプル信号"leleccum"）
(B) フーリエ変換
　周波数ごとのパワーはわかるが，時間の情報は失われている。
(C)(D) 短時間フーリエ変換
　時間と周波数の関係はわかるが，低周波数と高周波数を同時に解析することは難しい。
(E) ウェーブレット変換
　時間と周波数の関係がわかり，低周波数と高周波数を同時に解析することができる。

者では，健常対照者と比較して有意に 40 Hz ASSR のパワーが減弱していることを報告した。また，Hong ら[6]は上述の Kwon らと同じ実験課題を，統合失調症患者の第一親等者を対象者として行い，第一親等者も彼らの 40 Hz ASSR のパワーが有意に減弱していることを報告した。Spencer ら[7]は上述の Tallon-Baudry らと同様の視覚認知課題を統合失調症患者へ提示した際の脳波を測定した。主観的な輪郭線により正方形が知覚される条件では，統合失調症患者の後頭部の電極で測定された 40 Hz 前後のガンマ・オシレーションの位相同期性が有意に減弱していた。Uhlhaas ら[4]は，Moon-

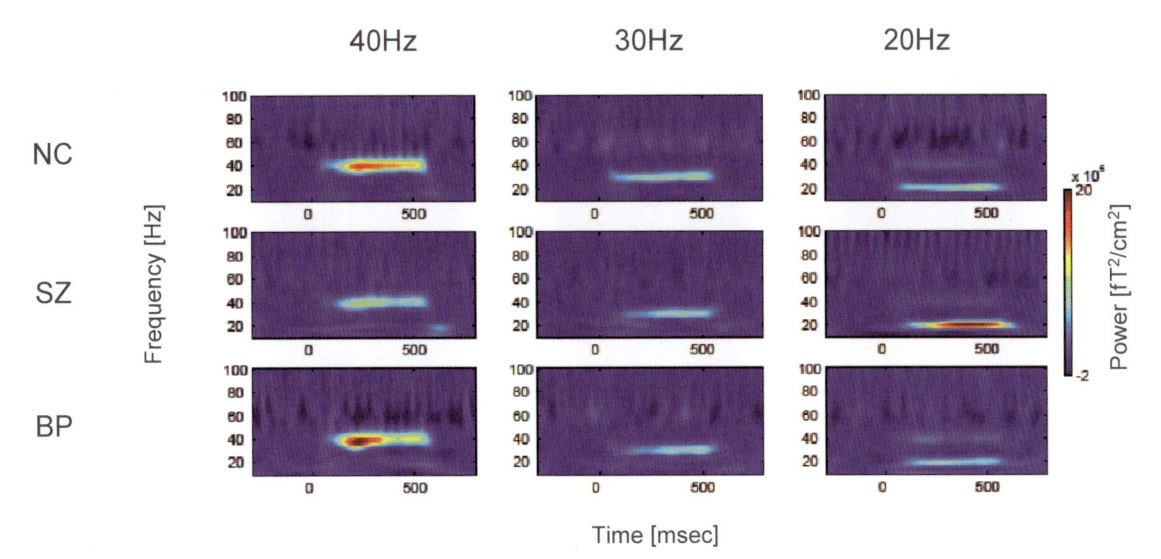

図6 ASSRの時間周波数マップ（左半球）
NC：健常対照者，SZ：統合失調症，BP：双極性障害
赤色はパワーが大，青色は小さいことを示している。統合失調症では40 Hz ASSRが特異的に減弱している（unpublished data）。

ey faceを用いた視覚認知課題を統合失調症患者へ提示した際の脳波を測定した。彼らの報告はβ帯域（20-30 Hz）の報告であるが，統合失調症患者群で顔を知覚する条件ではオシレーションの位相同期性が減弱していたという。われわれは，音声音・非音声音を提示し，健常対照者に比べ統合失調症者では，刺激後50ミリ秒という早期の処理段階で音声音に対して左半球の20～45 Hzのエボークト・オシレーションが減弱しており，オシレーションのパワーのピーク潜時が遅れていたことを報告した[3]。図7に音声音・非音声音に対する時間周波数マップを示す。この現象は統合失調症患者の左半球に有意な言語処理の異常を反映していると考えている。

このようなオシレーションの異常と病態の関連は明らかではないが，Spencerら[7]は，後頭部の電極で記録されたガンマ・オシレーション減弱の程度と幻視の重症度に関連があると報告している。われわれは，統合失調症患者の言語音に対する刺激後100～150ミリ秒での左半球のオシレーションパワーと幻聴の重症度との関連を報告した[3]。

2．気分障害

O'Donnellら[8]は，双極性障害における脳波ASSRの解析を行い，20，30，40，50 Hzの周波数でのASSRの減弱を報告している。また，Leeら[9]は双極性障害，大うつ病性障害において，感情を伴う顔刺激（怒った顔など）を弁別した際の脳磁図反応を時間周波数解析している。その結果，双極性障害，大うつ病性障害ともに前部頭頂葉でのガンマ・オシレーションの減少を認めるが，大うつ

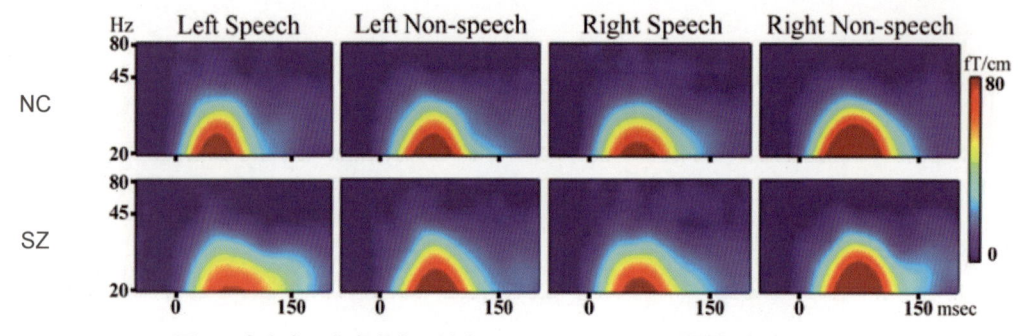

図7 音声音・非音声音に対するオシレーションの時間周波数マップ
赤色はパワーが大，青色は小さいことを示している。
Left：左側頭部，Right：右側頭部，Speech：音声音「あ」，Non-speech：純音
統合失調症（SZ）は，Left-Speech条件で健常者（NC）と異なるパターンを示している。

（文献3の図を改変して作成）

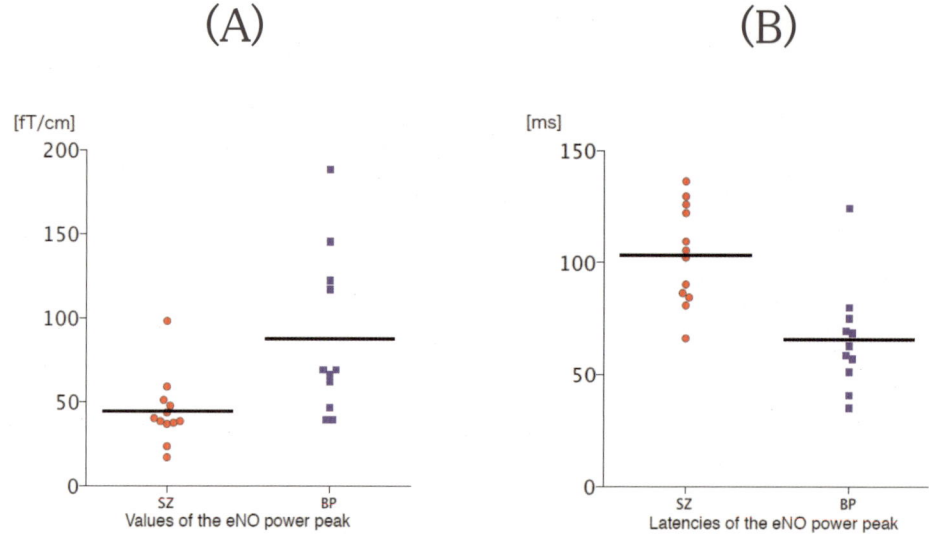

図8 統合失調症（SZ），双極性障害（BP）の音声音に対するオシレーションの散布図
（A）オシレーションのピーク値
　双極性障害は統合失調症より音声音に対するオシレーション値は大きい。
（B）オシレーションピークの潜時
　統合失調症は音声音に対するオシレーション潜時が双極性障害より遅れている。

（文献10より引用）

病性障害では双極性障害に比べて両側の側頭葉でのガンマ・オシレーションの増加を認め，双極性障害では大うつ病性障害に比べて両側の側頭—後頭葉でアルファ帯域活動の増加を認めたと報告した。彼らはこの結果を，大うつ病性障害に比べて双極性障害で感情処理に関連する脳部位の活動が上昇しているためと考察した。現時点では，気分障害の神経振動に関する報告は極めて少ないが，今後気分障害の病態を明らかにする一手法として有望であると考える。

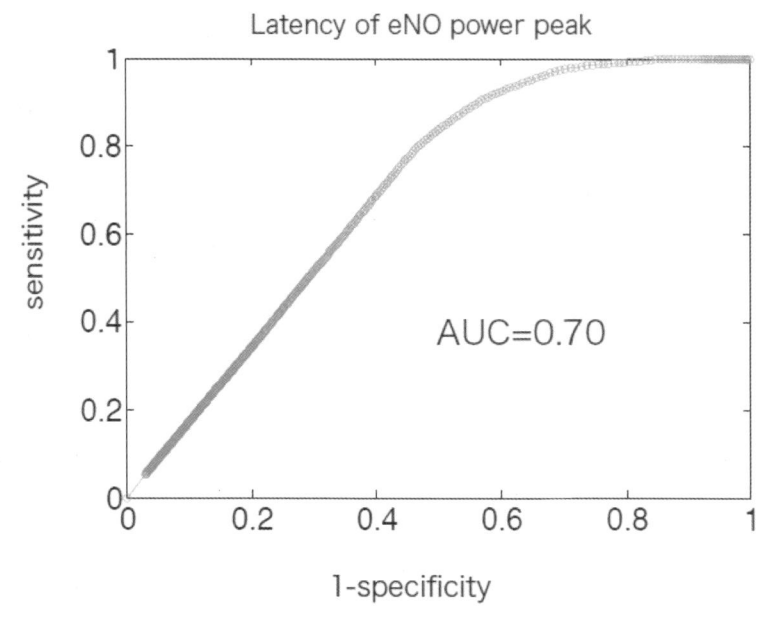

図9 統合失調症，双極性障害の音声音に対するオシレーションパワー値の area under curve（AUC）曲線
AUC＝0.70であり，中等度の特異度である。
（文献10のデータより作成）

3．オシレーションの特異性

われわれは，音声音・非音声音を提示し，健常対照者・統合失調症者・双極性障害者では音声音に対するオシレーションが異なるパターンを示すと考え研究を行った[10]。その結果，双極性障害では統合失調症，健常対照と比較して音声音に対するオシレーションパワー値が有意に大きく，統合失調症では双極性障害，健常対照と比較して音声音に対するパワーおよび位相同期性のピーク潜時が左半球で有意に遅れていた。一方，非音声音（純音）に対する反応では，3群間で有意差は見られなかったことを報告した。

図8に統合失調症，双極性障害者の音声音に対するオシレーションパワーのピーク値，潜時の散布図を示す。また，統合失調症，双極性障害者の特異性に関して，area under curve（AUC）曲線を図9に示す。音声音に対するオシレーションパワー値は，特異度は中等度（AUC＝0.70）であり，必ずしも高いわけではないが，精神疾患の科学的鑑別診断にこのような神経生理学的指標が有用である可能性がある。

おわりに

本稿では，オシレーションに関して基本的な測定方法や研究方法まで，なるべく具体的に説明し

た。多施設で同じプロトコールでオシレーションを測定することで，精神疾患の病態解明がすすみ，このような検査が精神疾患の科学的鑑別診断の一助となるかも知れない。

文　献

1) Tallon-Baudry C, Bertrand O, Delpuech C, et al.：Stimulus specificity of phase-locked and non-phase-locked 40 Hz visual responses in human. J Neurosci 16：4240-4249, 1996
2) Picton TW, John MS, Dimitrijevic A, et al.：Human auditory steady-state responses. Int J Audiol 42：177-219, 2003
3) Hirano S, Hirano Y, Maekawa T, et al.：Abnormal neural oscillatory activity to speech sounds in schizophrenia：a MEG study. J Neurosci 28：4897-4903, 2008
4) Uhlhaas PJ, Linden DEJ, Singer W, et al.：Dysfunctional long-range coordination of neural activity during Gestalt perception in schizophrenia. J Neurosci 26：8168-8175, 2006
5) Kwon JS, O'Donnel BF, Wallenstein GV, et al.：Gamma frequency-range abnormalities to auditory stimulation in schizophrenia. Arch Gen Psychiatry 56：1001-1005, 1999
6) Hong LE, Summerfelt A, McMahon R, et al.：Evoked gamma band synchronization and the liability for schizophrenia. Schizophr Res 70：293-302, 2004
7) Spencer KM, Nestor PG, Niznikiewicz MA, et al.：Abnormal neural synchrony in schizophrenia. J Neurosci 23：7407-7411, 2003
8) O'Donnell BF, Hetrick WP, Vohs JL, et al.：Neural synchronization deficits to auditory stimulation in bipolar disorder. Neuroreport 15：1369-1372, 2004
9) Lee PS, Chen YS, Hsieh JC, et al.：Distinct neuronal oscillatory responses between patients with bipolar and unipolar disorders：A magnetoencephalographic study. J Affect Disord 123：270-275, 2010
10) Oribe N, Onitsuka T, Hirano S, et al.：Differentiation between bipolor disorder and schizophrenia revealed by neural oscillation to speech sounds：A MEG study. Bipolar Disord 12：804-812, 2010

〈鬼塚俊明〉

9. 事象関連電位と精神疾患（MMN 以外，p300，p50 など）

はじめに

　事象関連電位（event-related potential, ERP）は，神経活動の変化に対応できるミリ秒単位の優れた時間分解能と課題条件を変えることによる認知的操作の平易さから，認知機能に関係する脳の情報処理の解明や認知機能障害を伴う精神疾患の病態生理の理解のために重要な生理学的手段となっている。

A．ERP の基礎

1．事象関連電位（ERP）の概念

　事象関連電位 ERP とは，何らかの事象と関連して脳に生じる一過性の電位変動をいう。広義には，「人の感覚や認識，課題作業や運動に対応して脳に生じ，頭皮から記録することができる電位変動」と定義される。ある意味，自律的に生起している脳波（electroencephalogram, EEG）とは対立する概念である。しかし，この定義は，さまざまな感覚刺激で生じる感覚誘発電位 sensory evoked potential，例えば，視覚刺激で起こる視覚誘発電位も含むことになり，ERP が必ずしも被験者の内的要因を反映するものとは限らないことになる。これを避けるため，通常は，電位変動の対象をより限定し，「感覚刺激に対して受動的に生じる神経系の電気的応答ではない」という付加条件を加えて ERP と定義する。すなわち，提示された感覚刺激の物理的特性（感覚モダリティ，その強さ，大きさなど）だけに依存する外因性成分 exogenous component である誘発電位に対して，取り組む課題や被験者の内的要因（覚醒度，注意など）に依存し，直接的には刺激の物理特性に影響されない内因性成分 endogenous component を区別し，後者を狭義の ERP と定義する。脳内情報処理の流れから，潜時の短い成分ほど外因性の性質が強く，長い成分ほど内因性の様相を強く示す。解剖学的な対応としては，外因性成分は脳幹，視床，体性感覚皮質に，内因性成分は連合皮質にそれぞれ由来すると考えられている。

2. ERPの記録法

　頭皮上で記録できるERPの振幅はたかだか10μVに過ぎない。これらの成分は，通常は認知課題の情報処理とは無関係で，かつより高振幅の背景脳波に埋もれている。したがって，ERPを記録するには，刺激を反復提示して記録したものを，刺激提示あるいは反応の時間にロックして数10～100回ほど加算平均して背景脳波によるノイズを最小限に抑制する方法が取られる。この方法は，ERPの波形はトライアルを通じて同一であるのに対して，背景脳波は刺激と無関係であるという仮定に基づいている。

3. ERPの脳内発生源

　頭皮上で記録されるERPの発生源は神経活動に伴って脳内に発生する電位変化であり，活動電位 action potential とシナプス後電位 postsynaptic potential PSP の2つがある。このうち，時間経過が速い活動電位（持続10 ms以下）は軸策を伝播する間に互いにキャンセルしあうため，頭皮上記録は事実上困難である。これに対してPSP（持続は10 ms～数100 ms）は同期して発生すれば重畳するためサイズが大きくなり，少し離れた頭皮上でも記録可能となる。このため，ERPはPSPを反映するものと考えられる[1]。

　大脳皮質を構成する細胞は約8割が興奮性の錐体細胞によるものであり，主要な神経伝達は錐体細胞を標的として起こる。この細胞の幾何学的特徴（興奮性入力の多くは細胞体から離れた樹状突起に，抑制性入力は細胞体～樹状突起と多様）のために，興奮性入力の場合には，電流は尖端樹状突起から細胞内に流入することでその部位の細胞外は陰性に，また電流は細胞体あるいは基底樹状突起から再び細胞外に流出するためその部位の細胞外は陽性に，それぞれ電位変化を起こし，そのために小さな電流双極子 current dipole が形成される。大脳皮質の錐体細胞は互いに平行かつ同じ配向を示すため，数千～数万個の細胞が同期して，興奮性あるいは抑制性の同種のPSPを発生すれば頭皮上で記録できるとともに，平均化で得られる単一双極子が発生することと等価になる。

4. 脳内発生源の局在

　ERPの発生源を求める際に注意すべきは，脳内に発生した電位は導体である脳を最少電気抵抗のパスを辿って拡散することである。このため，ある頭皮上電極で記録された電位はその近傍の脳組織の神経活動を反映するとは限らず，複数の脳領域に発生源をもつ電位の総和と考えることが必要な場合がある。電位発生源である双極子の位置，強度，向きが明らかな場合，その結果として生じる頭皮上の電位分布を求めることは容易である（順問題）。これに対して，頭皮上のERPの電位分布を説明する唯一解として，その発生源を求めること（逆問題）は，仮にノイズの影響を除外でき

るとしても，双極子の脳内分布様式（局在 vs 連続的分布），発生源の数，活性化の時間経過などの強い拘束条件（脳構造，神経生理，機能画像などに関する知見）が与えられなければ原理的に困難である[1]。逆問題を解決するための方法は開発されているが，発生源の局在を求めることは，厳密には測定ではなく，モデルを設定し，実際の頭皮上の電位分布と利用可能な拘束条件を用いてその妥当性を検証することにあり，方法論としても検討の余地のある問題を内包している。双極子の数を予め仮定するか否かで方法は2大別されるが，ここでは各々の代表的な方法についてごく簡単に述べる。

a．等価電流双極子法 equivalent current dipole method

電流双極子の数を予め設定し，その強度は時間で変化するが，位置は変化しないと仮定する方法。BESA（brain electrical source analysis）法がよく使われてきた[2]。少数（<10）の双極子によって頭皮上の電位分布が説明可能と仮定し，順問題として位置や向きの初期条件から頭皮上の電位分布を計算する。次に，このモデルで得られた結果を実際に記録した電位分布と比較するという過程を繰返し，両者間の残留分散を最小にする唯一解を求める。BESAは簡便ではあるが，双極子の数や位置などの仮定に実験者の意向が働きやすく，しかも，その選択が結果に大きな影響を及ぼすことが最大の欠点とされる。

b．分散発生源法 distributed source method

電流双極子の数を仮定せず，多数の双極子が脳内に分布すると仮定する方法。脳を小さなボクセルに分割し，その各々に双極子が存在すると仮定する方法。最近はLORETA（low-resolution electromagnetic tomography）法がよく用いられている[3]。この方法は，脳内電位の変化が連続的に生じ，かつボクセル間の変化が最小，すなわち連続性の円滑度が最大，になるような双極子の分布を唯一解とし，それを標準脳モデルであるTalairach空間の3次元画像に表示する。LORETAはその数学的手法から推定できるように，活性化された脳領域の中心を同定するのに効果を発揮する。

5．ERPの成分

ERP成分の名称は，通常，その電位の極性（Pは陽性，Nは陰性）および潜時（例，P300），あるいは波形の中での順序（例，P3b）で記載する。

a．代表的なERPの成分

精神疾患の研究でよく利用される代表的なERP成分には，刺激提示後または反応後の潜時が短い順に以下のものが挙げられる。

（1）P50

外界からの感覚刺激を適当に選択するためのゲート機構は日常生活機能にとって重要である。こ

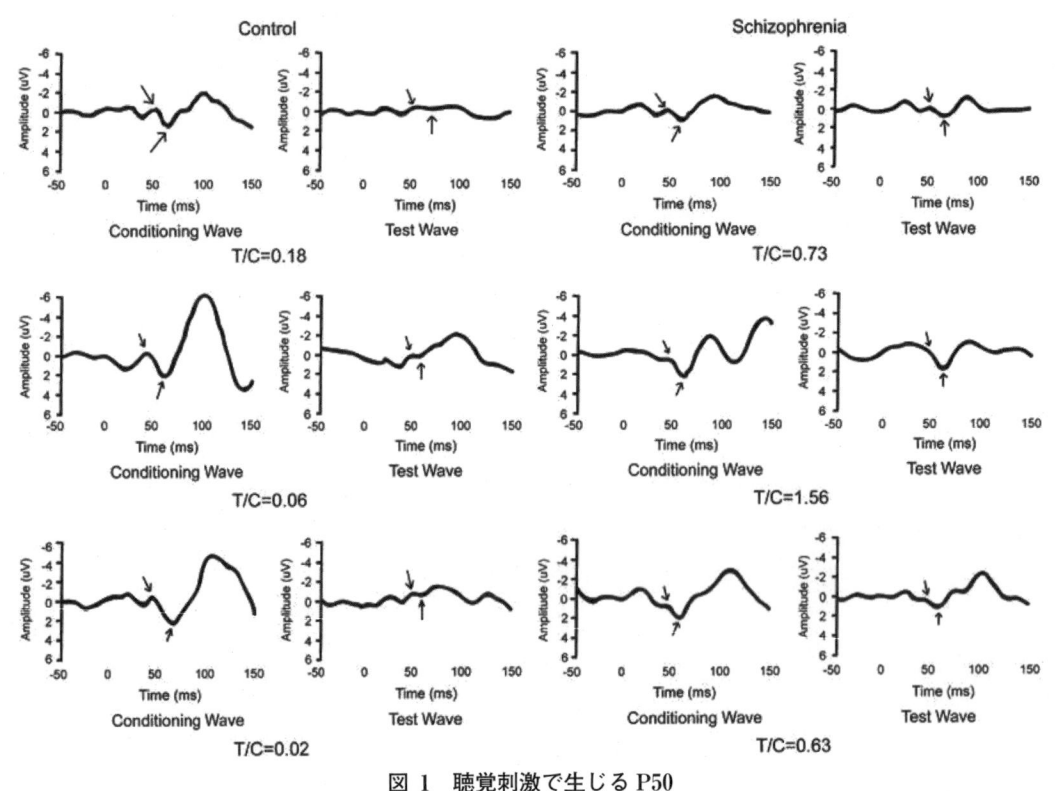

図 1　聴覚刺激で生じる P50

健常群（左），統合失調群（右）の 3 名ずつの記録

　500 ms の間隔で同一の音刺激を 2 回（条件刺激 C と後続のテスト刺激 T）提示すると，健常者ではテスト刺激に対する P50 振幅の明らかな減衰が起こるが，統合失調症患者では，この抑制が起きない。T/C は 2 つの刺激で生じる P50 の振幅比。

　矢印は P50 の起始部とピークを示す。

(Turetsky BI et al. Schizophr Bull 2006；33：69-94)

の機構の指標として P50 の抑制が利用されている。500 ms 以下の短い間隔で同一のクリック音刺激を 2 回提示するというペア刺激（最初の刺激を条件刺激，2 番目をテスト刺激と呼ぶ）を，10 sec 程度の長い間隔で繰り返し，それらを加算平均すると，音刺激開始後の潜時が約 50 ms で陽性の P50 が出現する（図 1）。テスト刺激の振幅は条件刺激に比べて減衰し，正常な振幅比（テスト刺激/条件刺激）は 50％ 以下であることが知られている[4]。この振幅比は，感覚刺激の抑制に関わる聴覚系内のゲート機構の前注意的な機能指標と考えられている。

　P50 の発生源が単一脳領域である可能性は低い。現時点では，側頭皮質，特に上側頭回および頭頂皮質，前頭前皮質，海馬などの，互いに線維連絡をもつ神経構造が複数の処理段階を通じて感覚ゲート機構の機能を担っていると考えるのが妥当である[5]。情報処理の経時的順序としては，新皮質の反応ピークが音刺激後 50 ms 付近であるのに対して，海馬の反応ピークは 250 ms と遅く，2 番目の P50 の抑制に海馬が関与するか否かは明らかでない。ラットを用いた基礎的研究では，P50 アナログである P20-N40 複合体の研究から，海馬 CA3-CA4 にニコチン性 ACh 受容体を介して入力

する内側中隔からのACh性投射系の重要性が指摘されている。

（2）エラー関連陰性電位 error-related negativity（ERN）

ある状況下で，目標達成のために適切な行動を選択するには，自身の行動を絶えずモニターし，その結果の適否に基づいて以後の行動を修正していく必要がある。反応選択に競合性のある課題で，できるだけ速く回答するように被験者に求めると，被験者はときに誤反応を行う。ボタン押しなどの反応をトリガーとしてERPを記録すると，誤反応後約50〜100 msに前頭部〜中心部の正中領域で最大振幅を示す陰性成分であるエラー関連電位 error-related negativity（ERN）が出現する（図2)[6]。競合課題としてよく利用されるものに，エリクセンのフランカー課題，Stroop課題，Go/No-Go課題などがある。例えば，フランカー課題では，"＜＜＜＜＜"一致課題，または，"＜＜＞＜＜"不一致課題，という5つの矢頭をモニター上に提示し，中央の矢頭の向きを選ばせる。ERNは，多様な課題で誤反応後に出現するが，その認知科学的意義としては，反応のモニター，あるいは意図した反応と実際に生じた反応結果との間の競合の検出にあると考えられている。さまざまな生理学的手法を用いて，ERNの発生源は前帯状皮質に存在する可能性が高いことが推定されている。

（3）P300（P3b）

P300は代表的な内因性成分であり，認知文脈の更新や注意資源の再配分を要する課題に能動的に取組む際に，主に標的刺激に対応して生じる陽性電位である（図3)[7]。ピーク潜時は概ね250〜1,000 msの範囲にあり，複数の異なる成分からなるファミリーを構成する。P300は，典型的には聴覚刺激を用いたオドボール課題施行時に，頭皮上の前頭領域で最大振幅をとり，課題関連性がないP3aと，中心—頭頂領域で最大振幅をとり，課題関連性があり，低頻度の標的刺激（deviant）で生じるP3bに分けられる。発見から約50年が経過しているが，一体どのような認知過程をP300が反映しているのか，またどのような神経機構によって生起するのかという問題に関しては未だコンセンサスがない。本稿ではP3bに限定して解説することにし，P300をP3bと同義として扱う。P300に関する包括的な解説を求める読者はPolich[8]の総説を参照されたい。

P300振幅は，標的刺激の出現頻度の低下や中央処理系への要求度の増強に伴って増大する一方，標的としての確信度が低いと減衰する。P300潜時は，刺激のカテゴリー化（標的か否か）を遅延させる実験操作によって延長するが，反応の選択や実行に関する実験操作の影響は受けない。

P300の発生源の詳細は明らかになっていないが，単一発生源の可能性は低く，複数の脳領域による神経回路としての関与が想定されている。脳内電位記録，脳磁図，事象関連fMRIの結果では，前頭前皮質，前部帯状皮質，上側頭皮質，頭頂皮質，海馬の関与を示す結果が得られている[9]が，P3bに対する海馬の寄与に否定的な見解もある[8]。

（4）N400

文，単語などの言語刺激あるいは写真など，意味的情報をもつ刺激の提示後約400 ms（300〜500 ms）に陰性のN400が出現する[10]。発生源は，海馬より前方かつ扁桃体近傍の側頭葉前内側部と推定されている[11]。この陰性電位は文脈内における単語の意味の情報処理 semantic processingに関係し，通常は中心部，頭頂部で最大振幅となるとともに右半球＞左半球という左右差を示す。特に，

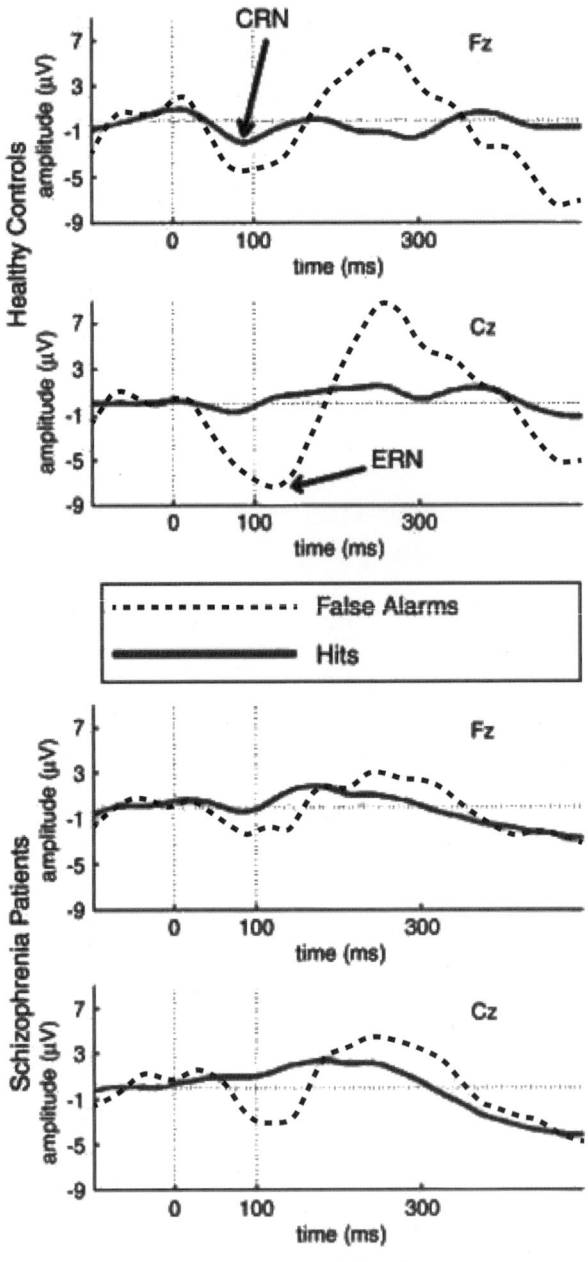

図2 エラー関連陰性電位（ERN）
健常群（上），統合失調群（下）の記録
反応（0 ms）にタイムロックして記録したエラー関連陰性電位（ERN）と，正反応関連陰性電位（CRN）。
健常群（上），統合失調症群（下）FzおよびCzでの総加算平均波形を表示。

(Mathalon et al., 2009)

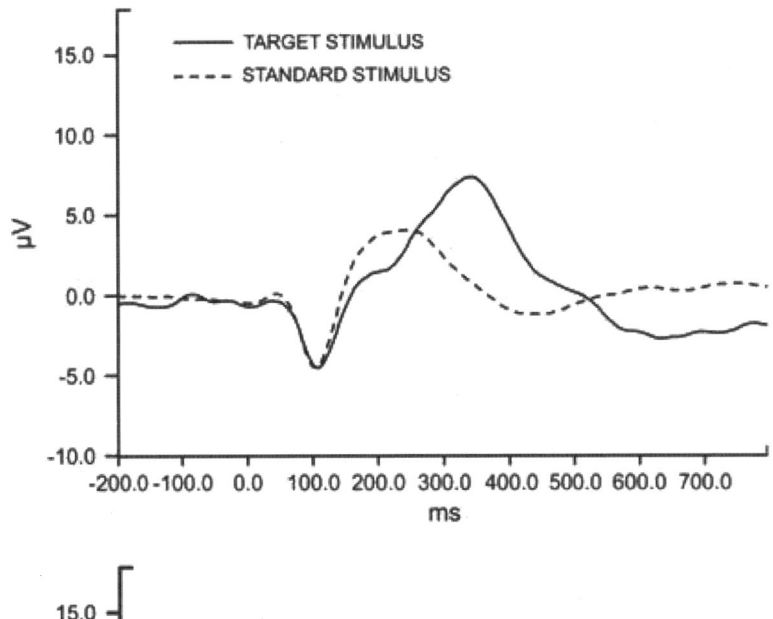

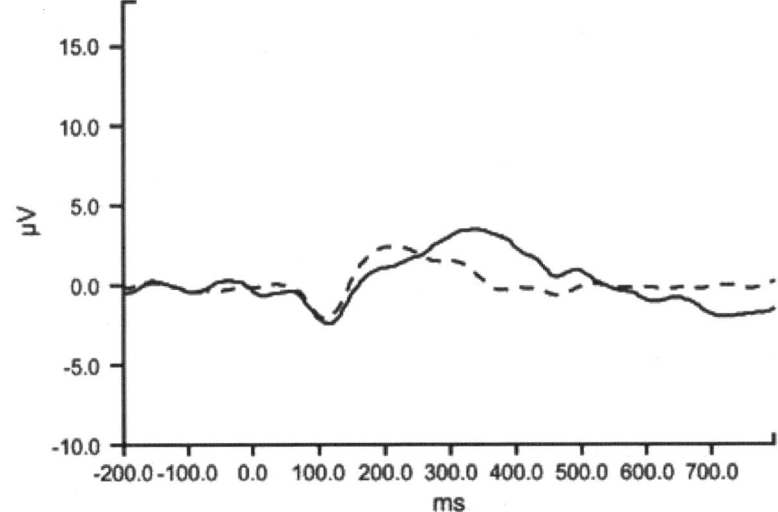

図3 低頻度の標的刺激音に対して出現するP300

1,000 Hzの高頻度標準音刺激と2,000 Hz低頻度標的音刺激を提示した際の刺激開始をトリガーとして記録した総加算平均波形。300-400 msのピーク潜時のP300が出現し、統合失調症群で振幅が低い。

記録部位はPz。

健常群（上，N＝38），統合失調症群（下，N＝52）。

(Turetsky et al. Schizophr Bull 2006；33：69-94)

意味的逸脱を示したり，文脈が乏しいような刺激の場合にN400の振幅が増大する特徴があり，言葉の意味の理解し易さ，文脈に対する適合度や予測可能性とN400振幅は逆相関を示す：例）"While I was visiting my home town, I had lunch with several old shirts," という文章は，"While I was visiting my home town, I had lunch with several old friends," よりも高振幅のN400を惹起する。

b．ERPの成分に関して注意すべき点

　ERPの波形は一連のピークとトラフからなる。これらの観察可能な電位変動は，別々の脳内発生源に由来し，互いに重畳しているために独立した波形としては観察困難である潜在的成分（latent component）の総和を反映している。そのため，観察可能なピークやトラフは，単独の脳内発生源の電気活動と必ずしも1対1対応しない。この潜在的成分だけを抽出して計測することの困難がERP研究の主要な問題点の1つになっている。すなわち，観測された波形成分の潜時，極性，頭皮上分布によってERPの成分を定義することができないということが起こりうる。例えば，標的—非標的を識別する課題の難易度に応じてP3bのピーク潜時は数100ミリ秒も変化することが知られている。こうした問題点を踏まえたうえで，LuckはERPの成分を，「ある特定の認知機能と関連する計算が実行される際に，特定の神経解剖モジュール内に生じ，かつ頭皮上で記録される神経活動」と定義している[1]。P3bのような高次脳機能を反映する内因性成分は精神疾患の研究対象になるだけに，その同定や測定には十分注意する。ERPの方法論に関して，Luck（2005）は，とくにERP波形の各成分に時間的重なりがある場合の解釈について10のルールを設定し，注意を喚起している。ここではその中でも特に重要と思われるものを6つ紹介する。

ルール1：記録された波形で観察されるピークは潜在的成分と同一ではない

ルール2：加算平均したERPの波形から，潜在的成分の時間経過やピーク潜時を推定することはできない

ルール3：ある効果を示す波形（すなわち，ある効果を加えた場合，加えない場合の2条件で記録した波形の差分の波形）を元の波形と比較することは危険である。例えば，記録したERP波形で複数のピークが変化しても，複数の潜在的成分がその効果の影響を受けたと結論付けることはできない。1つの潜在的成分の変化は，複数のピークやトラフに影響しうる。

ルール4：記録波形のピーク振幅の変化は，潜在的成分の振幅が変化したことを必ずしも意味しない。同様に，記録波形のピーク潜時の変化は，潜在的成分の時間的変動と必ずしも等価でない。

ルール5：加算平均されたERP波形は個々の波形を正確に反映していると仮定してはいけない。とくに，平均化波形のオンセットやオフセットのタイミングは，個々のトライアルのうち，オンセットがもっとも早いもの，もっとも遅いものをそれぞれ反映している。

ルール6：平均化に用いたトライアル数が，比較する実験条件間で異なる場合，対応するERPの比較を慎重に行う

B. 精神疾患とERP

1. P50

a. 統合失調症

統合失調症患者では感覚ゲート機構の機能障害が想定されているが，P50の抑制障害，すなわち振幅比（テスト刺激/条件刺激）が健常者よりも大きいことが，初回エピソード群および慢性群を対象として多数報告されている（図1）[5]。慢性群では，この抑制障害が抗精神病薬内服の有無によらないことも報告されている。他方，統合失調型パーソナリティ障害の患者や第一親等の親族においてもP50の抑制障害が認められ，感覚ゲート機構の障害は，顕在発症者に限定されないエンドフェノタイプと考えられる。統合失調症患者を対象とするP50研究のメタ解析の結果でも，健常者との比較でのエフェクトサイズは1.28と比較的小さいうえに，研究間のばらつきが大きく，対象患者やテスト手法の多様性がその一因になっていると著者は考察している[12]。統合失調症の異種性がこうした結果に影響を及ぼしている可能性が考えられる。

発生源の項で述べたように，P50の発生には海馬CA3-CA4にニコチン性ACh受容体を介して入力する内側中隔からのACh性投射系の重要性が指摘されている。実際，α-7ニコチン性受容体アゴニストは一時的ながら統合失調症患者のP50抑制を改善（強め）する効果が示されており[13]，同受容体のサブユニット（CHNA7）遺伝子のプロモータ領域がP50の障害と関連すること[14]と併せて考えると更なる研究が期待される。

従来，感覚ゲート機構の障害は，精神症状，特に陽性症状との関連が想定されてきたが，上述の通りにP50の抑制障害は精神病症状の発現とは必ずしも共起しない。多数の横断研究でも，P50の抑制障害と臨床症状（陽性，陰性，PANSSやBPRSの合計点を指標とする全般重症度）の間の相関は否定的されている[4]。遺伝的ハイリスク群や前駆症状を呈する群で同様のP50の抑制障害が認められることを考えると，感覚ゲート機構の障害は，陽性症状の重症度に直接関係するというよりは，むしろ今後に陽性症状が生じるポテンシャルを示唆している可能性がある[15]。

他方，神経認知機能との関連では，P50の振幅比とヴィジランスの障害程度が正の相関を示す[16]，振幅比が大きい患者群では持続性注意が不良である[17]との報告があり，感覚ゲート機構の機能障害と注意機能障害との関連が明らかになっている。これに対して，処理速度，遂行機能，言語記憶・視覚記憶，作業記憶と感覚ゲート機構の障害との関連については否定するものが多いが[4]，報告は少なく，これらの認知機能との関係については確定的な評価は困難である。

b．他の精神疾患

反復聴覚刺激による P50 の抑制障害は双極性障害でも報告されている：精神病状態の既往がある患者で P50 の抑制障害がみられたのに対して既往がないものは正常の抑制を示した[18]。

2．エラー関連陰性電位 ERN

a．統合失調症

統合失調症群では健常対照群に比べて，競合課題での誤反応後に前頭〜中心領域に出現する ERN の振幅が低い。この所見は課題によらず一貫しており[19,20]，自身の行動を適切にモニターし，エラーが生じた場合は行動に修正を加えることの困難を示している。セルフモニターの困難はさまざまな行動指標でも認められており，ERN 振幅低下という生理学的指標の異常と矛盾しない。fMRI 研究でも，ERN の発生源と推定されている前帯状皮質での誤反応による活性化の程度はやはり患者群で小さいとする結果が多く，ERN の異常と併せ，行動に関わるエラー処理における前帯状皮質の機能異常を支持している。精神症状との関係では，統合失調症群を妄想型と非妄想型に分けると，妄想型群で振幅低下が顕著にみられたという報告がある。抗精神病薬の治療後に ERN 振幅の部分的な増高が認められているが，なお健常対照群よりは低く，ERN 低振幅は本症の状態よりは素因と関係している可能性が高い。ごく最近，Laurents らは統合失調症リスクの高い 9〜12 歳の児童群で成人患者に似た ERN 振幅の低下を報告した[21]。この研究では，正反応に対して生じる電位は異常を示さず，ERN 振幅低下は特異的な所見であり，統合失調症のエンドフェノタイプとしての可能性が示唆される。

b．不安障害

強迫性障害（OCD）患者は成人，児童のいずれの年齢層においても，健常群に比べて ERN 振幅が有意に高い[20,22]。fMRI 研究でも OCD 患者がエラー関連の血流増加を前帯状皮質で示すことが明らかになっており，過度な行動のセルフモニターが生じている可能性が示唆される。ERN 振幅は認知行動療法で症状が改善した後も高いままであり，この精神生理学的障害は素因マーカーと考えられる。同様の ERN 高振幅は全般性不安障害や単一恐怖症でも報告されており，特性不安が高い性格特性との関連も指摘されている[20]。

c．うつ病

うつ病患者は失敗や否定的フィードバックに対する感受性が高いことが知られている。生理学的にも，Stroop 課題，あるいは中立条件や罰則条件下のフランカー課題の誤反応に対応する ERN 振幅はうつ病群で高い。他方，報酬条件下のフランカー課題では健常群と差がみられなかった[20]。また，抗うつ薬で症状が改善しても ERN 振幅は変化せず，うつ病の場合も ERN 振幅の異常は素因マーカーと考えるのが妥当である[23]。

d．その他の精神疾患

注意欠陥多動性障害（ADHD）の場合，ERN 振幅に関する結果は一定しない。むしろ，誤反応後 200～400 ms と時間的に ERN より遅れて出現し，頭皮上分布では ERN よりやや後方にみられるエラー陽性電位（error positivity, Pe）の振幅低下が ADHD 患児に再現性よく認められている[24]。Pe の機能的意義は，エラーの検出よりは，誤反応後の反応方略の修正や誤反応の結果に対する主観的評価と関係する可能性が示唆される。

3．P300

a．統合失調症

聴覚性 P300 の異常は統合失調症のもっとも再現性のよい生理学的指標といえる。健常群との比較で，統合失調症群では中心—頭頂領域で記録した聴覚性 P300 の振幅が減少していることが多数報告されている（図3）[5,25]。聴覚性振幅の異常はメタ解析の結果でエフェクトサイズが 0.89 であり，統合失調症の重要な生理学的異常と考えられる[26]。振幅の低下は，認知課題遂行時に注意や記憶などの認知機能に関する資源を統合失調症患者がうまく利用できないことを強く示唆している。他方，P300 潜時に関しては，延長を認める報告もあるが，前述のメタ解析でのエフェクトサイズは 0.59 と小さく，かつ病期が長くなるにつれ，そのサイズが小さくなるため，慢性患者では信頼性が低いと指摘されている[26]。最近，超ハイリスク群を対象とする前方研究において，P3b の振幅低下が初発精神病エピソードの予測因子としてもっとも優れていることが報告された[27]が，この陽性電位の異常と精神症状との関係は不明の点が多い。

脳の構造との関係では，患者群の側頭領域で左＜右という聴覚性 P300 電位の左右非対称が認められている。とくに McCarley らは，患者群と健常群の間で P300 振幅の差が最大になる領域は左側頭葉領域にあり，P300 振幅と左上側頭回体積の減少が相関することを，慢性および初回エピソード患者で明らかにし，左上側頭回の機能および構造の障害が本症の病態に関係している可能性が高いこと示した[28,29]。

聴覚性 P300 振幅の異常は，初回エピソード患者でもみられる[30]他，病期や症状の程度によらないという特性を示す[25]ため，疾患の素因あるいは感受性マーカーと考えられるようになった。実際，発病していない患者の親族や統合失調型パーソナリティ障害患者でも P300 振幅の異常が認められ，この生理学的異常に対する遺伝的要因の関与が想定されている[25]。振幅の特性に関する遺伝性は健常群でも認められるとする報告が多く，1 卵性および同性の 2 卵性双生児ペアでの遺伝性は 0.60 程度とかなり高い。また，思春期の双生児ペアの研究結果では P300 振幅変動の 48～61％ を遺伝的要因が説明するという。統合失調症患者の兄弟，子供でも，患者より軽度であるが，やはり P300 振幅が低下するという報告が多い[5]。興味深いことに，遺伝的要因に基づくと思われる P300 振幅異常がみられる非発病群では，前頭領域の P3a の低下が有意であったのに対して，頭頂領域の P3b の低下は明らかでなかったと報告されたが，逆パターンの報告もあり今後の検討が待たれる。

なお，統合失調症のP300振幅の異常に関係する遺伝的要因の実体は解明されていないが，DISK1遺伝子を巻き込んだ染色体転座をもつ大家系内で，精神症状は呈さないがP300振幅が低下している転座キャリアーの存在が知られており，P300とDISK1の機能的連関が示唆される。

b．他の精神疾患

P300に関連する神経構造が脳内に分散していることから予想される通り，P300振幅の低下は統合失調症に特異的なものではなく，双極性障害，単極性うつ病，アルコール依存症，アルツハイマー型認知症でも認められている。以下に，統合失調症の場合との相違点を挙げる。

（1）精神病像を呈した双極性障害：振幅低下の程度が強い領域が，統合失調症では側頭領域，双極性障害では前頭領域と頭皮上トポグラフィーが異なっていた。

（2）単極性うつ病：うつ病相でのみ振幅低下が認められ，抗うつ剤でうつ状態が改善するとこの生理学的異常は消失し，状態依存性を示した。

（3）アルコール依存症：聴覚よりも視覚課題での振幅低下が顕著であった。

4．N400

a．統合失調症

統合失調症で言語機能に障害があることは，連合弛緩などの思考障害の存在より明らかである。現在，統合失調症の言語関連障害を説明する主要なモデルは2つ存在するが，これらは意味情報処理の異なる段階の機能障害を各々想定している。

（1）早期処理段階障害モデル：意味ネットワークの過度の活性化

過度に広範な意味ネットワークの活性化が起こるために，焦点を欠き，脈絡の乏しい談話様式が生じるという仮説。意味ネットワーク内の処理はプライミングパラダイムで評価することが多い。これは，意味的関連のある（またはない）単語対（プライム―標的）を一定間隔で提示し，被験者に語彙判断を求める手法である。ここで，提示感覚を短く（500 ms以下）すると意味ネットワーク内の自動的な早期処理が解析対象になる。早期処理に焦点を絞ったERP研究はまだ少ないが，統合失調症群では健常群に比べて標的単語に対応するN400振幅が低下しており[31]，単語対という文脈情報が乏しい条件下でのN400振幅の低下は早期処理段階障害モデルの可能性を支持している。

（2）後期処理段階障害モデル：文脈利用の非効率性

適切に文脈を利用する能力に障害のために，文脈がもたらす単語等の拘束条件を活かせず，しかも，談話構造が文章全体ではなく部分的な連合に支配されるために連合弛緩が生じるという仮説。前述の単語対課題を利用する場合には提示間隔を長く（500 ms以上）することで，文脈利用という，自動的な過程ではなく認知のコントロールを受ける後期の情報処理段階を解析対象にできる。必然であるが，文章課題もよく使われており，N400を用いた統合失調症の言語機能障害に関する報告も多い。

長間隔で提示した単語対を用いた研究結果では，意味連関（－）の単語対を提示した記録から意味連関（＋）の単語対を提示した場合を減算して得た差分波形において，患者群では健常群に比べて標的単語に対応するN400振幅が減衰していた[32]。この現象を「N400効果の減衰」と呼ぶが，文章課題を用いても同様の減衰が報告されている。また，この現象は，標的刺激の属性や課題内容を変えてもほぼ一貫して認められた[33]。ここで注目すべきは，統合失調群でみられるN400効果の減衰は，意味連関（＋）の条件下で記録されたN400振幅が患者群で高いために生じていることである[34]。ERPの基礎の項で述べたN400の機能特性を考えると，N400振幅の減衰は，患者群が文脈を適切に利用できないことを示唆している。文脈を談話構成にうまく利用できない1つの理由として，作業記憶に文脈を維持し，かつ単語選択の際にこの記憶を適切な拘束条件として活かせないことが考えられる。文章を刺激課題とした複数のN400研究がこうした障害が実際に存在することを示している[35]。

　以上の議論より，初期段階で活性化される過剰な意味の生起，および後の段階での分脈による拘束条件を適切に利用することの困難という2つのメカニズムがともに統合失調症の思考障害に関係している可能性が高いことが支持される。

おわりに

　精神疾患との関係が深いERPを紹介した。他にも，Nd, N2bなどにも触れるべきであったが，紙数の関係で省略せざるをえなかった。ERPの中には，健常群との差異が精神疾患の素因マーカーと考えられるものが多く，今後はハイリスク群の同定など，臨床的貢献の可能性が考えられる。また，ERPの研究面では，精神疾患の認知科学的側面という高いレベルだけでなく，より低いレベルでの局所神経回路や関連遺伝子との関係の検討も重要と考えられる。

文　献

1) Luck SJ：An Introduction to the Event-Related Potential Technique. The MIT Press, London, England, 2005
2) Scherg M, Vajsar J, Picton T：A source analysis if the human auditory evoked potentials. J Cognitive Neurosci 1：336-355, 1989
3) Pascual-Marqui RD, Michel CM, Lehmann D：Low resolution electromagnetic tomography：A new method for localizing electrical activity in the brain. Int J Psychophysiol 18：49-65, 1994
4) Potter D, Summerfelt A, Gold J, et al.：Review of clinical correlates of P50 sensory gating abnormalities in patients with schizophrenia. Schizophr Bull 32：692-700, 2006
5) Turetsky B, Calkins ME, Light GA, et al.：Neurophysiological endophenotypes of schizophrenia：The viability of selected candidate measures. Schizophr Bull 33：69-94, 2007
6) Gehring WJ, Goss B, Coles MG, et al.：A neural system for error detection and compensation. Psychological Science 4：385-390, 1993
7) Donchin E, Coles MGH：Is the P300 component a manifestation of context updating? Behav Brain Sci 11：357-374, 1988
8) Polich J：Updating P300；An integrative theory of P3a and P3b. Clin Neurophysiol 118：2128-2148, 2007

9) Kasai K, Iwanami A, Yamasue H, et al.: Neuroanatomy and neurophysiology in schizophrenia. Neurosci Res 43: 93-110, 2002
10) Kutas M, Hillyard SA: Reading senseless sentences: Brain potentials reflect semantic incongruity. Science 207: 203-205, 1980
11) McCarthy G, Nobre AC, Bentin S, et al.: Language-related field potentials in the anterior-medial temporal lobe: I. intracranial distribution and neural generators. J Neurosci 15: 1080-1089, 1995
12) de Wilde OM, Bour LJ, Dingemans PM, et al.: A meta-analysis of P50 studies in patients with schizophrenia and relatives: differences in methodology between research groups. Schizophr Res 97: 137-151, 2007
13) Luntz-Leybman V, Bickford P, Freedman R: Cholinergic gating of response to auditory stimuli in rat hippocampus. Brain Res 587: 130-136, 1992
14) Leonard S, Gault JM, Hopkins J, et al.: Association of promoter variants in the alpha7 nicotinic receptor subunit gene with an inhibitory deficit found in schizophrenia. Arch Gen Psychiatry 59: 1085-1096, 2002
15) Myles-Worsley M, Ord L, Blailes F, et al.: P50 sensory gating in adolescents from pacific island isolate with elevated risk for schizophrenia. Biol Psychiatry 55: 663-667, 2004
16) Cullum CM, Harris JG, Waldo MC, et al.: Neurophysiological and neuropsychological evidence for attentional dysfunction in schizophrenia. Schizophr Res 10: 131-141, 1993
17) Erwin RJ, Turetsky BI, Moberg P, et al.: P50 abnormalities in schizophrenia: relationship to clinical and neuropsychological indices of attention. Schizophr Res 33: 157-167, 1998
18) Franks RD, Adler LE, Waldo MC, et al.: Neurophysiological studies of sensory gating in mania: comparison with schizophrenia. Biol Psychiatry 18: 989-1005, 1983
19) Mathalon DH, Jorgensen KW, Roach BJ, et al.: Error detection failures in schizophrenia: EPRs and FMRI. Int J Psychophysiol 73: 109-117, 2009
20) Olvet DM, Hajcak G: The error-related negativity (ERN) and psychopathology: Toward an endophenotype. Clin Psychol Rev 28: 1343-1354, 2008
21) Laurents KR, Hodgins S, Mould GL, et al.: Error-related processing dysfunction in children aged 9 to 12 years presenting putative antecedents of schizophrenia. Biol Psychiatry 67: 238-245, 2010
22) Hajcak G, Franklin ME, Foa EB, et al.: Increased error-related brain activity in pediatric obsessive-compulsive disorder before and after treatment. Am J Psychiatry 165: 116-123, 2008
23) Schrijvers D, De Bruijn ERA, Maas YJ, et al.: Action monitoring and depressive symptom reduction in major depressive disorder. Int J Psychophysiol 71: 218-224, 2009
24) Shiels K, Hawk Jr LW: Self-regulation in ADHD: the role of error processing. Clin Psychol Rev 30: 951-961, 2010
25) van der Stelt O, Belger A: Application of electroencephalography to the study of cognitive and brain functions in schizophrenia. Schizophr Bull 33: 955-970, 2007
26) Jeon YW, Polich J: Meta-analysis of P300 and schizophrenia: paradigms, and practical implications. Psychophysiology 40: 683-701, 2003
27) van Tricht MJ, Nieman DH, Koelman JHTM, et al.: Reduced parietal P300 amplitude is associated with an increased risk for a first psychotic episode. Biol Psychiatry 68: 642-648, 2010
28) McCarley RW, Shenton ME, O'Donnell BF, et al.: Auditory P300 abnormalities and left posterior superior temporal gyrus volume reduction in schizophrenia. Arch Gen Psychiatry 50: 190-197, 1993
29) McCarley RW, Salisbury DF, Hirayasu Y, et al.: Association between similar left posterior superior temporal gyrus volume on magnetic resonance imaging and smaller left temporal P300 amplitude in first-episode schizophrenia. Arch Gen Psychiatry 59: 321-331, 2002
30) Hirayasu Y, Asato N, Ohta H, et al.: Abnormalities of auditory event-related potentials in

schizophrenia prior to treatment. Biol Psychiatry 43 : 244-253, 1998
31) Mathalon DH, Faustman WO, Ford JM : N400 and automatic semantic processing abnormalities in patients with schizophrenia. Arch Gen Psychiatry 58 : 148-157, 2001
32) Koyama S, Nageishi Y, Shimokochi M, et al. : The N400 component of event-related potentials in schizophrenic patients : A preliminary study. Electroencephalogr Clin Neurophysiol 78 : 124-132, 1991
33) Koyama S, Hokama H, Miyatani M, et al. : ERPs in schizophrenic patients during word recognition tasks and reaction times. Electroencephalogr Clin Neurophysiol 92 : 546-554, 1994
34) Nestor PG, Kimble MO, O'Donnell BF, et al. : Aberrant semantic activation in schizophrenia : a neurophysiological study. Am J Psychiatry 154 : 640-646, 1997
35) Ohta K, Uchiyama M, Matsushima E, et al. : An event-related potential study in schizophrenia using Japanese sentences. Schizophr Res 40 : 159-170, 1999

（兼子幸一）

10. 末梢白血球に発現している遺伝子と気分障害

A. 検査の概念

　高精度で気分障害の診断を補助できる客観的な診断指標の確立は，うつ病の診断精度を向上させ，うつ病の早期発見と早期治療導入を促進すると考えられる。しかしながら，気分障害の補助診断指標として有効なエビデンスに基づいたバイオロジカルマーカーは未だ確立されていないのが現状である。われわれは以前から，大うつ病性障害患者と双極性障害患者における末梢白血球の遺伝子発現量（mRNA）を定量解析し，それら発現パターンを健常者群と比較することで臨床現場にて使用可能なうつ病の補助診断指標の確立を目指している。本稿では，気分障害患者末梢白血球における遺伝子発現の定量解析を行う際に留意されたい点ならびに実際の発現解析結果について述べたい。

B. 末梢試料を用いた研究について

　気分障害患者血液サンプルを用いた研究では血清，血漿，血小板を用いた解析などがあるが，末梢白血球を用いた遺伝子解析の報告は2002年に出始め[1]，Ohmoriらは2005年にDNAマイクロアレイを用いたうつ病患者と健常対照者を比較した解析結果を報告している[2]。近年では末梢試料を用いた報告は増加傾向にあり，末梢での変化を気分障害のバイオロジカルマーカーあるいは病態解明の足がかりとする流れがあるように思われる。また，末梢血と脳での遺伝子発現にはある程度相関があり，その中でもapoptosisやneurogenesisに関わる遺伝子はより似通った発現を示すことが報告されている[3]。中枢における研究では死後脳がサンプルとして用いられるが，末梢試料に比して入手が困難であること，死後経過時間の影響を考慮しなければならないこと，状態依存的な評価ができないことなどの短所がある。そのため，末梢試料を用いることの主な利点として，筆者らは以下の3点を考えている。
①試料の採取が容易で患者への侵襲が少ない。
②状態依存的（うつ状態，寛解状態）な変化が解析可能である。
③実際の臨床現場で使用可能な鑑別診断，治療反応性予測の生物学的指標となり得る可能性がある。

C．検査の流れ

当科研究室で行っている実験手順について述べる。

①インフォームドコンセントの取得

②採血

午前10〜11時の間に患者，採血者のみで個室にて行う。あらかじめ注射筒はヘパリンを晒しておき，採取後の血液が凝固しないようにする。

③トータルRNA抽出

QIAamp RNA Blood Mini Kit（キアゲン社）を用いてトータルRNAを抽出する。

④トータルRNAのクオリティーチェック

吸光度計でA_{260}/A_{280}比を測定し，1.8〜2.0であることを確認する。可能であれば電気泳動によるチェックも行う。

⑤cDNAの調整

1μgのトータルRNAを鋳型としてランダムヘキサマープライマーと逆転写酵素（Omniscript Reverse Transcriptase，キアゲン社）を用いてcDNAを作製する。

⑥目的遺伝子特異的なプライマーの設計

目的遺伝子の遺伝子配列を取得し，イントロン領域を挟むようにしてエキソン領域部位の配列を有するプライマーをプライマー設計ソフトPrimer3を用いて設計する。

⑦リアルタイムPCR反応

⑤で作製したcDNAを鋳型に⑥で作製したプライマーを用いてPCRを行う。当科ではApplied Biosystems 7300 Fast Real-Time PCR Systemを用いてSYBR green（アプライドバイオシステムズ社）でリアルタイムPCRを行っている。

＊ポイント＊

トータルRNA抽出

RNAは非常に不安定で分解されやすい。したがって抽出したトータルRNAのクオリティーは実験結果を左右する大きな要因となるので，予備実験などで実験技術を習得する。初心者と習熟者が抽出したトータルRNAの電気泳動写真を図1Aに示す。初心者が抽出したトータルRNAは分解が進んでいるのがわかる。

D. 具体的な遺伝子発現量測定

　PCRは熱変性・アニーリング・伸長反応の3つのステップによって目的のDNA領域を増幅させる方法である。このPCRによって増幅されたDNA量をリアルタイムに測定する方法が，リアルタイムPCR法である。リアルタイムPCR法を用いて目的遺伝子の発現量を定量解析する方法として，インターカレーション法とハイブリダイゼーション法の2つがよく使われている。

　インターカレーション法はSYBR Greenなどの蛍光物質が二本鎖DNAに入り込み励起光の照射によって蛍光を発する特性を利用して，その蛍光強度によってDNA量を測定する方法である。一方，ハイブリダイゼーション法は，PCRプライマーに加え，蛍光物質で標識したDNAプローブを使って目的とするPCR産物のみを検出する方法である。つまり，蛍光ラベルしたDNAプローブが増幅された目的遺伝子のPCR産物とハイブリダイゼーションさせることで，その蛍光強度をもとに発現量を定量することが可能である。

　当科では，安価で融解曲線分析が可能という長所から，SYBR Greenを用いたリアルタイムPCR法を採用している。

　次にリアルタイムPCR反応で注意すべき点について，PCR反応後に得られる実際の図を示しながら説明したい。

①増幅曲線の確認（**図1B**）

　PCR反応の増幅曲線が対数になっていること，また，ネガティブコントロールでPCR産物が増幅されていないことを確認する。

②検量線の確認（**図1C**）

　PCR増幅効率を確認する。PCR効率は検量線の傾きから算出でき，一般的に80〜120％が適正範囲とされている。

③融解曲線の確認（**図1D**）

　PCR増幅産物が1つであることを確認する。**図1D**のような1峰性になっていればPCR産物が1つであることを意味している。2峰性あるいはそれ以上になっている場合，アイソフォームの存在などによって複数のPCR産物が増幅されているか，非特異的なPCR産物が存在する可能性が考えられる。これらの場合，PCR反応条件を変更するか，プライマーを再度設計し直す必要がある。はじめて使用するPCRプライマーでは，電気泳動により増幅サイズの確認も行う。

A RNA電気泳動

習熟者　実験初心者

26S rRNA
18S rRNA

B 増幅曲線

C 検量線

D 融解曲線

図1

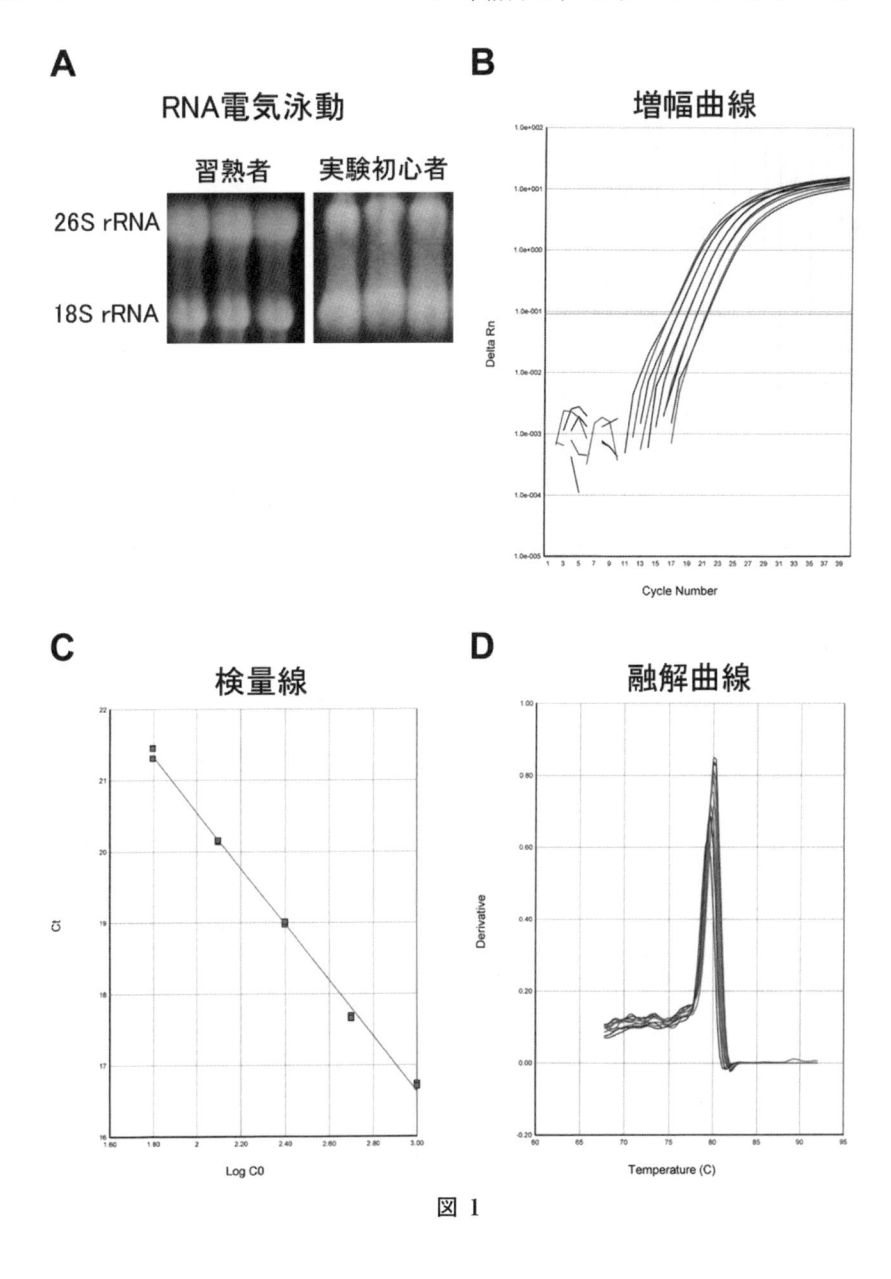

E．データ解析

　リアルタイムPCR反応後のデータ解析に関して，検量線を用いた相対定量の場合，標的遺伝子の発現量を内部標準遺伝子発現量で標準化する必要がある。このとき，特定の内部標準遺伝子のみで補正するのではなく，複数の内部標準遺伝子（GAPDH，HPRT，β-actin，18S rRNAなど）を用い

て検討することがデータの再現性につながる。また，1つの標的遺伝子に対して複数のプライマーを用いてデータの再現性を検討する。

F．気分障害患者における実際の測定結果

われわれはこれまでに，大うつ病性障害患者および双極性障害患者の末梢白血球における遺伝子発現量を定量解析し，健常者に比べて有意に発現量の異なる遺伝子群を同定してきた。さらに，うつ状態と寛解期の2時点で遺伝子発現量を定量解析することで，状態依存的（state marker 候補）な変化を示す遺伝子（表1）と trait marker となり得る候補遺伝子（表2）を見出している。前者は気分障害の病態あるいは薬物反応性と関連している可能性があり，後者は気分障害の発症脆弱性に関与している可能性がある。

表1　気分障害の state marker となり得る可能性のある遺伝子群

遺伝子名	大うつ病性障害患者 うつ病相	大うつ病性障害患者 寛解期	双極性障害患者 うつ病相	双極性障害患者 寛解期	文献
NCAM-140	→	→	↓	→	4
L1	→	→	↑	→	4
GLO-1	↓	→	↓	→	5
GDNF	↓	→	→	→	6
NT-3	↓	→	→	→	6
ARTN	↓	→	→	→	6
REST	↓	→	→	→	7
CRH	↑	→	→	→	7
ADCY5	↑	→	→	→	7
TNFSF12-13	↑	→	→	→	7
HDAC2, 5	↑	→	→	→	8
HDAC4	→	→	↑	→	8

健常者に比して，増加（↑），減少（↓），差なし（→）
細胞接着因子群（NCAM-140：neural cell adhesion molecules-140, L1），GLO-1：glyoxalase-1，神経栄養因子群（GDNF：glial cell line-derived neurotrophic factor, NT-3：neurotrophin-3, ARTN：artemin），転写調節因子（REST：repressor element-1 silencing transcription factor），CRH：corticotropin releasing hormone, ADCY5：adenylate cyclase 5, TNFSF12-13：tumor necrosis factor superfamily member 12-13, HDAC：histone deacetylase

表 2 気分障害の trait marker となり得る可能性のある遺伝子群

遺伝子名	大うつ病性障害患者 うつ病相	大うつ病性障害患者 寛解期	双極性障害患者 うつ病相	双極性障害患者 寛解期	文献
GRα	↓	↓	↓	↓	9
SRp20	→	→	↑	↑	10
HDAC6, 8	→	→	↓	↓	8

健常者に比して，増加（↑），減少（↓），差なし（→）
GRα：glucocorticoid receptor α, SRp20：SR protein 20, HDAC：histone deacetylase

G．測定結果の応用

1．神経症性と内因性のうつ状態の鑑別

臨床において神経症性のうつ状態と内因性のうつ状態を鑑別することは抗うつ薬の有効性を予測するうえで非常に重要である。例えば state marker 候補である GDNF, NT-3 mRNA などの発現量低下を認め，trait marker 候補である GRα, HDAC6, 8, SRp20 mRNA の発現異常を認めれば内因性のうつ状態である可能性が高くなり，抗うつ薬の有効性を期待できる。また，本人のみならず家族での trait marker の検討を行うことでより確度が増すものと期待される。

2．大うつ病性障害から双極性障害への移行の予測

初発のうつ状態で各遺伝子群の発現において双極性障害に特異的な変化を認めれば，将来的に双極性障害へ移行する可能性が示唆され，躁転に留意しながら加療することができる。われわれの結果からすれば，L1, HDAC4 mRNA 発現量の増加や NCAM-140 mRNA の発現量低下がそれに該当する。また，trait marker 候補である GRα, HDAC6, 8, SRp20 mRNA の発現異常を認めればさらに確度が増すと考えられる。

3．薬物治療抵抗性の予測

当科では薬物治療抵抗性の marker となり得る候補遺伝子の同定のために，Imipramine 換算で 150 mg/day 以上の抗うつ薬を 8 週間以上投与したが改善せず ECT 施行により軽快した症例（精神症状が重度であるため早急に ECT を導入した症例，副作用のため薬剤による治療が困難であったため ECT を導入した症例は除く）を薬物治療抵抗性と定義し，治療反応群と治療抵抗群とでうつ

表3 気分障害の薬物治療抵抗性 marker となり得る可能性のある遺伝子群

遺伝子名	大うつ病性障害患者
	うつ病相
L1	↓
HDAC2, 5	↑
COMT	↑

治療反応群に比して，増加（↑），減少（↓）
細胞接着因子（L1），HDAC：histone deacetylase，COMT：catechol-O-methyltransferase

状態での各遺伝子群の発現を比較した。その結果，L1，HDAC2, 5，COMT mRNA 発現量変化が薬物治療抵抗性の marker となる可能性を見出した（表3）。これらの遺伝子発現に著しい異常を認めれば，早期に ECT 導入を考慮することが必要となるかもしれない。

H．今後の課題

　気分障害患者末梢白血球における遺伝子発現変動を，リアルタイム PCR 法を用いることで感度よく検討できることが可能である。さらに，state marker，trait marker，薬物治療抵抗性 marker となり得る可能性のある候補遺伝子を見出しており，これらは将来的に実際の臨床現場での補助診断法としての有用性が期待できる。しかし，臨床応用を実現するには，より多くの被験者を用いて再現性を確認することが必要である。最終的にはうつ病・薬物反応性に重要な遺伝子群を選択し，うつ病診断用 DNA マイクロアレイの開発が望まれる。

文　献

1) Rocc P, DeLeo C, Eva C, et al.：Decrease of the D4 dopamine receptor messenger RNA expression in lymphocytes from patients with major depression. Prog Neuropsychopharmacol Biol Psychiatr 26：1155-1160, 2002
2) Ohmori T, Morita K, Saito T, et al.：Assessment of human stress and depression by DNA microarray analysis. J Med Invest 52 Suppl：266-271, 2005
3) Sullivan PF, Fan C, Perou CM：Evaluating the comparability of gene expression in blood and brain. Am J Med Genet B Neuropsychiatr Genet 141：261-268, 2006
4) Wakabayashi Y, Uchida S, Funato H, et al.：State-dependent changes in the expression levels of NCAM-140 and L1 in the peripheral blood cells of bipolar disorders, but not in the major depressive disorders. Prog Neuropsychopharmacol Biol Psychiatr 32：1199-1205, 2008

5) Fujimoto M, Uchida S, Watanuki T, et al.：Reduced expression of glyoxalase-1 mRNA in mood disorder patients. Neurosci Lett 438：196-199, 2008
6) Otsuki T, Uchida S, Watanuki T, et al.：Altered expression of neurotrophic factors in patients with major depression. J Psychiatr Res 42：1145-1153, 2008
7) Otsuki K, Uchida S, Wakabayashi Y, et al.：Aberrant REST-mediated transcriptional regulation in major depressive disorder. J Psychiatr Res 44：378-384, 2010
8) Hobara T, Uchida S, Otsuki K, et al.：Altered gene expression of histone deacetylases in mood disorder patients. J Psychiatr Res 44：263-270, 2010
9) Matsubara T, Funato H, Kobayashi A, et al.：Reduced glucocorticoid receptorα expression in mood disorder patients and first-degree relatives. Biol Psychiatry 59：689-695, 2006
10) Watanuki T, Funato H, Uchida S, et al.：Increased expression of splicing factor SRp20 mRNA in bipolar disorder patients. J Affect Disord 110：62-69, 2008

（大朏孝治，内田周作，渡邉義文）

11. 精神疾患における血中タンパク質やアミノ酸濃度

　血液検査による精神疾患の診断が可能になることを期待して，さまざまな血中バイオマーカーの研究が行われている。しかし，日常臨床で用いることのできる血中バイオマーカーはいまだにみつかっておらず，精神疾患の診断や経過判定の指標，亜型分類などに使用できる血中バイオマーカーは確立されていない。

　うつ病，統合失調症などの精神疾患における血中バイオマーカーの研究の多くは，モノアミン機能不全，免疫系の障害，神経内分泌や神経可塑性の異常などの疾患病態モデルに関連する候補タンパク質について行われてきた。古くからモノアミン仮説に関連するマーカーが繰り返し調べられてきたが，うつ病，統合失調症とも，一貫した結果は得られていない。最近では，脳由来神経栄養因子（BDNF）などの神経栄養因子マーカーに関する解析が盛んになされており，精神疾患で減少することが多くの研究で報告されている。しかし，疾患特異性は乏しく，神経栄養因子の低下を支持しない結果を得た研究もある。免疫系は神経系と相互作用し，精神疾患に免疫変容が関与するエビデンスの報告もあることから，免疫関連マーカーに焦点をあてる研究も増えてきているが，やはり臨床への応用には至っていない。

　バイオマーカー探索を困難とする要因の1つとして，統合失調症やうつ病などの精神疾患が，病因や経過の異なる多様な疾患の集合体であり（異種性），生物学的には不均一な症候群である可能性があげられる。1つのサブタイプのバイオマーカーとなるタンパク質が他のサブタイプの指標にもなるとは限らない。そのため，単に統合失調症やうつ病の診断だけに注目すると，濃度との関連が明らかにならない可能性がある。研究デザインや評価法の工夫などにより解決が必要な課題である。もう1つの要因としては，末梢血のタンパク質濃度の変化が必ずしも脳の状態を反映しているとは限らないことがあげられる。

　このような障壁はあるが，簡便な血液検査で調べられる血中バイオマーカーが開発されれば，その臨床的意義は大きい。診療において客観的指標となるだけでなく，病因の追求や新たな治療法の開発につながる可能性もある。本稿では，精神疾患におけるBDNF，サイトカインを中心とした血中タンパク質バイオマーカー研究について概観し，その問題点や今後の方向性について述べる。

A. 血中 BDNF 濃度

　BDNF や神経成長因子（NGF）などの神経栄養因子は末梢および中枢の神経系機能の発達や維持に重要な役割を持つ．したがって，神経栄養因子の機能異常は脳の発達に影響を与え，発達後にはその維持に影響することから，精神疾患の発症に関与する可能性が考えられる．さらに，抗うつ薬や一部の抗精神病薬による治療は脳内の神経栄養因子の発現を高めるという報告もあり，治療薬の作用メカニズムの重要な要素の1つである可能性もある．

　統合失調症患者の死後脳では，前頭前野において BDNF が減少しており，その他の脳の領域でも発現の変化が認められている．末梢血液の BDNF 濃度を調べた研究も多く，最近のメタ解析[1]では健常者と比較して統合失調症患者で血中 BDNF 濃度が有意に減少していることが示されている．

　BDNF がうつ病の病態，さらには抗うつ薬の作用発現に重要な役割を果たしているという知見も増加している．動物研究ではストレスにより海馬で BDNF の発現が減少することが示されている．一方で，抗うつ薬の慢性投与は海馬における BDNF 発現を増加させ，中枢に投与した BDNF が抗うつ効果を示すことも報告されている．以上から，抗うつ薬が BDNF の発現増加を介して抗うつ効果を得ている可能性が示唆されている．近年行われたメタ解析では，血清[2,3]，血漿[3]のいずれにおいてもうつ病患者で BDNF 濃度が低下していることが報告されている．さらに，抗うつ薬による治療前と治療後を比較すると，治療後で血清 BDNF の上昇がみられる[2]。

血中 BDNF 測定の際の注意点

　BDNF は脳内と血中の濃度が大きく異なる．とくに，血小板中に多く存在するため，血清と血漿でも 200 倍ほどの濃度差が認められる．このため，精神疾患の指標として血中 BDNF 濃度を測定する意義には議論もある．しかし，ラットやブタにおいて脳内 BDNF 濃度と血中 BDNF 濃度は正の相関を示すことから，血中 BDNF 濃度は脳内の BDNF 動態を少なくとも部分的には反映していると考えられている．

　実際の測定は市販の ELISA 測定キットを用いて行うことができる．代表的なキットとしては，プロメガ社，R＆D社，RayBiotech 社などの製品がある．キットを用いてのプロトコールの1例を図1に示す．過去の研究の多くが同様のプロトコールを用いて測定を行っているが，健常者の平均血中濃度が研究によって大きく異なっている．その原因としては，測定条件や対象者の条件が研究間で統一されていないことが考えられる．

　BDNF の発現は脳内の神経細胞に特異的ではなく，末梢に存在する内皮細胞，平滑筋細胞，内分泌細胞，免疫細胞などにもみられる．したがって，精神疾患の指標として用いる場合にはさまざまな交絡因子を考慮に入れる必要がある．すでに，血漿 BDNF 濃度が血圧，コレステロール値などの

a) 抗BDNF mAbでウェルをコート　b) 非特異的な結合をブロック．　c) BDNFとインキュベート．

d) 抗ヒトBDNF pAbとインキュベート．　e) 抗IgY HRP conjugateとインキュベート．　f) TMB液を入れて吸光度測定．

mAB　　BDNF　　pAB　　抗IgY HRP conjugate

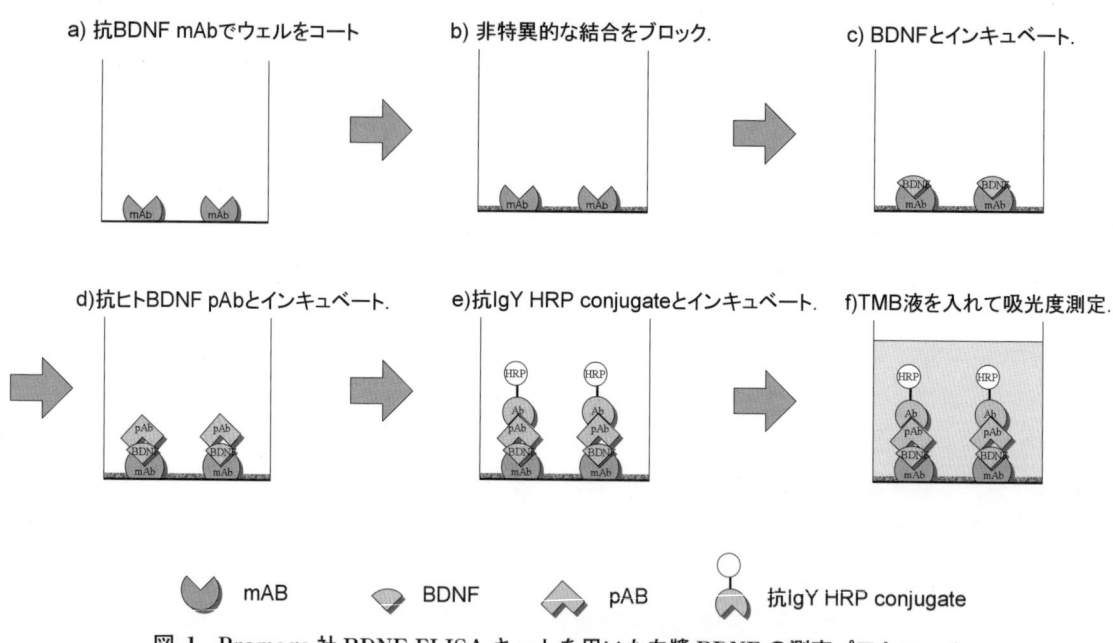

図1　Promega社BDNF ELISAキットを用いた血漿BDNFの測定プロトコール

1. 決められた時間（例：午前10時）に，EDTA入り採血管で静脈採血
2. 室温で10-15分間インキュベートした後，1500×gで15分間遠心
3. 上清液（血漿）を別容器に移し替えて冷凍保存（−80℃）
4. 測定の際には，使用する試薬と血漿サンプルを常温に戻しておく
5. アッセイ前に血漿を遠心（2000×g，15-20分間）
6. 96ウェルプレートの各ウェルに抗BDNF mAbを入れて4℃で一晩インキュベート（a）
7. ウォッシュ後，ブロック&サンプルバッファーを各ウェルに入れて1時間インキュベート（b）
8. ウォッシュ後，スタンダード液または血漿サンプルを各ウェルに入れて，振とうしながら2時間インキュベート（c）
9. ウォッシュ後，抗ヒトBDNF pAbを各ウェルに入れて，振とうしながら2時間インキュベート（d）
10. ウォッシュ後，抗IgY HRP conjugateを各ウェルに入れて，振とうしながら1時間インキュベート（e）
11. TMB One Solutionを各ウェルに入れて，振とうしながら10分間インキュベート（f）
12. 各ウェルに1N塩酸を入れて反応をストップさせる
13. プレートリーダーで450 nmにて吸光度測定

心疾患の危険因子や糖尿病の有無に影響を受けることが報告されており，アルコール使用，肥満，喫煙，身体運動なども血中BDNF濃度との関連が述べられている．また，血液の採取時間と保存期間も血清BDNFと相関があることが報告されている．したがって，多施設でサンプルを採取する場合にはそれぞれの施設においてこれらの交絡因子に関する情報を十分に収集するとともに，採血時間，採血スピッツ，採血後の遠心の条件から温度，保存法，測定キットの種類に至るまで，条件を厳密に統制する必要がある．

B. 血中サイトカイン

　疫学的研究から，胎児期の母体感染が統合失調症や自閉症のリスクとなる可能性が指摘されている。また，感染症によって生じる意欲減退，食欲不振，睡眠障害などの症状（sickness behavior）がうつ病と類似していることも指摘されてきた。これらの事実から，精神疾患にはなんらかの免疫機能の異常が関連していると古くから考えられていた。近年になり，免疫系と神経系がサイトカインを介して双方向性の密接なネットワーク形成を行っていることが明らかになり，精神疾患におけるサイトカインの役割が注目を集めるようになった。通常ではサイトカインが拡散により脳血液関門を通過することはできないが，一部の脳領域では血液からの能動的輸送や受動的な通過が可能である。さらにサイトカインは，脳血液関門の内皮細胞によるプロスタグランディンE2産生や求心性迷走神経の活性化を介して脳内に信号を伝達することができる。これらの経路により，末梢のサイトカインが脳機能に影響を与えることが可能となる。炎症性サイトカインにより末梢および中枢のインドールアミン-2,3-ジオキシゲナーゼ（IDO）の発現が増加すると，IDOによりトリプトファンがキヌレニンに分解され，キヌレニンからキノリン酸やキヌレニン酸などが産生される。キノリン酸はN-メチル-D-アスパラギン酸（NMDA）受容体アゴニストとして，キヌレニン酸はNMDA受容体アンタゴニストとしての作用を持つ。近年ではシクロオキシゲナーゼ-2（COX-2）阻害剤の投与により統合失調症やうつ病が改善することを示唆する報告もあり，免疫不均衡の改善により脳内キヌレニン酸レベルの変化が生じることで治療効果が得られている可能性が考えられる。実際に，ラットではCOX-2抑制剤投与により脳のキヌレニン酸レベルが減少することが確認されている。

　多くの疫学的研究で胎児期の母体感染症が統合失調症の危険因子となることが報告されており，動物でも妊娠中の母体の免疫反応を賦活させると仔に統合失調症様行動が生じる。さらに，インターロイキン（IL）-6を妊娠マウスの腹腔内に投与することで仔マウスに統合失調症の中間表現型であるプレパルス抑制の障害が生じ，またIL-1αや上皮成長因子（EGF）を新生児ラットに末梢投与することでプレパルス抑制の障害や社会相互作用の低下が出現し[4]，抗精神病薬の投与により改善する。こうした研究結果から，統合失調症の病態にサイトカインが重要な役割を果たしていることが示唆されている。

　近年のキヌレニン酸仮説[5]によると，脳内で上昇したキヌレニン酸がNMDA受容体のグリシン部位を遮断して中脳ドパミン・ニューロンの過剰な発火を引き起こすことが，統合失調症の病態に重要な役割を果たすと考えられている。上述したように，サイトカインの作用はIDOの産生によりキヌレニン経路にも影響を与えることがわかっており，サイトカインが病因に関与することはキヌレニン酸仮説とも整合性が取れている。

　統合失調症患者では血中のサイトカイン濃度に変化が生じているというエビデンスも蓄積してい

る。メタ解析[6]では，統合失調症患者は健常者とくらべて IL-1RA, sIL-2R, IL-6 の血中濃度が高いことが示されている。

うつ病は感染性疾患，自己免疫疾患，神経変性疾患などとの併存率が高く，この高率な併存は単に原疾患による精神的ストレスだけで説明がつくものではないと考えられている。さらに，インターフェロンの投与でうつ症状が生じ，抗うつ薬によりうつ症状が改善することが知られている。動物実験でも IL-1β, IL-6, 腫瘍壊死因子（TNF)-α などを介して sickness behavior が生じることが示されている。これらのことから，少なくとも一部のうつ病では炎症性サイトカインの過剰産生が原因となっていると考えられるようになった。

免疫炎症反応によりさまざまな神経内分泌・神経伝達物質の変化が引き起こされるが，これらの変化は身体的・精神的ストレスによって引き起こされるものと類似している。免疫の活性化により青斑核，海馬，視床下部ではノルアドレナリン活性が上がることが示されており，また，IL-1, IL-6, インターフェロンγの作用により IDO の産生が促進されるとトリプトファンの減少が生じ，その結果，脳内セロトニンが低下する可能性が考えられている。さらに，うつ病の生物学的特徴としてよく知られたものに，視床下部—下垂体—副腎（HPA）系の障害があげられるが，うつ病の誘因とされる内的ストレッサー（感染，外傷，自己免疫疾患，悪性腫瘍，臓器不全など）は IL-1, IL-2, IL-6, TNF を増加させ，これらのサイトカインは HPA 系を活性化させる働きを持つ。このように，うつ病の発症に関与すると考えられているサイトカインの作用は，モノアミン仮説や HPA 系の亢進などの従来のうつ病の病因仮説にも一致している。

抗うつ薬には免疫抑制効果があることが示されている。抗うつ薬は短期間で神経伝達物質に影響を与えるが，サイトカイン系への影響は緩徐であり，これはうつ病患者に対して抗うつ薬が効果を示すまでに時間がかかることの説明になりうる。

最近のメタ解析により，うつ病の患者では IL-6[7,8], TNF-α[7], IL-1[8] の血中濃度が健常者と比較して高いことが報告されている。

血中サイトカイン測定の際の注意点

血中サイトカインの濃度は，BDNF と同様，さまざまな交絡因子の影響を受ける。感染症・炎症性疾患はもちろん，肥満，肺疾患，心疾患，内分泌疾患などの有無もサイトカイン濃度に影響を与える。さらに，一部のサイトカインは年齢，性別，喫煙状況，向精神薬の使用にも影響を受け，また，血中濃度に日内変動がみられるサイトカインもある。交絡因子を調整すると統合失調症やうつ病におけるサイトカイン濃度変化が明らかでなくなるという報告もみられることから，サイトカインと疾患の関連を調べる際には，これらの交絡因子に関する情報をそろえたうえで解析を行うことが重要である。

サイトカインの多くは市販の ELISA キットで測定が可能である。しかし，健常者や精神疾患患者では，炎症性疾患の患者のような著明なサイトカイン産生は認めないため，血中濃度がキットの検出限界濃度を下回ってしまうことが多い。だが，最近では R＆D 社の Quantikine HS シリーズの

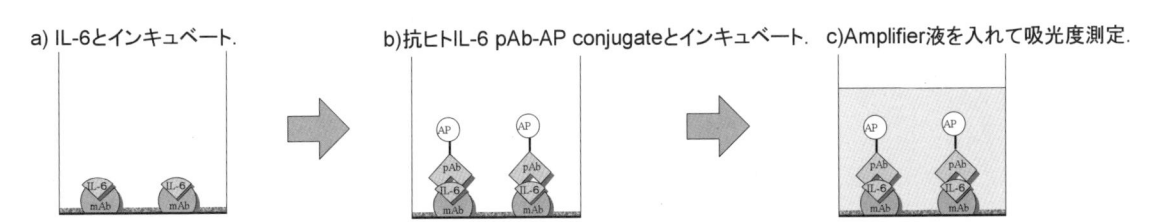

a) IL-6とインキュベート． b) 抗ヒトIL-6 pAb-AP conjugateとインキュベート． c) Amplifier液を入れて吸光度測定．

mAB　　IL-6　　抗ヒトIL-6 pAb-AP conjugate

図2　R&D社 Quantikine HS IL-6 ELISA キットを用いた血漿 IL-6 の測定プロトコール

1. 決められた時間（例：午前10時）に，EDTA入り採血管で静脈採血
2. 室温で10-15分間インキュベートした後，1500×gで15分間遠心
3. 上清液（血漿）を別容器に移し替えて冷凍保存（−80℃）
4. 測定の際には，使用する試薬と血漿サンプルを常温に戻しておく
5. アッセイ前に血漿を遠心（2000×g, 15-20分間）
6. あらかじめ抗IL-6 mAbでコートしてある96ウェルプレートの各ウェルに希釈液とスタンダードまたは血漿サンプルを入れて，振とうしながら2時間インキュベート（a）
7. ウォッシュ後，抗IL-6 pAb-アルカリフォスファターゼ（AP）conjugateを各ウェルに入れて，振とうしながら2時間インキュベート（b）
8. Substrate Solution を各ウェルに入れて，1時間インキュベート
9. Amplifier Solution を各ウェルに入れて，30分間インキュベート（c）
10. 各ウェルに2N硫酸を入れて反応をストップさせる
11. プレートリーダーで490 nmにて吸光度測定，650または690 nmにてλ補正

ように極微量しか存在しないサイトカインも容易に定量できる高感度ELISAキットが市販されており，一部のサイトカインにおいては精神疾患と健常者との比較が可能となった．代表的なキットを用いた測定プロトコールを**図2**に示す．

C．その他のタンパク質

　BDNFやサイトカインの他にもマーカー候補は数多く報告されている．BDNF以外の神経栄養因子としては，統合失調症における血中NGF濃度の低下，双極性障害における血清NT-3濃度およびグリア細胞由来神経栄養因子（GDNF）濃度の増加などが報告されている．また，BDNFの前駆体（proBDNF）から成熟体へのプロセッシング障害および分泌障害が精神疾患の病態に関与している可能性もあり，血中proBDNF濃度の変化も注目される．その他の成長因子では，うつ病における血漿中の血管内皮細胞増殖因子（VEGF）濃度の低下，統合失調症における血清中の塩基性線

表1 Hitachi L-7000（Hitachi），UV-2075 plus detector（Jasco, Tokyo, Japan）を用いた高速液体クロマトグラフィー（HPLC）による血漿D-セリン濃度の測定プロトコール（文献10より改変）

1. 朝食前の時間に，ヘパリン入り採血管で静脈採血を行い，2400×g, 5分間で遠心
2. 上清液（血漿）を別容器に移し替えて，解析時まで冷凍保存（-80℃）
3. 血漿サンプル300 μlに20%スルホサリチル酸75 μlを加え，4℃にて12000×g, 10分間で遠心
4. 上清液100 μlに，0.5 M NA$_2$CO$_3$ 40 μlと1% FDAA（1—フルオロ—2, 4—ジニトロフェニル—5—アラニンアミド）20 μlを加える
5. 40℃で振とうしながら1時間インキュベート
6. 1N塩酸40 μlを加えて反応をストップさせ，メタノール350 μlを加える
7. 溶液25 μlをHPLCシステムに注入
   - 2本のカラム（YMC-Pack Pro C18（YMC Co., Ltd., Kyoto, Japan）とWH-C18A（Hitachi））を直列に接続
   - 移動相1　メタノール：50 mM KH$_2$PO$_4$=23：77；移動相2　アセトニトリル：H$_2$O=80：20
   - 条件：0～46分　移動相1：2=100：0
     　　　～53分　移動相1：2=0：100
     　　　～68分　移動相1：2=100：0
     　　　40℃，流速0.5 ml/min
8. UV検出器で検出波長340 nmにて定量

維芽細胞増殖因子（bFGF）濃度の上昇などが報告されている。

　また，NMDA受容体グリシン部位へのアゴニストとして作用するD-セリンの血清濃度が統合失調症患者で低下していることがHashimotoら[9]によって報告され，これは統合失調症のグルタミン酸機能低下仮説に一致する。しかし，統合失調症患者の方が血漿濃度が高いという報告もある[10]。D-セリンシグナル増強によるNMDA受容体機能の促進は，新規抗精神病薬開発の標的の候補ともなっており，D-セリン代謝の分子機構の解明が期待されている。過去の研究では血中のD-セリンの測定にはカラムスイッチング高速液体クロマトグラフィーなどが用いられている。表1に過去の研究で用いられた血漿D-セリン測定プロトコールの概要を示す。

　他にもさまざまなタンパク質が精神疾患の血液バイオマーカーの候補となり得るが，最近の解析技術の進歩により，血中タンパク質の網羅的解析も比較的容易に行えるようになった。うつ病や統合失調症の血中タンパク質の多分析物プロファイリングを行った研究もあり[11]，新しいバイオマーカーの同定につながることが期待される。

文献

1) Green MJ, Matheson SL, Shepherd A, et al.: Brain-derived neurotrophic factor levels in schizophrenia: a systematic review with meta-analysis. Mol Psychiatry 16: 960-972, 2010
2) Sen S, Duman R, Sanacora G: Serum brain-derived neurotrophic factor, depression, and antidepressant medications: meta-analyses and implications. Biol Psychiatry 64: 527-532, 2008
3) Bocchio-Chiavetto L, Bagnardi V, Zanardini R, et al.: Serum and plasma BDNF levels in major depression: a replication study and meta-analyses. World J Biol Psychiatry 11: 763-773, 2010

4) Futamura T, Kakita A, Tohmi M, et al.：Neonatal perturbation of neurotrophic signaling results in abnormal sensorimotor gating and social interaction in adults：implication for epidermal growth factor in cognitive development. Mol Psychiatry 8：19-29, 2003
5) Erhardt S, Schwieler L, Nilsson L, et al.：The kynurenic acid hypothesis of schizophrenia. Physiol Behav 92：203-209, 2007
6) Potvin S, Stip E, Sepehry AA, et al.：Inflammatory cytokine alterations in schizophrenia：a systematic quantitative review. Biol Psychiatry 63：801-808, 2008
7) Dowlati Y, Herrmann N, Swardfager W, et al.：A meta-analysis of cytokines in major depression. Biol Psychiatry 67：446-457, 2010
8) Howren MB, Lamkin DM, Suls J：Associations of depression with C-reactive protein, IL-1, and IL-6：a meta-analysis. Psychosom Med 71：171-186, 2009
9) Hashimoto K, Fukushima T, Shimizu E, et al.：Decreased serum levels of D-serine in patients with schizophrenia：evidence in support of the N-methyl-D-aspartate receptor hypofunction hypothesis of schizophrenia. Arch Gen Psychiatry 60：572-576, 2003
10) Ohnuma T, Sakai Y, Maeshima H, et al.：Changes in plasma glycine, L-serine, and D-serine levels in patients with schizophrenia as their clinical symptoms improve：results from the Juntendo University Schizophrenia Projects（JUSP）. Prog Neuropsychopharmacol Biol Psychiatry 32：1905-1912, 2008
11) Domenici E, Wille DR, Tozzi F, et al.：Plasma protein biomarkers for depression and schizophrenia by multi analyte profiling of case-control collections. PLoS One 5：e9166, 2010

〔篠山大明, 服部功太郎, 功刀　浩〕

12. 自殺のバイオマーカー

はじめに

　ヒトを自殺に追い詰める多様な要因については，これまで，さまざまなアプローチが行われてきた。自殺の背景について，社会学的，心理学的，あるいは精神病理学的に考察されることが多いが，自殺予防の手立てに還元しうる成果は限られている。一般に，自殺のリスクファクターとしてもっとも重視されるのは，精神疾患の存在である。自殺に至る過程に精神疾患が介在することが多いのは事実であるが，治療法が発展途上であることを差し引いたとしても，疾患の治療が即，自殺予防といえるほどその背景は単純ではない。心理社会的なストレスや精神疾患の発症を無視することはできないが，自殺を精神疾患やストレスのみで説明することは困難であり，その病態には，個体が有する自殺への至りやすさ，脆弱性の存在が想定される。自殺に対する脆弱性が存在し，ストレスや精神疾患への罹患が加わることで自殺に向かうとすれば，その脆弱性には，生物学的に規定される部分が大きいと考えられる。自殺の生物学的脆弱性が客観評価できれば，有効な自殺の予知・予防手段を考えるうえでその意義は非常に大きく，自殺のバイオマーカーを発見しようとする試みがなされ，成果が得られつつある。本稿では，これまで探求されてきた自殺のバイオマーカーについて解説する。

A. 対象としての自殺をどのように定義するか

　病態を明らかにしようとする研究対象として，「自殺」をどのように定義するかは重要であるが，自殺には，精神疾患にあるような操作的診断基準は存在せず，定義が必ずしも統一されていないことがまず問題となる。自殺を広く捉えるとすると，それは，希死念慮から致死性の高い企図手段による既遂に至る幅広いスペクトラムであって，どの部分を対象としての自殺と定めるかは個々の研究に委ねられているのが現状である。対象の均一性を高めるためには致死性の高い明らかな自殺企図者や既遂者を対象にすることが1つの方法ではあるが，現実的には多くの困難を伴うことから，自殺既遂者を対象とする研究は少ない。希死念慮を抱くという程度では，一般にも少なからず認められることが知られており，対象を広くとると，均一性が保たれなくなってしまう。対象としての

妥当性を担保すべく，研究方法についてのコンセンサスが得られることが求められる。

B. 自殺に至る脆弱性に関連した表現型

　自殺に至る脆弱性として観察しうる表現型にはどのようなものが考えられるだろうか？　自殺には多くの因子が関わり，すべての自殺に共通する特徴を見出すことは困難であるが，これまで行われてきた主に神経心理学的な研究からは，「絶望感（hopelessness）」や，特に若年者の自殺との関連が指摘される「攻撃性/衝動性」が自殺に関連する特性として挙げられる。こうした心理的特性を有するもので自殺企図のリスクが高いこと，また，自殺企図者でこうした傾向が高いことなどが示されている[1]。また，自殺と関連する認知特性としては，「意志決定（decision-making）能力の障害」や「問題解決（problem solving）能力の障害」が挙げられ[2,3]，それぞれ主に，Iowa Gambling Task，ロンドン塔課題で評価される。

　heterogeneous な背景をもつ自殺におけるこうした特性を，生物学的に規定される脆弱性の表現型としてとらえることによって，対象の均一性を高め，より有効なアプローチを可能とすることが期待される。自殺に関連する臨床的特性から，脆弱性の表現型としてどのようなものが妥当であるかについて，今後さらなる検証が必要である。

C. 神経画像学的所見

　画像研究は，自殺と脳内における変化との関連を in vivo で測定するうえで有用であり，機能画像の手法を用いることにより，臨床特性との関連を調べることが可能である。自殺の神経画像研究においては，前頭葉での変化を中心とした所見が集積されており，以下，その概要を述べる[4]。前頭葉下部〜眼窩面においては，灰白質体積の減少やセロトニン合成の指標となるトリプトファンの取り込みの減少，fMRI 研究では，右眼窩面において，情動刺激に対する反応性の増加が報告されている。前頭前野の背外側部位における変化も指摘されており，自殺企図者における語流暢課題を課した際の血流反応低下や，企図手段の暴力性と 5-HT$_{2A}$（セロトニン 2A）受容体結合能減少との相関，企図手段の致死性の高さとグルコース代謝の減少との関連などが報告されている。

　その他，扁桃体体積の増加などの辺縁系での変化や，頭頂側頭葉での変化の報告も散見されるが，自殺者の臨床特性との関連においては，前頭葉眼窩面ならびに前頭前野背外側部位での変化が注目

される。眼窩面は，衝動性，攻撃性との関連が考えられており，fMRI 研究において，衝動性の指標として用いられる response inhibition を課した際に賦活される部位である[5]。自殺の認知特性のひとつである意志決定能力の障害については，暴力的な手段を用いた自殺企図者では，Iowa Gambling Task 中，fMRI における眼窩面の活性化が低下するとされている[4]。衝動性，攻撃性といった表現型を有する個体において，困難に対する対応の不適切さという意志決定能力の障害が自殺の要因となり，その背景には眼窩面の失調が重要な役割を果たしているかもしれない。前頭前野背外側部位は，問題解決能力の評価となるロンドン塔課題により活性化されるが[6]，5-HT$_{2A}$受容体の結合能と絶望感との相関[4]が報告されており，自殺の脆弱性の表現型としての問題解決能力の障害や絶望感の生物学的背景として前頭前野背外側部位が関与している可能性が考えられる。

　神経画像研究は，画像処理や解析方法の再現性，あるいは，症例数が限られるなどの制約があるが，今後，こうした問題点が克服され，また，自殺に関連する臨床特性の評価をより有効に機能画像に組み込むことができれば，神経画像による評価方法が，自殺のバイオマーカーとして有用となりうる。さらに，近年普及しつつある近赤外線スペクトロスコピィも，その簡便性，非侵襲性から，有力な手段となる可能性がある。

D．神経伝達物質をマーカーとした変化

　精神疾患における神経伝達物質の意義が注目され，1970年代より，さまざまな病態における生化学的変化を明らかにしようという研究が行われきた。そのなかで自殺者にも特徴的な所見が見出されてきた。自殺における神経伝達物質の変化としては，セロトニン神経系の活性低下がまず注目される。自殺者脳脊髄液中のセロトニン代謝産物である 5-HIAA（5-hydroxyindole acetic acid）の低下は，うつ病に限らず，統合失調症，パーソナリティ障害でも認められ，衝動性の高さと相関するとされる[7]。自殺者における死後脳研究では，前頭前野で後シナプスに位置するセロトニン 1A，2A 各受容体の増加，ならびに前シナプスのセロトニントランスポーターの減少が報告されている。セロトニン活性の指標としてセロトニンアゴニスト（fenfluramine）投与の際のプロラクチン反応を調べる系においては，自殺者でその反応が低下すると報告されている。こうした所見は，自殺者において，セロトニン神経系の活性低下を示すものであり，衝動性，攻撃性との関連が想定されている。動物実験によると，セロトニン神経系の活性は，生涯を通じて比較的一定しており，trait marker として，衝動性，攻撃性といった特性をセロトニン神経系が規定している可能性が考えられる。

　セロトニン以外の神経伝達物質としては，ノルアドレナリン，ドパミン神経系の変化が自殺者で調べられているが，ドパミンについては，その報告は少なく，変化について一致した見解は得られ

ていない。ノルアドレナリンは生体がストレスを受けた際，駆動される主な反応系の1つで，より状態依存的（state marker）である。ノルアドレナリン系の変化もまた，自殺者において，脳脊髄液中の代謝産物の濃度や，死後脳における受容体密度の測定などが調べられているが，セロトニン神経系ほどの一致した所見は必ずしも得られておらず，長期的なものか短期的なものかなどの自殺者が受けたストレスの違いによる影響を受けると考えられている。

E．神経内分泌，神経栄養因子をマーカーとした変化

　自殺の生物学的背景として重視されるストレス反応の失調は，ストレスに対する反応がうまく機能しないことを自殺の脆弱性と考えるものである。ストレスに対して反応する系としては，先述のノルアドレナリン神経系に加えて，神経内分泌系，特に視床下部―下垂体―副腎系（HPA系：hypothalamic-pituitary-adrenal axis）が重要である。自殺者を対象としたHPA系の変化については，デキサメタゾン抑制試験におけるコルチゾールの上昇（非抑制）や，前頭前野のCRH（corticotropin-releasing hormone）結合部位の減少など，HPA系の過活動を示唆する報告が多い[8]。HPA系のストレスに対する反応は遺伝的に規定されているだけでなく幼少期の過酷な体験によって影響を受けているとの報告[9]がある。後者は，エピジェネティック変異の関与をはじめ近年そのメカニズムが明らかになりつつある。

　神経栄養仮説に基づき，うつ病を対象に，血漿BDNF（脳由来神経栄養因子：brain-derived neurotrophic factor）が測定され，うつ病，なかでも自殺行動があったもので，血漿BDNFの低下が報告されている[10]。死後脳研究では，BDNFやその受容体の変化を報告するものもある[10]。しかし，血漿BDNFの低下については，自殺やうつ病以外の精神疾患でも見られるなど特異性が低く，また，中枢における活性をどれだけ反映しているかなどの問題があり，今後の課題も多い。

　前節に述べた神経伝達物質の変化をも踏まえ，自殺に至る過程を考えると，攻撃性/衝動性といった素因としてはたらくものを主にセロトニン神経系が規定し，誘因となるストレスに反応して駆動される系として，ノルアドレナリン神経系ならびにHPA系が主に関与することが考えられる。こうした神経伝達物質，あるいは神経内分泌系をバイオマーカーとして用いるには，臨床応用上の課題も多いが，HPA系の指標としては，唾液中のコルチゾールを計測する方法なども用いられてきており，実用上簡便な評価方法の1つとして期待される。しかし，上述のデキサメタゾン抑制試験については，うつ病ではコルチゾールの非抑制，PTSD（心的外傷後ストレス障害：post-traumatic stress disorder）においては過剰抑制を示すとされ，いずれも自殺の背景疾患となりうるが，HPA系機能評価としての結果は一致していない。HPA系の機能が，自殺でどのような役割を果たすのか今後の解明が待たれる。

F. 候補遺伝子の探求

　自殺者の家族研究，双生児研究，養子研究を基に，自殺には精神疾患とは独立した遺伝要因が存在することが示唆されている[11]。こうした知見をもとに，自殺に対する脆弱性を規定する遺伝子を同定しようとする試みが，この10年間ほど行われてきた。当初，自殺の生化学的変化として見いだされていたセロトニン神経系の変化がまず注目され，セロトニン神経系に関わる各種受容体，トランスポーター，合成代謝酵素などが候補遺伝子となり，相関研究が行われた。しかし，有意な相関が報告されても，その結果が追試されないことが多く，5-HT$_{2A}$受容体，セロトニントランスポーター，トリプトファン脱水素酵素の各遺伝子を対象としたメタ解析においても，有意差を認めない，あるいは，有意差があってもそのオッズ比は極めて低いレベルにとどまるという結果となっている[12]。

　感受性遺伝子の候補としては，セロトニン神経系以外の他の神経系やストレス反応に関わる遺伝子にも対象が拡げられてきた。例えば，カテコラミン代謝酵素であるCOMT（カテコール-O-メチル転移酵素）遺伝子には，アミノ酸置換を伴う多型があり（Val 158 Met），この多型をマーカーとし

表 1　自殺の中間表現型の候補

	中間表現型のクライテリア				
	自殺との関連	遺伝性（>20%）	長期にわたってみられるか	家族集積性	自殺傾向のない家系内でもみられるか
攻撃性・衝動性	○	○	○	○	○
認知特性（cognitive rigidity）	○	○	○	○	○
若年発症のうつ病	○	○	○	○	×
ストレスによるコルチゾール反応	○	○	○	○	×
死後脳でのセロトニン系の変化	○	×	×	不十分	×
脳脊髄液中 5-HIAA	○	○	○（動物）	不十分	×
画像におけるセロトニン系の変化	○	×	×	×	×
PET 画像所見	○	×	×	×	×
セカンドメッセンジャー系の変化	○	×	×	×	×
境界性パーソナリティ障害					
・対人関係における反応性	×	○	○	×	×
・感情の不安定性	○	○	○	×	×

（文献[13]をもとに作成）

＊中間表現型のクライテリアごとに，それぞれの候補におけるデータの有無（有：○，無：×）を表示している。

5-HIAA, 5-hydroxyindoleacetic acid；PET, positron emission tomography

た自殺との相関研究が行われている。158 Met の遺伝子型では COMT 活性が低下することが知られ，この多型と自殺との相関を報告する研究があり，メタ解析でも有意差が示されたが，やはりオッズ比は 1.25 と低い[12]。自殺の関連遺伝子に関するメタ解析については，有意差があったとしてもオッズ比が低いことに加え，各研究において，自殺の定義が必ずしも統一されていないことや，人種間で遺伝子頻度が異なるなどの問題もあって，現時点では結果をどのように解釈すべきか難しい。

自殺や精神疾患のように，複数の要因が複雑に関与する病態を対象とした場合，単一の遺伝子が及ぼす個々の影響は一般的には弱いと考えられる。自殺を対象としたこれまでの研究結果を踏まえ，今後，中間表現型（遺伝学研究における表現型としての概念）の候補となり得るものを表1にあげた[13]。自殺の感受性遺伝子を同定しようとする試みは，断片的な成果が積み重ねられている段階であるが，今後，こうした中間表現型を切り口とすることで，感受性遺伝子が明らかとなり，自殺の予知・予防に有用なバイオマーカーが見出される可能性がある。また，連鎖解析などのポジショナル・クローニングやマイクロアレイを用いた手法などが盛んに行われるようになり，それらは自殺研究にも応用されつつある。自殺行動における全ゲノムでの連鎖解析により，染色体2番，5番，6番，8番およびX染色体上の遺伝子座と自殺との連鎖が報告されている[12]。また，自殺の死後脳におけるマイクロアレイを用いたゲノムワイドな遺伝子発現プロファイルの解析による成果がこれまで知られていなかった遺伝子の自殺への関与を明らかにしつつある[14]。

文　献

1) Malkesman O, Pine DS, Tragon T, et al.：Animal models of suicide-trait-related behaviors. Trends Pharmacol Sci 30：165-173, 2009
2) Jollant F, Lawrence NS, Olie E, et al.：Decreased activation of lateral orbitofrontal cortex during risky choices under uncertainty is associated with disadvantageous decision-making and suicidal behavior. Neuroimage 51：1275-1281, 2010
3) Roskar S, Zorko M, Bucik V, et al.：Problem solving for depressed suicide attempters and depressed individuals without suicide attempt. Psychiatr Danub 19：296-302, 2007
4) van Heeringen C, Bijttebier S, Godfrin K：Suicidal brains：a review of functional and structural brain studies in association with suicidal behaviour. Neurosci Biobehav Rev 35：688-698, 2011
5) Horn NR, Dolan M, Elliott R, et al.：Response inhibition and impulsivity：an fMRI study. Neuropsychologia 41：1959-1966, 2003
6) Unterrainer JM, Owen AM：Planning and problem solving：from neuropsychology to functional neuroimaging. J Physiol Paris 99：308-317, 2006
7) Asberg M：Neurotransmitters and suicidal behavior. The evidence from cerebrospinal fluid studies. Ann N Y Acad Sci 836：158-181, 1997
8) Carballo JJ, Akamnonu CP, Oquendo MA：Neurobiology of suicidal behavior. An integration of biological and clinical findings. Arch Suicide Res 12：93-110, 2008
9) Heim C, Nemeroff B：The role of childhood trauma in the neurobiology of mood and anxiety disorders：preclinical and clinical studies. Biol Psychiatry 49：1023-1039, 2001
10) Dwivedi Y：Brain-derived neurotrophic factor and suicide pathogenesis. Ann Med 42：87-96, 2010
11) Baldessarini RJ, Hennen J：Genetics of suicide：an overview. Harv Rev Psychiatry 12：1-13, 2004
12) Brezo J, Klempan T, Turecki G：The genetics of suicide：a critical review of molecular studies.

Psychiatr Clin North Am 31：179-203, 2008
13) Mann JJ, Arango VA, Avenevoli S, et al.：Candidate endophenotypes for genetic studies of suicidal behavior. Biol Psychiatry 65：556-563, 2009
14) Fiori LM, Turecki G：Gene expression profiling of suicide completers. Eur Psychiatry 25：287-290, 2010

〔西口直希，菱本明豊，白川　治〕

和文索引

数字

[^{11}C] raclopride··················139
2CM·····························140
3CM·····························140
3D-SSP···························48
3次元MRI···························3
3次元T1強調画像···············129
5-HT·····························145
5-HT受容体·······················143
5HT$_2$受容体作動薬···············71

あ

アットリスク精神状態···········66
アポモルフィン···················71
アリピプラゾール···············115
アルギニン・バゾプレッシン·····91
アルコール依存症···············198
アルツハイマー型認知症·······198
アルツハイマー病·········127, 128
α-7ニコチン性受容体··········195
アンギオニューリン················5
アンフェタミン····················71
意志決定能力の障害·······219, 220
遺伝子発現量····················202
イノベーション·····················2
意味ネットワーク···············198
意味の情報処理··················191
陰性症状··························11
インターニューロン············175
インデュースト・オシレーション
·································176
ウェーブレット変換············180
うつ病·············51, 84, 88, 127, 196
うつ病の治療反応性·············89
運動機能·························79
エビデンスに基づく医療·······126
エボークト・オシレーション·····176
エラー関連陰性電位·······191, 196

エラー陽性電位··················197
エリクセンのフランカー課題···191
エンドフェノタイプ········195, 196
オドボール課題············161, 191

か

外因性成分·······················187
外傷後ストレス障害··············71
海馬·················85, 118, 123, 190, 191
解剖学的標準化····················9
カウンターバランス··············80
核医学検査·······················46
拡散強調画像····················101
拡散テンソル画像·······117, 119, 122
学習効果··························80
加算平均·························188
活動電位·························188
カテコール-O-メチル転移酵素
·································222
簡易型知能スケール··············87
感覚—運動ゲイティング·········70
感覚ゲート機構··················195
感覚刺激·························161
感覚情報の洪水··················70
感覚のフィルター機構···········70
感覚誘発電位····················187
眼窩前頭皮質····················118
関心領域法·····················9, 19
感度·····························60
ガンマ・オシレーション·······175
ガンマ帯域反応··················175
緩和現象··························26
記憶機能··························85
記憶機能検査·····················86
記憶痕跡·························169
起床時コルチゾール反応········91
キヌレニン酸····················213
気脳写····························1

機能的MRI·······················109
気分障害
·······30, 84, 89, 117, 145, 164, 183, 202
記銘課題··························56
逆問題···························188
驚愕反応··························70
驚愕反応の慣れ···················73
強迫性障害·················167, 196
近赤外線スペクトロスコピー···3, 34
近赤外分光法····················34
空間解像度······················161
グルココルチコイド··············91
グルタミン酸····················122
クロミプラミン··················146
形態脳画像························18
軽度認知障害者··················128
血管性うつ病·····················30
結合能（BP）···················138
血漿BDNF······················221
ゲート機構······················189
言語性記憶···················11, 78
言語流暢性························79
言語流暢性課題·············39, 120
顕在発症の予測····················16
幻聴······························11
抗うつ薬···············119, 122, 123, 147
後期処理段階障害モデル·······198
攻撃性/衝動性·············219, 221
交差妥当化························12
高次脳機能························84
抗精神病薬··················70, 115
構造MRI···························7
光脳機能イメージング············34
候補遺伝子······················222
光路長···························35
光路長濃度積····················35
誤反応···························191
固有値···························21

語流暢性検査‥‥‥‥‥‥‥‥‥86
コルチゾール‥‥‥‥‥‥‥‥‥91
コルチゾール/DHEAS比‥‥‥‥92
コルチゾール起床時反応‥‥‥‥98
コントロール課題‥‥‥‥‥‥112
コンパートメントモデル‥‥‥139

さ

再生課題‥‥‥‥‥‥‥‥‥‥58
サイトカイン‥‥‥‥‥‥‥‥210
左側頭葉‥‥‥‥‥‥‥‥‥‥197
三次元撮像‥‥‥‥‥‥‥‥‥‥7
酸素化ヘモグロビン濃度‥‥‥35
視覚刺激‥‥‥‥‥‥‥‥111,161
視覚評価法‥‥‥‥‥‥‥‥‥19
時間解像度‥‥‥‥‥‥‥‥‥161
磁気共鳴画像‥‥‥‥7,18,117,126
刺激図形‥‥‥‥‥‥‥‥‥‥57
視察‥‥‥‥‥‥‥‥‥‥‥‥‥8
自殺の中間表現型‥‥‥‥‥‥222
視床‥‥‥‥‥‥‥‥‥‥‥‥143
視床下部—下垂体—副腎系
‥‥‥‥‥‥‥‥‥4,91,92,221
視床間橋‥‥‥‥‥‥‥‥‥‥10
事象関連電位‥‥‥‥‥64,114,187
自責感‥‥‥‥‥‥‥‥‥‥‥‥4
膝下部前帯状回‥‥‥‥‥‥‥123
膝下部帯状回‥‥‥‥‥‥‥‥118
実行機能‥‥‥‥‥‥‥‥‥11,84
シナプス後電位‥‥‥‥‥‥‥188
自由課題‥‥‥‥‥‥‥‥‥‥56
重心値‥‥‥‥‥‥‥‥‥‥‥42
受容体‥‥‥‥‥‥‥‥‥138,139
瞬目‥‥‥‥‥‥‥‥‥‥‥‥71
順問題‥‥‥‥‥‥‥‥‥‥‥188
条件刺激‥‥‥‥‥‥‥‥‥‥190
上側頭回‥‥‥‥‥‥‥8,9,11,190
上側頭皮質‥‥‥‥‥‥‥‥‥191
情動‥‥‥‥‥‥‥‥‥‥‥‥121
情動刺激写真‥‥‥‥‥‥‥‥115
初回精神病エピソード‥‥‥11,66
初発統合失調症‥‥‥‥‥‥66,115

神経活動‥‥‥‥‥‥‥‥‥‥161
神経振動‥‥‥‥‥‥‥‥‥‥175
神経心理学的テストバッテリー‥77
神経心理検査‥‥‥‥‥‥‥‥84
神経伝達物質受容体‥‥‥‥‥137
神経内分泌‥‥‥‥‥‥‥‥‥91
神経認知機能‥‥‥‥‥‥‥‥195
進行性変化‥‥‥‥‥‥‥‥‥11
信号値不均一‥‥‥‥‥‥‥‥130
信号値不均一補正‥‥‥‥‥‥131
身体症候群‥‥‥‥‥‥‥‥‥‥4
心的外傷後ストレス障害‥‥‥91
深部白質高信号‥‥‥‥‥‥‥28
信頼性‥‥‥‥‥‥‥‥‥‥‥23
遂行機能‥‥‥‥‥‥‥‥‥80,84
遂行機能検査‥‥‥‥‥‥‥‥86
錐体細胞‥‥‥‥‥‥‥‥‥‥188
正常圧水頭症‥‥‥‥‥‥‥‥30
積分値‥‥‥‥‥‥‥‥‥‥‥42
絶望感‥‥‥‥‥‥‥‥‥219,220
セロトニン受容体‥‥‥‥‥‥143
セロトニン神経系‥‥‥‥220,222
セロトニントランスポーター‥145
前帯状皮質‥‥‥‥‥‥‥191,196
線形多変量解析‥‥‥‥‥‥‥13
前交連‥‥‥‥‥‥‥‥‥‥‥152
潜在性脳梗塞‥‥‥‥‥‥‥‥119
潜在的成分‥‥‥‥‥‥‥‥‥194
先進医療‥‥‥‥‥‥‥‥‥‥‥3
前帯状回‥‥‥‥‥‥‥122,123,124
前頭極‥‥‥‥‥‥‥‥‥‥‥36
前頭前皮質‥‥‥‥‥‥‥190,191
前頭前野‥‥‥‥‥‥‥11,120,123
前頭前野背外側‥‥‥‥‥219,220
前頭葉眼窩面‥‥‥‥‥‥‥‥219
前頭葉機能‥‥‥‥‥‥‥‥‥39
全般性不安障害‥‥‥‥‥‥‥196
前部帯状皮質‥‥‥‥‥‥‥‥191
前部帯状回‥‥‥‥‥‥‥142,143
占有率‥‥‥‥‥‥‥‥‥144,147
素因マーカー‥‥‥‥‥‥‥‥196
早期処理段階障害モデル‥‥‥198

早期神経発達の障害‥‥‥‥‥10
双極性うつ病‥‥‥‥‥‥‥‥51
双極性障害‥‥‥117,164,171,183,198
総ヘモグロビン濃度‥‥‥‥‥35
測定値‥‥‥‥‥‥‥‥‥‥‥58
側頭平面‥‥‥‥‥‥‥‥‥‥10

た

大うつ病性障害
‥‥‥‥‥117,122,123,164,171,183
体性感覚刺激‥‥‥‥‥‥‥‥161
ダイポール推定‥‥‥‥‥‥‥171
多系統萎縮症‥‥‥‥‥‥‥‥29
脱酸素化ヘモグロビン濃度‥‥35
妥当性‥‥‥‥‥‥‥‥‥‥‥23
単一恐怖症‥‥‥‥‥‥‥‥‥196
単極性うつ病‥‥‥‥‥‥‥‥198
探索眼球運動‥‥‥‥‥‥‥‥55
探索眼球運動検査の指標‥‥‥62
遅発性ジスキネジア‥‥‥‥‥111
注意‥‥‥‥‥‥‥‥‥‥‥‥79
注意機能障害‥‥‥‥‥‥‥‥195
注意欠陥多動性障害‥‥‥‥71,197
中間表現型‥‥‥‥‥‥‥‥‥223
中枢性ベンゾジアゼピン受容体
‥‥‥‥‥‥‥‥‥‥‥‥144
聴覚刺激‥‥‥‥‥‥‥‥‥‥161
聴覚反応‥‥‥‥‥‥‥‥‥‥163
超ハイリスク群‥‥‥‥‥‥‥197
治療反応性予測‥‥‥‥‥2,122,124
治療臨界期‥‥‥‥‥‥‥‥‥11
定型抗精神病薬‥‥‥‥‥‥‥11
定性的所見‥‥‥‥‥‥‥‥‥‥8
デキサメタゾン‥‥‥‥‥‥‥93
デキサメタゾン/コルチコトロピン
遊離促進ホルモン‥‥‥‥‥3
デキサメタゾン抑制テスト‥91,221
テスト刺激‥‥‥‥‥‥‥‥‥190
データベース‥‥‥‥‥‥‥‥126
デヒドロエピアンドロステロン‥92
デュロキセチン‥‥‥‥‥‥‥147
電気けいれん療法‥‥‥‥‥‥31

索引

電子放射断層法⋯⋯⋯⋯⋯⋯⋯3
電流双極子⋯⋯⋯⋯⋯⋯⋯188
等価電流双極子法⋯⋯⋯⋯⋯189
統計画像解析⋯⋯⋯⋯⋯⋯19
統合失調型パーソナリティ障害
⋯⋯⋯⋯⋯⋯⋯⋯⋯⋯⋯197
統合失調感情障害⋯⋯⋯⋯163
統合失調症
　18, 51, 70, 96, 109, 113, 141, 143,
　162, 163, 171, 195, 196, 197, 198
統合失調症認知機能簡易評価尺度
⋯⋯⋯⋯⋯⋯⋯⋯⋯⋯⋯⋯77
統合失調症の RSS⋯⋯⋯⋯59
統合失調症の診断⋯⋯⋯⋯55
頭頂皮質⋯⋯⋯⋯⋯⋯190, 191
透明中隔腔⋯⋯⋯⋯⋯⋯⋯10
トゥレット症候群⋯⋯⋯⋯71
特異性⋯⋯⋯⋯⋯⋯⋯61, 185
特性不安⋯⋯⋯⋯⋯⋯⋯196
独立成分分析⋯⋯⋯⋯⋯121
時計描画テスト⋯⋯⋯⋯⋯84
ドーパミン⋯⋯⋯⋯⋯137, 141
ドーパミン受容体作動薬⋯71
トラフ⋯⋯⋯⋯⋯⋯⋯⋯194
トランスポーター⋯137, 138, 139
トレーサー⋯⋯⋯⋯137, 138

な

内因性⋯⋯⋯⋯⋯⋯⋯⋯4
内因性成分⋯⋯⋯⋯⋯187, 191
内側中隔⋯⋯⋯⋯⋯⋯⋯195
慣れ⋯⋯⋯⋯⋯⋯⋯⋯⋯72
ニコチン性 ACh 受容体⋯190, 195
乳頭体⋯⋯⋯⋯⋯⋯⋯⋯12
認知課題⋯⋯⋯⋯⋯⋯⋯111
認知機能⋯⋯⋯⋯⋯⋯⋯77
認知機能検査⋯⋯⋯⋯⋯84
認知機能障害⋯⋯⋯⋯89, 119
認知症⋯⋯⋯⋯⋯⋯⋯30, 88
認知の断片化⋯⋯⋯⋯⋯70
脳活動領域⋯⋯⋯⋯⋯⋯109

脳機能画像検査⋯⋯⋯⋯35
脳血液量⋯⋯⋯⋯⋯⋯⋯35
脳血管写⋯⋯⋯⋯⋯⋯⋯1
脳血管性認知症⋯⋯⋯⋯30
脳血流イメージング⋯⋯⋯46
脳磁図⋯⋯⋯⋯⋯⋯161, 177
脳磁図検査⋯⋯⋯⋯⋯⋯161
脳室周囲高信号⋯⋯⋯⋯28
脳磁場計測装置⋯⋯⋯⋯161
脳卒中後うつ病⋯⋯⋯⋯30
脳内ネットワーク⋯⋯⋯113
脳波⋯⋯⋯⋯⋯⋯⋯⋯187
脳梁膝前端⋯⋯⋯⋯⋯⋯12
ノルアドレナリン⋯⋯⋯220
ノルエピネフリン⋯⋯⋯145

は

バイオマーカー⋯⋯⋯⋯210
バイオロジカルマーカー⋯202
パーキンソニズム⋯⋯⋯111
長谷川式簡易知能スケール⋯84, 87
白血球の遺伝子発現⋯⋯⋯5
発生源⋯⋯⋯⋯⋯⋯⋯188
パニック障害⋯⋯⋯⋯91, 96
パラメトリックマップ解析⋯102
ハンチントン舞踏病⋯⋯⋯71
反応的探索スコア⋯⋯⋯55
判別分析⋯⋯⋯⋯⋯12, 23
比較照合課題⋯⋯⋯⋯⋯56
光トポグラフィー⋯⋯⋯3
光トポグラフィー検査を用いたうつ
　症状の鑑別診断補助⋯⋯36
ピーク⋯⋯⋯⋯⋯⋯⋯194
皮質下高信号⋯⋯⋯⋯⋯118
左上側頭回⋯⋯⋯⋯⋯⋯197
非定型抗精神病薬⋯⋯⋯11
標準脳座標系⋯⋯⋯⋯⋯9
不安⋯⋯⋯⋯⋯⋯⋯⋯71
不安障害⋯⋯⋯⋯⋯71, 196
フェンサイクリジン⋯⋯⋯71
副腎皮質刺激ホルモン⋯⋯91

不随意の頭部運動⋯⋯⋯111
フルボキサミン⋯⋯⋯⋯146
プレドニゾロン抑制テスト⋯99
プレパルスインヒビション⋯70
分割化⋯⋯⋯⋯⋯⋯⋯⋯9
分散発生源法⋯⋯⋯⋯⋯189
分子イメージング⋯⋯⋯53
平滑化⋯⋯⋯⋯⋯⋯⋯109
扁桃体⋯⋯⋯⋯⋯⋯118, 123
放射性医薬品⋯⋯⋯⋯⋯46
補助検査⋯⋯⋯⋯⋯⋯⋯37
補助診断指標⋯⋯⋯⋯⋯202
補助的診断マーカー⋯⋯⋯2

ま

マイクロ RNA⋯⋯⋯⋯⋯5
末梢白血球⋯⋯⋯⋯⋯202
ミスマッチ陰性電位⋯⋯114
ミスマッチネガティビティ⋯64, 161
ミスマッチフィールド⋯168
メランコリー型⋯⋯⋯⋯4
妄想型統合失調症⋯⋯⋯163
問題解決能力の障害⋯219, 220

や

薬物治療抵抗性⋯⋯⋯⋯207
夜尿症⋯⋯⋯⋯⋯⋯⋯71
陽性症状⋯⋯⋯⋯⋯⋯195
陽性の思考形式障害⋯⋯11
横 S 字図形⋯⋯⋯⋯⋯57

ら

リアルタイム PCR⋯⋯⋯203
臨床神経生理学会脳磁図ガイドライ
　ン⋯⋯⋯⋯⋯⋯⋯⋯161
臨床脳磁図検査解析指針⋯161
老年期うつ病⋯⋯⋯⋯⋯51

わ

ワーキングメモリ⋯⋯⋯79

欧文索引

A

AC-PC ライン……………152
ACTH……………………91
ADC……………………101
ADHD…………………197
ADNI…………………128
adrenocorticotropic hormone……91
Alzheimer's Disease Neuroimaging Initiative……………128
Alzheimer 型認知症……………30
anisotropy……………101
anterior commissure……………152
apparent diffusion coefficient……101
area under curve……………185
arginine vasopressin……………91
ARMS……………………11, 66
Arterial Spin Labeling（ASL）シーケンス……………135
ASSR……………………177
at risk mental state……………11, 66
AUC……………………185
auditory steady-state response……………177
AVP……………………91, 92
AVP 負荷テスト……………99

B

B1-calibration………………129
BACS……………………77
BDNF……………………210
BESA……………………189
Biomedical Informatics Research Network……………127
BIRN……………………127
Boundary Shift Integral……………130
BP………………………140
BP_{ND}……………………139
BPRS……………………195

brain electrical source analysis……………189
brain-derived neurotrophic factor……………221
Brief Assessment of Cognition in Schizophrenia……………77

C

CAG……………………1
CAR……………………91, 98
CDT……………………86
cilostazol……………31
Clock Drawing Test……………86
cognitive fragmentation……………70
COMT……………………222
control 課題……………113
coregister……………109
corticotropin-releasing hormone……………91
cortisol awakening response……………91
Cortisol awakening response……………98
CRH……………………91
CRH 負荷テスト……………99
current dipole……………188

D

D1R……………………143
D2R……………………142, 143
DARTEL……………20
DA 系……………………145
decision-making……………219
deep white matter hyperintensities……………28
Default mode network……………113
Default Mode Network……………121
DEX……………………91, 93
Dex/CRH……………3, 95
dexamethasone……………91, 93

dexamethasone suppression test……………91, 93
DHEA……………………92
DHEAS……………………92
DICOM 画像……………151
Diffeomorphic Anatomical Registration Through Exponentiated Lie algebra……………20
diffusion tensor imaging……………102
Distribution Volume……………140
DMN……………………113
DSM……………………4
DST……………………91, 93
DTI……………………102
DWMH……………………28

E

ECT……………………31
EEM……………………55
eigenimage……………13, 14
eigenvariate……………21
ERN……………………191, 196
ERP……………………64, 114, 187
ERP 成分……………189
error positivity……………197
error-related negativity……………191
event-related potential……………64, 187
evoked oscillation……………176
Exploratory Eye Movement……………55
eZIS……………………48

F

FA………………………102
fALFF……………………122
Fazekas らの評価法……………28
FBIRN……………………134
FDG-PET……………3
FEP……………………66

FES……66	**J**	MRS……122
FIRST BIRN……134	J-ADNI……128	**N**
first-episode psychosis……66	Japanese ADNI……128	N100……163
first-episode schizophrenia……66	**L**	N400……191, 198
FLAIR 法……28	LORETA……189	N400 効果……199
FLB457……142	low-resolution electromagnetic tomography……189	Near-infrared spectroscopy……34
fMRI……35, 85, 117, 122, 124		NIfTI……152
fMRI 研究……109	**M**	NIRS……34
fractional anisotropy……102	machine-learning methods……15	NITRC……150
Freesurfer……151	Magnetic counterpart of global field power……171	NMDA 受容体拮抗薬……71
frontal pole……36	magnetic resonance imaging……7	Non-parametric non-uniform intensity normalization（N3）……129
Functional Imaging Research Schizophrenia Testbed BIRN……134	Magnetoencephalography……161	normalization……109
functional magnetic resonance imaging……85	MATLAB……180	NTB……77
	MATRICS……77	
G	MATRICS Consensus Cognitive Battery……77	**O**
GABA……122	MCCB……77	OCD……196
GABA 介在神経……142	MD……101	**P**
gamma oscillation……175	mean diffusivity……101	P300……191, 197
glucocorticoid receptor……92	Measurement and Treatment Research to Improve Cognition in Schizophrenia……77	P3a……191
Go/No-Go 課題……161, 191		P3b……191
GR……92	MEG……161, 162, 180	P50……163, 189, 195
Gradwarp……129	memory trace……169	PANSS……195
H	mGFP……171	Pe……197
habituation……72	mineralocorticoid receptor……92	PEG……1
HDS-R……84	Mini Mental State Examination……84, 87	periventricular hyperintensities……28
hopelessness……219	mismatch field……168	PET……85, 137
HPA 系……91, 92, 221	mismatch negativity……64, 161	phase-locking factor……180
hypothalamic-pituitary-adrenal axis……91, 221	MK801……71	PLF……180, 181
	MM toolbox……13, 14	positron emission tomography……85
I	MMN……64, 114, 161	post-stroke depression……30
^{123}I……46	MMNm……168, 171, 172	posttraumatic stress disorder……91
^{123}I-IMP……47	MMSE……84	PPI……70
in vitro……138	motion artifact……161	PPI（%）……73
in vivo……138	MR……92	Prednisolone suppression test……99
induced oscillation……176	MRI……7, 18, 26, 117, 123, 124, 126	prepulse inhibition……70
^{123}I イオマゼニル……53	MRI 画像補正……128	problem solving……219
		PST……99
		PTSD……91, 166

PVH·····28

R

real-world neuroimaging·····36
realignment·····109
region of interest 法·····9
Responsive Search Score·····55
ROI 法·····9
RSS·····55
RSS の結果·····62

S

segmentation·····130
sensorimotor gating·····70
sensory flooding·····70
Simplified reference tissue model·····141
single photon emission computed tomography·····85
SISCOM·····47, 49
smoothing·····109
SPECT·····46, 85
SPECT/CT·····46
SPM·····10, 48, 102, 109, 120, 131, 153
SQUID 磁束計·····180
SRTM·····141

SSRI·····115
state marker·····62, 206
statistical parametric mapping·····10, 48, 102, 109
Statistical Parametric Mapping software·····131
Stroop Color Word Test·····86
Stroop 課題·····191
Subtraction Ictal SPECT CO-registered to MRI·····47
superconducting quantum interference device·····180
support vector machines·····16

T

T1 緩和·····27
T1 強調画像·····7, 27
T2 star（T2*）·····28
T2（横緩和時間）·····28
T2 緩和·····27
T2 強調画像·····28
task performance·····112, 113
TBSS·····103
^{99m}Tc·····46
^{99m}Tc-ECD·····47
TE·····27

TFCE·····103
Threshold-Free Cluster Enhancement·····103
TR·····27
Tract-based spatial statistics·····103
trait marker·····62, 206
Trier Social Stress Test·····91, 98
TSST·····91, 98

V

vascular depression·····30
VBM·····9, 19, 114, 118, 130, 153
Verbal Fluency Test·····86
VFT·····86
voxel based morphometry·····9, 19, 114, 130

W

Wavelet Toolbox·····180
WCST·····86
Wilson 病·····29
Wisconsin Card Sorting Test·····86

Z

z-score·····80

ⓒ2012　　　　　　　　　　　　　　第1版発行　2012年2月20日

精神疾患診断のための
脳形態・機能検査法

（定価はカバーに表示してあります）

検印省略		編著者	三國　雅彦 福田　正人 功刀　　浩

発行者　　服部　治夫
発行所　　株式会社 新興医学出版社
〒113-0033　東京都文京区本郷6丁目26番8号
電話　03(3816)2853　　FAX　03(3816)2895

印刷　三報社印刷株式会社　　ISBN 978-4-88002-730-2　　郵便振替　00120-8-191625

- 本書の複製権・翻訳権・上映権・譲渡権・公衆送信権（送信可能化権を含む）は株式会社新興医学出版社が保有します。
- 本書を無断で複製する行為，（コピー，スキャン，デジタルデータ化など）は，著作権法上での限られた例外（「私的使用のための複製」など）を除き禁じられています。研究活動，診療を含み業務上使用する目的で上記の行為を行うことは大学，病院，企業などにおける内部的な利用であっても，私的使用には該当せず，違法です。また，私的使用のためであっても，代行業者等の第三者に依頼して上記の行為を行うことは違法となります。
- JCOPY〈(社)出版者著作権管理機構　委託出版物〉
本書の無断複写は著作権法上での例外を除き禁じられています。複写される場合は，そのつど事前に，(社)出版者著作権管理機構（電話 03-3513-6969，FAX03-3513-6979，e-mail：info@jcopy.or.jp）の許諾を得てください。